Ludwig Janus (Hg.)
Geboren im Krieg

»edition psychosozial«

Ludwig Janus (Hg.)

Geboren im Krieg

Kindheitserfahrungen im 2. Weltkrieg und ihre Auswirkungen

Psychosozial-Verlag

Bibliografische Information der Deutschen Nationalbibliothek
Die Deutsche Nationalbibliothek verzeichnet diese Publikation in der Deutschen Nationalbibliografie; detaillierte bibliografische Daten sind im Internet über <http://dnb.d-nb.de> abrufbar.

2. Auflage 2012

E-Mail: info@psychosozial-verlag.de
www.psychosozial-verlag.de

Umschlagabbildung: © Rose Drescher Schwarz
Umschlaggestaltung nach Entwürfen des Ateliers Warminski, Büdingen.
Lektorat: Claudia Schmitt
ISBN 978-3-89806-567-2

Inhaltsverzeichnis

Einleitung

Der Krieg als ein gesellschaftlicher Ausnahmezustand ist ein prägendes Merkmal in den historischen Gesellschaften. Die traumatisierenden Folgen für die Kinder, insbesondere auch für die Kinder vor, während und nach der Geburt, und für deren Mütter werden erst seit einiger Zeit wahrgenommen. Die Langzeitfolgen von traumatischem Stress in der Kindheit und besonders der frühesten Kindheit sind heute von der empirischen Forschung nachgewiesen.

Der wirtschaftliche Wohlstand unserer demokratischen Gesellschaften ermöglicht es uns heute, die Not, der wir in der Kindheit und am Lebensanfang ausgesetzt waren, nachträglich als Erwachsene zu empfinden, zu erleben und zu reflektieren. In früheren Zeiten überwog die Not des Überlebens und es gab keinen Raum für eine innere Verarbeitung von als Kind erlittenem Unglück. Damit ist auch eine neue Dimension von Verantwortlichkeit gegenüber den kriegsbedingten Traumatisierungsfolgen bei den Kindern eröffnet.

Um dieser Verantwortung gerecht zu werden, müssen hier insbesondere die Psychologie der Frühentwicklung und die Psychohistorie zusammenarbeiten, um der Komplexität der Problematik gerecht werden zu können. Deshalb wurde die Tagung »Geboren im Krieg … – Konsequenzen und psychohistorische Zusammenhänge« von der Internationalen Studiengemeinschaft für Pränatale und Perinatale Psychologie und Medizin (ISPPM) und der Deutschen Gesellschaft für Psychohistorische Forschung (DGPF) im November 2005 in Heidelberg gemeinsam organisiert. Die Beiträge in diesem Buch sind die Lesungen und die überarbeiteten Referate dieser Tagung. Es wurden die beiden Arbeiten des Salzburger Entwicklungspsychologen Sepp Schindler hinzugenommen, die die unmittelbaren Folgen bei den Kriegskindern in den 50er-Jahren untersuchten. Ebenso finden Sie die bemerkenswerten Befunde der Siegener Psychologin Insa Fooken zu Spätscheidungen bei Kriegskindern, und Hans-Jürgen Wirth, Psychologischer Psychotherapeut, Psychoanalytiker in eigener Praxis und Verleger des Psychosozial-Verlags, war so freundlich, seine Beobachtungen zu »Kriegskindern in der Politik« am Beispiel Joschka Fischers beizusteuern.

Die Thematik der Kriegskinder überschreitet den Rahmen von Wissenschaft. Sie wurde und wird in gleicher Weise von der Kunst erschlossen und anschaulich gemacht. Darum stehen am Anfang des Buches drei Beispiele hierfür: vier Geschichten der Schriftstellerin Irmgard Hierdeis, Impressionen aus dem Roman *Aus einem dunklen Garten* der Kinderbuchautorin, Schriftstellerin und Grafikerin Sophie Brandes, Auszüge aus dem Buch

Bunsenstraße Nr. 3 – Kindheit in den Ruinen einer Großstadt des Karlsruher Psychoanalytikers Dietmar Schmeiser und ein Bild und seine Erläuterung von der Heidelberger Psychoanalytikerin und Malerin Hildegard Parekh. Der Beitrag von Sophie Brandes »Literarische Verarbeitung von Kriegs- und Nachkriegskindheit« berichtet aus der Werkstatt der Schriftstellerin und erläutert den kriegstraumatischen Hintergrund des Romans *Aus einem dunklen Garten*.

Die Beiträge der Psychoanalytiker und Psychosomatiker Michael Ermann und Matthias Franz berichten von den Ergebnissen der empirischen Erforschung der Folgen von belastenden Erfahrungen von Kindern im Zweiten Weltkrieg. Die Psychotherapeutinnen Herta Betzendahl und Helga Spranger veranschaulichen diese Langzeitfolgen an Beispielen aus der psychotherapeutischen Behandlungssituation.

Dann kommen die »Kriegskinder« selbst mit ihren Erfahrungen aus dem Zweiten Weltkrieg zu Wort: die Körper- und Pessotherapeutin Rose Drescher Schwarz, die Fachärztin für Psychotherapeutische Medizin Dorette Poland, die Heilpädagogin und Festhaltetherapeutin Ute Heimes-Gnoerich, der Schauspieler und Regisseur Walter Gontermann und der Psychoanalytiker und Gruppenanalytiker Gerhard Rudnitzki.

Die Beiträge des Psychoanalytikers Peter Heinl und der Kinder- und Jugendlichenpsychotherapeutin Charlotte Schönfeldt beleuchten in je eigener Weise die transgenerationellen Verflechtungen der Kriegskindererfahrungen. Bedeutsam sind auch Sozialisierungsbedingungen im letzten Jahrhundert, die in tragischer Weise einen Wurzelgrund für die mörderische Inszenierung der Weltkriege bildeten. Diesen Kontext der Erziehung stellen die Beiträge der Psychotherapeutin Ute Althaus und des Psychoanalytikers Uwe Langendorf dar. Dies leitet über zur Frage nach den psychohistorischen Zusammenhängen, die im Beitrag von Hans-Jürgen Wirth und in meinem Beitrag behandelt werden.

Kriege sind aus psychohistorischer Sicht in wesentlicher Hinsicht unbewusste Inszenierungen früher und frühester kindlicher Traumatisierungen auf der gesellschaftlichen Ebene. Die Entfremdung in den historischen Erziehungspraktiken führte auf der gesellschaftlichen Ebene zu Konfliktunfähigkeit und Konfliktstau, die sich in den Kriegsinszenierungen in einem traumatischen und traumatisierenden kollektiven Ausagieren entluden. In besonders tragischer Weise ist dies für die Kriegskinder des Ersten Weltkrieges zu vermuten, die als junge Erwachsene auf den Schlachtfeldern des Zweiten Weltkrieges starben und ihre eigenen Kriegskindererfahrungen in unheilvoller Weise an ihre Kinder weitergaben. Die Gewaltbereitschaft von einem Teil der 68er-Generation hat nach meiner Vermutung eine Wurzel in deren entsprechenden Erfahrungen in der Kindheit im Zweiten Weltkrieg. Dieses Buch will dazu beitragen, dass wir durch die Besinnung auf die eigene Kriegskindheit Verantwortung für unsere eigene Lebensgeschichte und die unserer Gesellschaft übernehmen. Das kann die Prozesse fördern, die es ermöglichen, dass wir uns aus den generationsübergreifenden Zyklen der Gewalt herausentwickeln können.

Ludwig Janus, Heidelberg im Juni 2006

Literarische und künstlerische Verarbeitung von Kindheitserfahrungen im Zweiten Weltkrieg

Drei Geschichten aus *Der erste Schultag*

Irmgard Hierdeis

In ihrem Buch »Der erste Schultag« (BoD, 2003) schildert Irmgard Hierdeis in 13 Geschichten die widersprüchliche Welt ihrer Kriegs- und Nachkriegskindheit. Hieraus wurden vier kürzere Geschichten ausgewählt, die schicksalhafte Momente der Erfahrung der Vertreibung in der neuen »Heimat« einfangen: »Letzter Blick auf den Schloßberg«, »Kartoffel und Kuchen«, »Schule in Ruinen« und »Gerettet!«

»Letzter Blick auf den Schlossberg«

In meinem Heimatort gibt es keine Familie, die dort länger ansässig gewesen wäre als meine. Aber von der neuen Generation, die jetzt da lebt, kennt mich niemand. Jeder von dort würde in einer fremden Sprache fragen: »Was hat die hier verloren?«

Es gibt keine Vergangenheit mehr, die in meiner Heimat mir gehören könnte. Sogar Friedhöfe gibt es nicht mehr. Auf der Suche nach dem alten Grab finde ich nur gelbes, hohes Gras und einen Sockel mit abgebrochenem Kreuz. Es ist, als wäre nie etwas anderes gewesen als die Gegenwart der geographischen Umbenennung. Mit den neuen Namen und den ausradierten alten Namen wünschte man sich einen Anfang, der nichts sein sollte als Anfang, geschichtsneutral, Ortsschilder und Grabinschriften in der neuen Sprache, und die Kirchenakten verbrannt.

Und mein eigenes Leben? Was wäre es, das Leben meiner Kindheit ohne den Blick auf den Rosenberg, wo ich meinen ersten Falter sah, das erste Reh an jenem Sommertag? Lauter erste Male, die Julihitze, der Schnee, meine Kinderliebe, meine Kinderfreundschaft, meine allergrößte Liebe: meine Großmutter. Mit ihren Augen habe ich Pflanzen von Unkraut unterschieden; ich habe den Geschmack der Ribisln gekostet, das Ofenheizen gelernt und das Erbsenlesen. Sie hat die goldenen Doppelbecher aus der Vitrine genommen und mich anfassen lassen, sie hat die Vorhänge auseinander geschoben und mich zu einem Morgenmenschen gemacht.

Steh auf, Kind, der Morgen ist das Schönste.

Der Morgen, an dem draußen die ersten Kirschblüten sichtbar wurden, an dem es endlich regnete, der Morgen, als der Donner nicht aufhörte, als auf dem Spritzenhaus die Sirenen heulten, der Morgen, der ohne Schlaf in den Abend, die Nacht und wieder den Morgen überging, die vielen Morgen der Angst, schlimmer noch als die Nächte der Angst; am Abend kannst du immer noch hoffen.

Wie viele Nachtstunden gingen vorbei mit Wachen und Zittern, mit Gewehrkolben an der Türe, mit Partisanenfahndern, mit Soldaten und wieder Soldaten, mit den sieben Siegeln vor den Türen, mit den Verboten, dieses Zimmer zu betreten und jenes, schließlich mit der Gefangennahme im eigenen Haus.

Die Ecken im Haus bewahren ihre schrecklichen Erinnerungen. Fußböden und Möbel waren Zeugen, wie erst die besiegte und dann die siegreiche Armee den Garten besetzte, Zelte aufschlug, Feuer schichtete und Erbsensuppe und Borschtsch kochte. Hier ist die Truhe, auf der ein Flüchtling aus Ostpreußen starb, hier die Stelle, wo man Konserven und Schmuck vergrub.

»Die Treppen knarzen«, sagte Frau Tolstolit, die Weißrussin, die bei uns ihr Kind bekam, »das bedeutet, man bleibt nicht mehr lang in einem Haus.«

Alle zogen weiter, die Armeen, die Flüchtlinge, die erschreckten Dorfbewohner.

»Ich bleibe«, sagte Großmutter, »ich bin noch nie vor jemand ausgerissen. Ich habe nichts Böses getan, ich muß mich nicht fürchten.«

Noch einmal lief ich zum Teich am unteren Ende des Gartens, aß die kalten Pflaumen, sah die rissige Hand der Großmutter, wie sie die Seiten der *Biene Maia* umblättert, jeden Abend ein Kapitel, und wenn noch Zeit war, die Stelle mit den beiden Menschen in der Gartenlaube zweimal.

Ja, am schönsten ist der Mensch, der zu Hunderten, Tag und Nacht, an unserem Haus vorbeizieht in Planwägen, auf Fahrrädern, gefolgt von Truppen, die ihre Pferde im Garten ankoppeln und die Beete zertrampeln, dann wieder Weißrussen, Ostpreußen, Schlesier, Mähren. Sie zeigen uns schon Monate vorher, was auch unser Schicksal sein wird.

Am schönsten ist der Mensch, Großmutter, der uns frühmorgens aus den Betten treibt, immer das Gewehr erhoben aus Angst vor uns Frauen und Kindern, dieser schöne Mensch, was ist aus ihm geworden. Ein fettes Gesicht hat er, und immer trägt er Uniform, und immer spricht er die Sprache, die man mir später verboten hat.

Die Kinder brauchen nicht mehr in die Schule, sie lernen vom Krieg. Sie lernen so eindrücklich, daß sie lange brauchen werden, um zu vergessen. Noch im fahrenden Lastwagen, der uns ein für alle Mal wegschafft, belehrt mich die Mutter unter Tränen, zeigt mir den Schloßberg, wo Gluck seinen

Orpheus komponiert hat. Besser sollte ich nicht mehr umschauen, sagt mir später dieser Operntext, niemals mehr umschauen oder zurückblicken, immer nur nach vorne, in die neue, geschichtslose Zukunft.

Die ganze Nachkriegszeit wird mit dem Vorwärtsschauen ausgefüllt. Wie tüchtig sie alle sind! Und wie sie's allen zeigen, mit ihren Autos durch die neu erbauten Häuserzeilen kurven, mit 80, dann mit 100, mitten hinein in die Zukunft.

Nach vorne blicken, die Vergangenheit nicht mal mehr in die Schulaufsätze holen, wie meine neuen Kameradinnen das selbstverständlich tun.

Mein schönstes Ferienerlebnis. Wie ich einmal Angst hatte. Mein schönstes Weihnachtsfest.

Ringsum seufzen die Mitschüler, seufzen auf in der Erinnerung an Vanillekipferl und Zimtsterne. Dann fuhren wir mit dem Schlitten in die Mette, lese ich in Marieles Heft. Dann fuhren wir, will ich schreiben, aber die Bilder hauen mir den Bleistift aus der Hand. Wir fuhren und fuhren, und durch die Schlitze des Viehwaggons zuckte die Winterlandschaft vorbei, weiß, schwarz, weiß. Mein Weihnachtsgeruch ist Moder und Schimmel unter dem Schutz der Roßhaardecke, als Großmutter ihr aufgespartes Kastenbrot aus den Tüchern wickelte und wir in die Ungewißheit transportiert wurden, nach Sibirien oder nach Bayern.

Die Schönheit war verschwunden, zugedeckt, verloren. Und von den wirklichen Erlebnissen tauchte nie eins auf in den Überschriften, die uns die Lehrer vorgaben.

In der letzten Bank war ich damit beschäftigt, meine Erinnerung auszulöschen. Die Angst wollte ich vergessen, die Angst, die mich zittern ließ, wenn die Lehrerin mich aufrief, wenn ich lesen sollte: Vater und Mutter sitzen auf dem Sofa. Nicht einmal solche Sätze konnte ich lesen, nichts stimmte. Ich lebte allein in meiner vaterlosen, sofalosen Rucksackwelt, wurde stumm vor den selbstbewußten Stimmen der anderen Kinder, vor den strengen Sätzen des Rektors.

»Na, red schon.«

Schlucken, Zähneknirschen, Fingernägeldrücken. Das Nachbeben füllte mich aus, nahm mir die Luft. Was würde als nächstes passieren? Die Katastrophen quollen aus den Fragen, den Ermutigungen, dem Tadel. Nachts weckte ich die zusammengepferchte Familie mit meinen Schreien.

»Sie träumt zuviel«, sagte die Lehrerin zu meiner Mutter.

»Kartoffel und Kuchen«

Der Zug fuhr durch weiße Landschaften, lauter weiße Flecken auf unserer Landkarte. In den Gepäcknetzen klapperten die Rucksackverschlüsse.

Mutter saß am Fenster. Ihre Haare waren unter einem löchrigen Kopftuch versteckt, das sie als Turban hochgebunden hatte. Großmutters Finger nestelten an ihrem Lodenmantel herum; an zwei Stellen, links unter der Achsel, und am rechten Ärmel, wo der Ellenbogen an den Beschlägen des Viehwaggons hängen geblieben war, kam das graue Futter zum Vorschein. Wir schwiegen, seit eine Frau zu uns ins Abteil gestiegen war. Ich schnupperte. Sie roch nach Brot oder vielleicht nach warmer Milch. So genau wußte ich das nicht mehr. Ihr gerötetes Gesicht sah freundlich aus einem hohen Pelzkragen auf mich. Und sie trug einen Hut mit einer Feder.

Ich zupfte Großmutter am Schal. Sie schüttelte mich ab, als hätte sie gewußt, was ich sagen wollte. Psst!

Weil der Lärm des Zugs in den Ohren dröhnte, war das Schweigen natürlich. Aber die fremde Frau lächelte mir zu. Ich merkte, wie mir heiß wurde. Ich sah zu Boden.

Als der Zug hielt, war es so still, daß alle mein Magenknurren hörten. Die Frau lachte:

»Hast Hunger, du?«

Mutter sah strafend von ihrem Fensterplatz zu mir. Großmutter streichelte meine Hand, als wäre das eine Antwort. Endlich lärmte die Dampflok wieder. Ich zog Großmutter zu mir herunter, flüsterte ihr ins Ohr:

»Bitte, die Kartoffel!« – »Nein, später. Wart noch ein bißchen.«

Mutter hauchte an die vereisten Fenster. Der dunkle Kreis füllte sich gleich wieder mit dem Weiß der Felder draußen.

Großmutter rieb meine Hand. Aber mir war nicht kalt. Im Vergleich zu den Lagern fand ich es warm hier. Aber ich hatte Hunger. Ich ließ Großmutter keine Ruhe, weil ich wußte, daß wir noch drei Kartoffeln im Rucksack hatten. Ich wurde lauter:

»Bitte! Bitte!«

Mutters Blicke halfen nicht mehr. Ich stellte mich auf die Sitzbank und holte den Rucksack herunter. Und Großmutter suchte nach dem rohen Erdapfel, der mir zustand. Sie rieb ihn an der Innenseite des Ärmels sauber und wischte mit der Hand noch einmal drüber. Endlich! Ich biß hinein, und der rauhe Saft blieb zwischen den Zähnen. Mein lautes Beißen ging im Lärm der Eisenbahn unter. Nur ich konnte es hören. Es gehörte zum Genuß einer rohen Kartoffel.

Die fremde Frau starrte mich an. Ich hörte einen Augenblick auf zu kauen, weil ich sah, daß sie weinte. »Kind«, sagte sie, »Kind! Du mußt doch keine rohen Erdäpfel essen. Warte!«, und sie kramte in einer Tüte und wickelte zwei kleine, runde Kuchen aus. Das also war der Grund für den Duft, der aus ihrer Richtung gekommen war. Ich hörte auf zu kauen.

»Da, Kind«, sagte die Frau, »nimm alle beide.«

Ich saß starr, sah zu Großmutter auf, die errötete und murmelte:

»Nein, danke.« »Kind«, sagte die Frau, »jetzt nimm und iß!«

Und sie drückte mir einen der beiden Kuchen einfach in die Hand, nahm den angebissenen Erdapfel und legte ihn auf den Rucksack.

Ich schielte zu Mutter hin. Sie sah weiter zum Fenster hinaus und wischte ihre Tränen mit dem Ärmel ab.

»Ach«, flüsterte sie, »ich schäme mich so.«

Die fremde Frau nahm ihre Hände, und beide weinten. Ich biß in die Wonne von Zucker und Vanille.

Draußen blieb die Landschaft weiß, meine Mutter und die fremde Frau redeten und redeten, und die Schlüsselwörter der Kindheit: Bomben, Russen, Flucht, Zuzugsgenehmigung kamen herübergeweht aus einer Vergangenheit, die bald zu Ende gehen würde, um dreizehn Uhr fünfundzwanzig, Passau Hauptbahnhof.

»Schule in Ruinen«

Die Schule tat so, als hätte es keinen Krieg gegeben. In den Erstklasslesefibeln ging Resi zum Bauern und holte Milch. Im normalen Leben, von dem man frühzeitig lernte, daß es mit dem schulischen Buchleben nichts zu tun hatte, gab es Magermilch auf Karten. In der Fibel hatten die Mädchen weiße Schürzen an und halfen der Mutter beim Bohnenschneiden. Bei uns zuhause gab es keine weißen Schürzen mehr, weil es keine Waschmittel gab. Und wenn jemand grüne Bohnen vom Bauern gehamstert hatte, dann mußte er in stabilen Werten zahlen. Wir trugen die Trainingshosen der männlichen Verwandten auf, und aus alten Tüchern nähten die Frauen Röcke, die mit einer Schnur in der Taille zugebunden waren. Über die Trainingshosen wurden diese Röcke getragen, damit man merkte, daß wir Mädchen waren, anständige Mädchen mit Rock. Auch beim Turnen war ein Röckchen obligatorisch, ein kurzes Röckchen, das über der Turnhose getragen werden mußte. Aber das war später, als man schon wieder Turnen hatte, viel später, nach der Währungsreform.

In der Volksschulzeit gab es statt Turnen »Schutteln«. Während auf dem Stundenplan Heimat- oder Erdkunde stand, gruben wir mit den Händen in den herumliegenden Steinen und sortierten den Schutthaufen, zu dem unsere Erde und Heimat geworden war. Sie roch nicht nach der ungepflügten Scholle, durch die im Märzen der Bauer schritt, sie roch nach Chemie. Eine korrekte Schulverwaltung hätte die Kinder wahrscheinlich mit Handschuhen und Gasmasken ausstatten müssen. Nicht einmal mit der kostbaren Kernseife ließ sich der Brandgeruch wegschrubben. Das Wort Seife war mit Verbrechen beladen, von denen nur geflüstert wurde. Lampenschirme gehörten in die gleiche Kategorie. Viele Wörter hatten die Unschuld ihrer Bedeutung verloren, man zuckte zusammen, wenn sie ausgesprochen wurden. Wir dachten an Ilse Koch, wenn es beim Abzählen hieß: »Kommt der Koch, fängt sie doch, steckt sie in das Ofenloch.« Das Ofenloch war eine vertraute Stelle; jeden Morgen erwachten wir in die Asche des Vortages. Wir lernten, Asche zu kehren, Holz klein zu schneiden, um es wie Tipistangen aufzustellen und Zeitungspapier darunter anzuzünden. Wir machten uns ständig schmutzig. Unsere Schulbänke standen auf Schotter, und wenn wir den Kohleneimer aus dem Keller schleppten, stießen wir unweigerlich an Kniestrümpfe oder Rocksäume. Aufpassen! Sauber bleiben! Wie außen, so innen! Wir hatten nur einen Rock, einen handgestrickten Pullover mit aufgenähten Herzchen an den Ellenbogen. Am Nachmittag wurde gewaschen, über Nacht im Zimmer getrocknet, und früh am Morgen bügelte Großmutter mit dem Eisen, das auf der Herdplatte erhitzt wurde, die Sachen trocken. Unter den verfilzten Achseln war es trotzdem klamm.

»Lauf, dann wird dir warm!«

Im Winter saßen wir mit Mütze, Mantel und Schal im kalten Klassenzimmer. Rauch kam aus unseren Mündern, in die wir gedrehtes Papier steckten. Den Nachmittag über spielten wir Verstecken in zerbombten Häusern. So ziemlich alles, was wir spielten, war nicht erlaubt. Aber von den Erwachsenen hatten wir außer Drohungen nichts zu befürchten. Sie waren viel zu beschäftigt, um unsere Kinderwelt ernst zu nehmen.

Der Unterricht rauschte über das Leben hinweg. Er schlug manchmal Wellen, wenn Schulaufgaben geschrieben wurden. Wir lernten, daß wir auf Warteposten waren. Die Gegenwart war nichts wert, so wie das ganze irdische Leben dem Kaplan zufolge nichtig war. Noch in der Abituransprache ging es hauptsächlich darum, daß man nun ins Leben hinaustrat. Dabei hatten wir, rein statistisch, schon ein Viertel des Lebens hinter uns, im Wartesaal Schule. Die Lehrer schrien, drohten, zogen an Zöpfen und Ohren, aber mit dem Entsetzen einer Kindheit im Krieg konnten sie nicht mithalten. Und so wußten sie auch nicht, warum ich grinste, wenn sie mich mit dem Lineal auf die Finger schlugen, mich in die Ecke stellten und immer die gleichen Sätze endlos schreiben ließen. Sie merkten, daß ihre wütenden Anstrengungen, ernstgenommen zu werden, bei mir nichts fruchteten. Wer den Krieg erlebt hatte, konnte nichts mehr verlieren. Ich lachte meine Lehrer aus, lachte über meinen Zweier in Betragen, über meinen Arrest im sonnigen Klassenzimmer, über ihr wildes Fuchteln und Prophezeien. Sie waren Randfiguren in einem Welttheater, wo Bomben gefallen, Mütter vergewaltigt, Väter erschossen worden waren und wo Wildfremde einen aus Haus und Garten vertreiben durften.

Wenn ich mich mit meinen festgezurrten Zöpfen in die Zwergenschulbänke zwängte, hörte ich vordergründig zu, wann das Gute groß und wann es klein geschrieben werden mußte. Mechanisch malte ich die Buchstaben auf die Tafel und dann ins Heft. Unter der Last der Belehrungen bekam ich einen Katzenbuckel, der zu Hause wieder abtrainiert wurde. Es schrieb und rechnete aus mir, es spuckte gelernte Gedichte aus. Aber ich verstand nichts. Noch als wir ein Muttertagsgedicht von der Tafel abschreiben sollten, das mit »Deine Gabi« unterzeichnet war, und uns die Lehrerin mehrfach ermahnte, mit unserem eigenen Namen zu unterzeichnen, schrieb ich »Deine Gabi«. Ich hatte nicht kapiert, was mein Name unter einem fremden Brief zu suchen hatte.

Bis auf einige Episoden ist die ganze Volksschulzeit aus meiner Erinnerung verschwunden: eine vierjährige Fläche, auf der ich die Schrecken der Kindheit immer wieder durchspielte, bis sie schließlich von den Tragödien der Jugendzeit abgelöst wurden.

»Gerettet!«

Es gab neue Kirchenlieder, die wir nur mitsummten. Die Melodien hatten sich über den Krieg und über viele Kilometer hinweg herübergerettet. So vieles, was sich gerettet hatte, so viele. Wir auch. Aber die schließliche Rettung sah anders aus, als wir sie auf den langen Fahrten in den Viehwaggons erträumt hatten. Sie sah so aus, daß dieses Wort nicht mehr paßte. Es hätte zu einem kleinen Häuschen gepaßt, zu Beerensträuchern und Gemüsebeeten. Aber uns hatte es in eine Großstadt gespült. Wir saßen, gerettet, in einem ehemaligen Dienstbotenzimmer unter dem Dach und kuschelten uns in dem einen Bett zu dritt. Das war der einzige Platz auf der Welt, wo wir nicht froren. Aber kaum mußte man aufstehen, lief das Frösteln durch die Glieder, das Kennzeichen des neuen Lebens geworden war. Wie eine Leitung unter Strom vibrierte das Leben ständig in uns.

Ja, wir lebten.

Das muß wohl die Rettung gewesen sein, von der immer geredet wurde.

Schließlich gewöhnten wir uns an das neue Kältezittern, das sich an das Bombenzittern anschloß. Ich zitterte in der neuen Schulklasse, die auch nicht geheizt wurde, zusammen mit den 40 anderen Kriegskindern in umgearbeiteten Tuchmänteln. Es wurde so zu meinem Lebensgefühl, daß ich eines Tages aufmerkte, als es ausblieb. Das war in der großen Pause vor den Osterferien. Die Sonne schien, wir löffelten dicken Reisbrei aus der Schulspeisung, und schließlich breitete sich die Wärme im ganzen Körper aus. »Wie im Frieden!« sagten die Eltern. Jetzt war der Friede in mir angekommen.

Bunsenstraße Nr. 3 – Kindheit in den Ruinen einer Großstadt

Dietmar Schmeiser

Die *Bunsenstraße Nr. 3* steht exemplarisch für viele Straßen deutscher Städte in den vierziger Jahren. In mancher Nachtstunde habe ich einzelne Episoden aufgezeichnet für meine Kinder und Enkelkinder. Manches begegnete mir wieder. Meine Lehranalysen wurden gegenwärtig, längst Verstorbene standen wieder auf, wurden greif- und begreifbar, die kindliche Gefühlswelt dämmerte herauf, ja auch der Geruch des Krieges war von neuem gegenwärtig: eine Mischung aus Leuchtgas, Verbranntem und feinem Staub. Wie gesagt, es waren zunächst Bruchstücke, einzelne Geschichten, die ich aufschrieb, ohne mich etwa an Kriegsberichten zu orientieren. Es waren meine Erlebnisse, für meine Kinder.

Die Mosaiksteine mehrten sich, und das Schreiben hatte eine kathartische Wirkung. Die heftige Wut über das, was unserer Generation angetan worden ist, bei vielen Literaten abgewehrt und als verständliche, ja sogar gerechte Strafe für die Taten der Vorderen deklariert, wich eher einem Gefühl fürs Realistische. Masochistischem Selbstmitleid, aber auch der in der Literatur so oft zu beobachtenden Verkehrung eines narzisstischen Wahns: »Wenn wir Deutsche schon nicht die Größten sind, dann doch wenigstens die größten Schweine«, verfiel ich nicht. Ich bin der Ansicht, dass meine lange Beschäftigung mit seelischer Abwehr im Zusammenhang mit meinem psychoanalytischen Tun mich davor bewahrte. Nach vielen Diskussionen und trotz der zahlreichen Veröffentlichungen über die vierziger Jahre wurde mir deutlich, diesen Aspekt literarisch bearbeiten zu müssen. Ich musste aus dem Blickwinkel des Kindes schreiben, mich in das Kind zurückversetzen, wollte ich den folgenden Generationen eine Gelegenheit bieten, sich selbst ein Bild zu verschaffen, um einigermaßen vorbehaltlos urteilen zu können.

Ich war in jene Zeit geworfen. Sie war lebensbedrohlich, ein Flüchten war für das Kind nicht möglich. Was blieb, war das Standhalten; mit kindlicher Seele auch das Böse nutzbar machen:

Leseprobe: Mein ist die Rache, spricht der Herr

Noch war ich keine fünf Jahre alt geworden, da sollten mein Bruder Edwin und ich zum Kinderarzt. Kinderarzt, das hörte sich freundlich an, und wenn man noch nie dort gewesen war, durfte man auch das Beste annehmen.

Es war ein schöner Spätsommertag, an dem der Arztbesuch stattfinden sollte. Ungewöhnlich war die Vorbereitung. Wir wurden zuvor gewaschen, obwohl wir doch schon am Morgen diese Tortur hatten über uns ergehen lassen. Egal, ob wir Tante Anna in der Sophien- oder Onkel Hermann in der Rüppurrerstraße besuchten, so gründlich gewaschen wurden wir untertags nie, sieht man vom Bad am Samstagnachmittag ab.

Weit war der Weg auch nicht. Die Weinbrennerstraße mit ihren alten Vorgärten trippelten wir entlang, und am Kopfende des Rosengärtchens, wie bei uns der kleine Park am Weinbrennerplatz hieß, wohnte auch schon der Onkel Doktor. Offensichtlich ein weiterer Onkel, den wir noch nicht kannten.

Im Erdgeschoss eines stattlichen, vierstöckigen Hauses klingelte meine Mutter, und schon kam eine ganz in Weiß gekleidete Frau an die Tür, die uns, ohne groß zu fragen, in ein Zimmer brachte, in dem wir warten sollten. Es tat sich einige Zeit gar nichts. Manches erschien mir hier merkwürdig. Sicher, Mutter war schon öfter mit uns zu Leuten gegangen, die mir fremd waren. Ein Besuch bei neuen Tanten und Onkeln war immer spannend. Hier allerdings kam Unruhe auf. Hatte das etwas mit Mutter zu tun?

Eine Tür öffnete sich. Mutter wurde von einem Herrn begrüßt, der offensichtlich auch die weiße Farbe so auffällig schätzte. Auch uns grüßte der neue Onkel und erkundigte sich ausgesprochen freundlich nach unseren Namen. Es gab keinen Grund, ihm diese nicht zu nennen. Mutter wurde Unverständliches gefragt, worauf sie geflissentlich antwortete. Die Atmosphäre, und daran erinnere ich mich noch genau, wurde immer seltsamer. Völlig befremdlich wurde mir allerdings dann die Angelegenheit, als der Herr anfing, mich zu befingern und mir die Hose herunterzuziehen. Da stand ich nun mit nacktem Po. Freundlich lächelnd ergriff er einen Gegenstand aus Silber und Glas, der auf einem kleinen, gläsernen Tisch gelegen hatte. Er hielt diesen merkwürdigen Gegenstand gegen das Licht, und ich gewahrte zu meinem großen Schrecken am Ende desselben eine spitze Nadel. Ich durchschaute die freundliche Hinterlist, als mich der neue Onkel über sein Knie legte und offensichtlich mit Lust und in böser Absicht mir mit dieser Nadel in meinen Hintern stach. Ich schrie auf und mein Bruder mit mir. Ob ich mir noch etwas vom deutschen Jungen anhören musste, der nicht wehleidig sei, weiß ich nicht mehr.

Das Schlimmste kam aber sogleich. Noch heute bin ich mir sicher, dass ich das nun Folgende als erheblich bösartiger empfand als diesen vorangegangenen hinterlistigen Stich.

Meine Mutter zog mir wieder meine Hose an, und jetzt wurde mein kleiner Bruder ergriffen. Mit ohnmächtiger Wut musste ich zusehen, wie meinem doch so kleinen Bruder ebenfalls die Hose heruntergezogen wurde. Dieser ahnte, was ihm blühte, und schrie aus Leibeskräften. Ich konnte ihm nicht helfen. Zu groß war die Übermacht, zumal jetzt auch noch die weiße Frau hinzukam. Es ist besonders gemein, wenn sich so viele Große über den Kleinsten hermachen. Ich wurde zurückgehalten, und ich schwor mir: »Wenn ich groß bin, werde ich jedes Unrecht rächen.«

An die Rolle meiner Mutter in dieser Szene erinnere ich mich nicht mehr. Ich weiß nur noch, dass es hieß, wir müssten noch zweimal kommen. Ich habe gebrüllt: »Wir kommen nie wieder!«

Schnell waren wir im Treppenhaus und durch den Vorgarten gegangen. Mir blieb nur noch das heimliche Gebet zum Himmel um Rache.

Was nun kommt, mag ein schlechtes Licht auf meinen vierjährigen Charakter werfen: Wenige Tage nach unserem Besuch hatte die Royal Air Force das Haus dieses bösen Onkels bis auf die Grundmauern niedergebrannt. Lustvoll schaute ich auf die noch rauchende Ruine.

Das Haus ist schon lange wieder aufgebaut. Kahl und gesichtslos starrt es heute auf die Straße. Ob die Wunden zugewachsen sind, weiß ich nicht. Mitleid? Wir wissen, zur Fähigkeit der Identifikation gehört eine positiv durchlaufene ödipale Phase, deren Themata in der Pubertät wieder aufgegriffen werden. Zweifelsohne ein kompliziertes Kapitel besonders für uns, denen keine Väter zur Seite standen. Und wenn es etwas Vater gab, dann im Zusammenhang mit Kasernen. In meinem Kapitel »Tag der Wehrmacht« schildere ich so einen Kontakt mit dem »Männlichen«:

Auszug:
Da gab es noch eine Gulaschkanone, aus der Erbsensuppe geschöpft wurde. So schmeckt der Krieg.

Dann knallte es. Zum Militär gehört das Schießen. Da war ein Stand aufgebaut, von einer Absperrung aus Holzbalken umgeben. Schießen ist gefährlich! An einem Kopfende des Schießstandes standen zwei Soldaten mit einem Gewehr und allerhand Volk um sie herum. Jeder, der wollte, durfte schießen. Die Soldaten öffneten das Schloss am Gewehr, gaben eine Kugel hinein und der Schütze lehnte sich auf einen Balken, zielte, und schon krachte es. Das Ziel war vorgegeben. Am anderen Ende des Schießstandes war ein fetter Blechmann aufgebaut, auf den galt es zu schießen. Rums, da fiel schon wieder ein Schuss. Edwin und ich schreckten nur ein wenig zusammen. Von den vielen Luftangriffen, die wir überlebt hatten, waren wir gestählt. Der fette Mann, auf den es zu schießen galt, sah gemein aus. Er rauchte eine dicke Zigarre, sein Bauch quoll aus Hose und Weste. Wer mochte wohl dieser Blechmensch sein, der schon einige Einschusslöcher hatte?

Das ist der Churchill, wurde uns erklärt. Das sei der böse Mann, der

Deutschland den Krieg erklärt habe und jetzt die vielen Bomben auf unsere Stadt abwerfen lasse. Wer wollte hier zurückstehen und ihm nicht eine aufs Fell brennen?

Da waren etliche, die es versuchten. Es krachte ganz schön. Neue Löcher hat der Kerl aber keine bekommen. Das bemerkte ich schon. Mutter erklärte, dass hier nur mit Platzpatronen auf Churchill geschossen werde. Alles andere sei zu gefährlich. Mit richtigen Patronen schieße man an der Front. Offensichtlich war der Churchill dort nicht, schloss ich in meinem kindlichen Gemüt. Sonst hätte man ihn doch schon längst erschossen, und er könnte keine Bomben mehr auf uns werfen, und die Leute in der Eisenlohrstraße und der Nuber hätten ihren Frieden gehabt.

Ich habe eine natürliche Begabung, mich vorzudrängen, was mir beim Schlangestehen vor den Geschäften zugutekam. So stand ich bald neben dem Soldaten, der die Schießinstruktionen erteilte und einem die Flinte in die Hand drückte. Es galt, den Kolben gegen die Schulter zu drücken, den Kopf etwas über den Kolben zu beugen und sich mit den Ellbogen abzustützen. Für mich war der Schießprügel zu groß, zu schwer. Außerdem, beim Abfeuern gab es einen ganz schönen Schlag gegen die Schulter. Das hatte ich beobachtet. Ich hätte es doch besser nicht versuchen sollen. Mich jetzt aber zu drücken, wäre ein schlechtes Beispiel für meinen kleinen Bruder gewesen. Schließlich war kein Vater mehr da, weshalb ich der Tapfere sein musste. Auch Mutter wünschte und brauchte einen braven Jungen. Feig durfte ich nicht sein! Und schon gar nicht heute, wo es galt, dem Churchill zu zeigen, wer wir waren.

Der Soldat ahnte meine Ängste. Dennoch hatte er schnell für mich die Knarre geladen und mir diese in die Hand gedrückt. Geladen schien sie mir noch schwerer. Hätte ich nicht den Lauf auf den Balken gelegt, ich wäre samt der Flinte umgefallen. »So triffst du den Churchill nicht«, meinte der Soldat und half mir, das Gewehr auszurichten. So wurde ich ein richtiger, kleiner Soldat. Jetzt galt es, den Hahn abzuziehen. Der Soldat lehnte sich über mich und unterwies mich auch hierzu. Gleich würde es fürchterlich krachen und ich bekäme einen heftigen Schlag gegen meine rechte Schulter. Ich zauderte. In solchen Momenten beginnen die Gedanken zu rasen. Immerhin sollte ich auf einen Menschen schießen, auch wenn der nur aus Blech war und der böse Churchill ohnehin.

Ich habe nicht geschossen. Ich war ein Feigling, und wir haben den Krieg verloren.

Die Väter hatten keinen Erfolg mit ihrem Krieg, und ich war mitschuldig. Die Angst, verletzt zu werden, ließ mich scheitern: Angst vor seelischem und körperlichem Schaden.

Wichtig war mir in meinen Erzählungen, den möglichen Verarbeitungsmodus all des Schrecklichen darzustellen. Das konnte bis hin zur Passivität führen, im Nicht-wahrhaben-Wollen des Geschehenen: unverletzt bleiben durch Nicht-Wahrnehmen.

Leseprobe: Still schweigt Kummer und Harm

Nach vielen Monaten der Hoffnung und des Leides war unser dreiunddreißigjähriger Vater im Heimatlazarett an den Folgen einer russischen Maschinengewehrgarbe gestorben. Unsere allsonntäglichen Fahrten mit der Eisenbahn in die Klinik nach Wiesloch bei Heidelberg waren zu Ende. Der Sommer und der Herbst vergingen schweigsam. Der große Weltatlas war weggeräumt worden, der bislang aufgeschlagen auf Vaters Schreibtisch lag. Es war die Karte von Russland zu sehen gewesen. Mit buntköpfigen Nadeln waren die Aufenthaltsorte unseres Vaters nach jedem Feldpostbrief von Mutter gekennzeichnet worden.

Es war kalt und klamm in unserer Wohnung geworden. Drei Zimmer waren beschlagnahmt, Ausgebombte waren eingewiesen, das Möbel zusammengestellt oder in die Mansarde gebracht worden. Die Einrichtung unseres Esszimmers hatte Mutter schweren Herzens verkauft. Die Hoffnung auf bessere Zeiten war begraben.

Der Spätherbst ging zu Ende.

Jeden Abend brannte jetzt über dem Wohnzimmertisch eine einsame Glühbirne unter einem großen Schirm schwach vor sich hin. Die Kohlen reichten nur noch, einen einzigen Ofen zu beheizen. Man muss es erlebt haben, diese Mischung von Frieren und glühenden Ohren in der Nähe des Ofens, um nachvollziehen zu können, was ich beschreiben möchte. Noch war es nicht so kalt geworden, dass im Schlafzimmer an den Fenstern die Eisblumen wuchsen. Wenn aber in der Küche der Kohlenherd entzündet worden war, lief das Wasser in dicken Tropfen an den mit Ölfarbe gestrichenen Außenwänden herab. So kam der letzte Advent im großen Krieg.

Mutter in Schwarz. Viele junge Frauen in unserer Straße trugen jetzt Schwarz. Mutter hatte oft eine schreckliche Ahnung vom Tod ihres Mannes gehabt. Als ihm das Eiserne Kreuz verliehen worden war, meinte sie, zu ihrer Schwiegermutter gewandt: »Wenn daraus nur kein hölzernes wird.« Jetzt war ein hölzernes daraus geworden. Was nutzten uns noch alle seine Orden und Ehrenzeichen.

Advent? Die Hoffnung auf das Göttliche und dessen Verwirklichung und Vollendung durch den Menschen, wo doch fast täglich der Feuerregen auf die verbliebenen Kinder und Mütter herabfiel.

Mutter hielt durch mit ihren letzten Kräften. Ein Stück Hoffnung sollte für die Kinder bleiben!

Trotz all des Augenscheinlichen muss es noch mehr Menschen gegeben haben, die in ihrer Tiefe einen Funken dieser Hoffnung hatten bewahren können. Auf dem Markt am Gutenbergplatz gab es noch Adventskränze zu kaufen. Kleine Kränze, die zu Hause geziert wurden mit einem roten Band, aufgebügelt, vom letzten Jahr, vier roten Kerzen und einigen kleinen Fliegenpilzen aus Pappmaschee.

Und es wurde das erste Licht am Adventskranz angezündet, der nun in der Mitte des Esstisches lag. Edwin und ich reichten mit den Armen gerade auf den Tisch. Mutter saß auf der anderen Seite. Früher hatte Mutter Zither gespielt. Wir haben sie nie mehr gehört. Stattdessen wurde gesungen. Mutter zunächst mit fester Stimme. Edwin und ich etwas hinterher. Wir kannten den Text nur bruchstückhaft. Adventslieder singt man nicht das ganze Jahr. Die schwermütige Melodie hingegen habe ich nie vergessen. Sie löst heute noch bei mir die Gefühle von damals aus. Der Gesang der Mutter vom leise rieselnden Schnee und vom weihnachtlich glänzenden Wald wurde schnell schwächer, bis er endgültig in ihren Tränen unterging. Ob das Christkind so bald kommen wollte?

Es war kein Christkind in Aussicht. Die Ohren waren heiß, die Füße kalt, Mutter weinte und versuchte im gleichen Moment weiterzusingen. Ihre Augen seien entzündet, und das schmerze sie so sehr. Sie müsse erst Augentropfen nehmen. Diese brannten in den Augen, und Mutter musste der schmerzhaften Tropfen wegen weinen. Ich versuchte, sie zu trösten. Es war ein hilfloses Unterfangen. Ich kam mir sehr unfähig vor.

Irgendwann kam dann die zweite Strophe, wo es in den Herzen warm werden soll und Kummer und Harm still schweigen. Was Harm ist, wusste ich nicht. Dass die Sorge des Lebens verhallen soll, wenn das Christkind kommt, galt es da zu singen. Mutter versuchte, die Tränen zu unterdrücken.

In der dritten Strophe erwacht dann der Engel Chor, der lieblich schallt. Bald ist Heilige Nacht. Freuet Euch, Christkind kommt bald. Mutter rief nach dem toten Vater. Edwin und ich schwiegen. Mutter nahm wieder Augentropfen. Die bissen in ihre Augen.

Und Mutter hatte etwas vorbereitet. Sie holte einen Pappteller aus der Anrichte. Einen bunten Teller bedruckt mit Bildern von Tannenzweigen und Christbaumkugeln. In diesem lagen ein paar kleine, rote Äpfel und ein Lebkuchen. Das war ein rechteckiges Stück, so lange wie ein neuer Bleistift, braun und mit einem Bild vom heiligen Nikolaus beklebt. Das Bild des Heiligen wurde vorsichtig von dem braunen Gebäck abgelöst und diente so noch lange als Erinnerung. Mutter brach den Lebkuchen in drei gleich große

Stücke, und wir konnten uns wieder freuen. Das war kein Kuchen aus Mandeln und Zitronat. Er war wohl aus dunklem Mehl und etwas Kunsthonig gebacken und gegen Brotmarken beim Bäcker Neff zu kaufen.

Jetzt wurde für die ewige Ruhe des Vaters gebetet, und es kehrte wieder Stille ein. Mutter nahm uns in die Arme und weinte nicht mehr. Wir waren ihre Hoffnung, ihre Christkinder.

Der Krieg tobte weiter. Tausend Alarme habe ich hinter mir, tausend Mal in den Luftschutzkeller rennen, dreihundert Mal wurden wir bombardiert. Dass es hier noch Platz für kindliche Gestaltung gab, habe ich versucht im Kapitel »Bombennächte« darzustellen. Dieses Kapitel will ich nicht fragmentieren. Es sollte im Ganzen gelesen werden.

Aus den Augen mochte ich nicht verlieren, dass ich für junge Menschen schreiben wollte. Sie sollten einen Zeitzeugen haben, der aus Kindessicht berichtet. Ein Rezensent meint hierzu: *»In 16 Kapiteln führt er uns in eine Welt, die der heutigen Generation fremder erscheint als manche Erzählung aus Afrika oder Asien.«* Sind wirklich nur sechzig Jahre vergangen? Sind wir wirklich so weit entfernt? Wahrscheinlich schon. In meiner Kirchengemeinde – sieht man davon ab, dass das Gotteshaus zerstört und wieder aufgebaut worden ist – ging es zunächst weiter, als hätten die Kriege nie stattgefunden. Die Geistlichkeit knüpfte an »Altbewährtem« an. Fahnenschwingend und nahezu in Kompaniestärke rückten wir Ministranten zum Altare Gottes mit einem »großer Führer aller Zeiten, Heil'ger Geist wir preisen Dich« auf den Lippen.

Hierzu eine kurze Leseprobe aus dem Kapitel: Salz zum Heiligen Brot

Dann kam ein Kapitel, das offensichtlich selbst unserem gestandenen Kaplan Schwierigkeiten bereitete. Bei mir fingen die Schwierigkeiten allerdings schon wieder beim Titel dieser Sünde an: »Die Unkeuschheit«. Die hatte irgendetwas mit dem Körper zu tun. Es gab da ehrbare, weniger ehrbare und unehrbare Glieder. Letztere durfte man weder ansehen noch zur Schau stellen – alles schwere Sünde. Berühren dieser Teile – noch schlimmer! Mein neues Denksystem bekam Schwierigkeiten. Was konnte es Schlimmeres als schwere Sünde geben? Jetzt kam noch die Frage: »Alleine oder mit anderen?« Auch denken durfte man nicht an die Unkeuschheit und keine Witze darüber machen. Eindringlich ermahnte uns der Geistliche, dass nachts die Arme auf der Bettdecke zu bleiben hätten. Ich habe wieder nicht verstanden, warum. Es schien mir aber sinnvoll, mich nicht sachkundig zu machen, dachte aber bei mir: »Wenn der Kaplan wüsste, wie kalt es in unserem Schlafzimmer ist, käme er nicht auf solche Gedanken.«

Geiz, Zorn und Neid wurden auch noch abgehandelt, und schon hatten wir einen Überblick über das Hauptsündenrepertoire gewonnen.

Ob die Themen Stehlen, Krieg und Mord so ausführlich behandelt wurden, weiß ich nicht mehr.

Das Weihnachtsfest war vorüber. Fastnacht sollte in Anbetracht des Weißen Sonntags nicht gefeiert werden. Es kam die Fastenzeit, und wir arbeiteten uns immer tiefer in die geheimnisvolle Materie ein. Manche blieben zurück und konnten nicht mehr folgen. Ihnen blieb die Lehre im Wichtigsten verschlossen. Viel Mühe gab sich der Herr Kaplan, uns das Wunder der Wandlung zu erklären. Brot wurde in den Leib Christi verwandelt und hernach gebrochen. Als er darauf gefragt wurde, ob es beim Brotbrechen zapple, war er verzweifelt.

Das Heilige Brot durfte nur vom Priester berührt werden. Deshalb hatte der Priester auch beide Daumen und Zeigefinger, mit denen er das Brot gebrochen hatte, fest geschlossen zu halten, um zu verhindern, dass eventuelle Krumen, die beim Brechen entstanden sein könnten, auf den Altar fielen und somit entehrt seien. Nur über dem Kelch durften die Finger gelöst werden. Erst nach der Kommunionausteilung war das Lavabo, bei dem der Priester seine Finger über dem Kelch wusch und dann das Waschwasser austrank. So konnte einer möglichen Entehrung des Leibes Christi vorgebeugt werden. Uns Kommunionkinder beeindruckte der Aufwand tief und prägte mich, wie wir gleich sehen werden.

Das Berührungstabu galt auch für heilige Gefäße. Als Ministrant kam man in deren nächste Nähe. Durch bischöfliche Erlaubnis durfte der Messner sie berühren, wenn er zwischen Gefäß und Hand ein Tüchlein hatte. Wir Ministranten waren zu jenen Zeiten von diesem Privileg ausgeschlossen.

Zu hohen Festtagen hatte St. Bonifatius eine große Monstranz zur Ausstellung des Allerheiligsten. Dieses Gerät war wesentlich prächtiger und größer als das gewöhnlich genutzte. In einem halbgeöffneten, meterhohen Futteral stand dieses neugotische Prunkstück eines Tages auf einer der Sakristeikommoden. Ich war fasziniert von diesem Anblick. Ganz in Silber getrieben war dieses Gerät, wie ein großer Turm anzusehen, der in den Himmel strebte. Jeweils zwei kleiner werdende Seitentürme flankierten den Hauptturm. Das sah aus wie das Modell einer prächtigen Kirchenfront. Im Zentrum befand sich der Schaukasten, in den der Priester die heilige Hostie stellen konnte zur Anbetung. An den Seiten der Türmchen waren Podeste, auf denen die Figuren verschiedener Heiliger zu sehen waren, in Gold und Silber getrieben. So viel Pracht hatte ich noch nie gesehen. Ich kam aus dem Staunen nicht heraus. Und da passierte es. Meine neugierige Hand hatte über den Fuß der Monstranz gestrichen, der übersät war von Halbreliefs und Edelsteinen. Wie ein Blitz durchfuhr es meinen Körper, als mir das Sakrileg bewusst wurde. Niemand hatte mich beobachtet. Was sollte ich tun? Ich tat nichts.

So belastet, näherte sich der große Tag der ersten Beichte.

Aus: Dietmar Schmeiser (2005): *Bunsenstraße Nr. 3 – Kindheit in den Ruinen einer Großstadt*. Info-Verlag.

Impressionen aus dem Roman *Aus einem dunklen Garten*

Sophie Brandes

In dem Roman *Aus einem dunklen Garten* (Allitera Verlag, München 2003) beschreibt die Autorin, wie sich bei der Heldin des Romans aus dem Auftauchen von verdrängten Kriegskindererfahrungen in Form von bedrängenden und beunruhigenden körpernahen Gefühlen wie Atemnot, Schwäche und Todesängsten ein innerer Auseinandersetzungsprozess entwickelt, der es ihr ermöglicht, die verdrängte Vergangenheit als Erinnerung zugänglich zu machen und nachträglich zu verarbeiten. In wechselnden Erzählperspektiven und in kunstvoller Verschränkung von Gegenwart, Rückblende und Therapiesitzung werden das Leben der Romanheldin und ihre Familiengeschichte immer wieder ausgeleuchtet und tiefer verstanden. Die Schilderung dieses Klärungs- und Bewusstwerdungsprozesses hat paradigmatischen Charakter und zeigt, wie sich eine verschüttete und belastete Kriegskindheit in einem kreativen Individuationsprozess wirklich bewusstseinserweiternd nachträglich verarbeiten und integrieren lässt. Sie zeigt damit einen Prozess, der in vielen Kriegskindern meist nur bruchstückhaft und oft ganz unverstanden abläuft. Die Langzeitwirkungen von Kindheitserfahrungen aus der Kriegs- und Nachkriegszeit werden so sehr anschaulich nachvollziehbar gemacht. Aus dem Roman wurden zur Illustration fünf »Impressionen« oder Abschnitte ausgewählt und mit erläuternden ergänzenden Zwischenüberschriften versehen.

- Der Roman beginnt mit dem Auftauchen beunruhigender Gefühle und Körperempfindungen (Abschnitt 1, S. 5–6).
- Klärende Erinnerungen von der Flucht in der therapeutischen Selbsterfahrung (Abschnitt 2, S. 76–77).
- Die Auseinandersetzung mit dem unbekannten Vater (Abschnitt 3, S. 149–151).
- Auf der Flucht mit dem »letzten Zug« (Abschnitt 4, S. 221–222).
- Aus der nachdenklichen Rückbesinnung (Abschnitt 5, S. 266).

Abschnitt 1

Noch vor nicht allzu langer Zeit war sie gern und schnell Auto gefahren. Hatte sich sogar für eine kurze Dauer einen unbequemen, aber schönen englischen Sportflitzer geleistet. Und der Versuchung mehr als einmal nachgegeben, sich mit Hilfe des Gaspedals und des Fahrtwindes, der an den Haaren zerrt und Stirn und Wangen vibrieren lässt, in jenen Zustand versetzen zu lassen, der einen vorübergehend aller Erdenschwere enthebt.

Sie betrachtet die Hand, die das Steuerrad umschließt: weiße Knöchel, eine schwarze Herrenuhr. Ihre Nackenmuskeln schmerzen.

Kann man sich das heute noch vorstellen, dass ihr damals die rasante Art der Fortbewegung mit dem Ausschlagen des Drehzahlmessers zu einem fast rauschhaften Zustand verholfen hat? Der Kilometerzähler zeigt an, dass sie bereits zweiundfünfzig Kilometer zurückgelegt hat von der Wohnung ihrer Mutter bis hierher. Bis vor wenigen Minuten hat sie auch eine unsichtbare Schutzmacht begleitet. Jetzt aber, während sie diese baumlose, verblasste Felderlandschaft an sich vorübergleiten sieht, fühlt sie sich auf einmal verloren. Mit dem gleichen Empfinden hätte sie auch durch eine Wüste reisen können.

Hatte es eben geblitzt? Das konnte wohl nicht sein Ende Dezember. Und wie war das? Ist dieser schwarze Wagen, den sie plötzlich im Rückspiegel wahrnimmt, ihr eigentlich schon länger gefolgt?

Langsam beginnt die Schleimhaut in ihrem Mund auszutrocknen, wahrscheinlich als Folge des Medikaments, das sie seit einiger Zeit einnimmt. Gern hätte sie ihre zunehmende Ruhelosigkeit durch konstante Körperbewegung abgebaut, aber sie sitzt in dem Wagen wie gefesselt und eine übergeordnete Macht treibt sie voran und verweigert ihr das Recht anzuhalten. In Gedanken klammert sie sich an das Bild der Mutter, sieht sie auf der Schwelle stehen und ihr nachblicken mit jenem vertrauten Ausdruck, einer Mischung aus Besorgnis und Zuversicht, der sie schon ein halbes Leben lang begleitet. So betrachtet man nur ein Kind, dem man nicht viel zumuten und wenig anvertrauen kann.

Ein wiederkehrender Reflex bewegt einen Wadenmuskel an ihrem linken Bein und in einer Geste, die ihr Luft verschaffen soll, schiebt sie eine Hand zwischen Sicherheitsgurt und Herzgegend. Ein wenig verringert sich der Druck. Aber da! Tierkadaver lagen am Wegesrand, wie kamen sie dorthin? Hat jemand die Tiere erschossen?

Das Empfinden, bald am Ort der Katastrophe zu sein, nimmt kontinuierlich zu. Sie beginnt damit, laut zu zählen.

Wenn du redest, wird es sekundenlang erträglich; dem Klang der eigenen Stimme zu lauschen beruhigt auf gewisse Weise und setzt für eine Weile die alte Ordnung in Kraft. »Mein Gott«, hörst du dich sagen, »hätte ich nur mein Haus nicht verlassen, jetzt fühle ich mich wie behindert. Deine Mutter kann dir auch nicht mehr helfen, wer übernimmt nun die Verantwortung für ein umherirrendes Kind?«

Die Felderlandschaft hat sie gerade noch bewältigt. Jetzt folgt das Waldstück, das sich schier endlos in die Länge zieht, von dem grauen Band der Straße in zwei gleich große Teile zersägt. Zwei schwarze Massen, die sich bedrohlich aufeinander zu schieben, immer enger an sie heranschieben – Angst kommt von Enge – da muss sie durch.

Bewegten sich die Räder unter ihr denn überhaupt noch oder stand sie nicht seit einiger Zeit einfach still? Den schwarzen Waldmassen ausgeliefert, die nur darauf warteten, sich über sie zu wälzen. Sie greift sich an die Brust, reibt, massiert mit den Fingerspitzen die Stelle, unter der sie das Herz vermutet. Herzangst.

Und das Fahrzeug hinter ihr, das ist plötzlich verschwunden. Verdammt, alles das zehrt die Kräfte auf. Jetzt nicht nachlassen, weitermassieren, über dem Herzen, um das Herz.

Neunzig Schläge in der Minute, sicher viel zu viele, sie hat mitgezählt. Die Stimme, ihre eigene Stimme darf sie bloß nicht abreißen lassen. Bloß jetzt keine Stille, sonst würde man die Herzschläge hören. Unablässig treibt sie ihre Stimmbänder, ihre Zunge und Lippen an, Konsonanten und Vokale zu produzieren, Wortgebilde, »Herr sei mir gnädig«, »Der Geist hilft unsrer Schwachheit auf«, »Denn wir wissen nicht, was wir beten sollen …«. Linkshändig steuern, die rechte Hand weiter auf dem Herzen und den Blick flehend zu dem weißen Streifen hoch über ihr gerichtet, so treibt es sie voran.

Einmal kommt auch ein Fahrzeug entgegen und blendet kurz auf.

Fremde, denkt sie, alles Fremde, und hat nicht die geringste Ahnung, wie sie in ihr einstiges Leben zurückkehren soll. Das ging nun schon so seit Wochen. Dass sich die Welt wie ein Geschoss an ihren Ohren und Augen vorbeibewegte. Und wenn sie mit vor Bestürzung heiserer Stimme jemandem davon erzählen wollte, dann versetzte sie der zweifelnde Blick, den ihr Gegenüber ihr gönnte – was erzählst du da? – in Panik.

Du glaubst mir also nicht? Dabei werden meine Fingerspitzen weiß, bis ich am Ende nichts mehr in ihnen spüre. Überhaupt spüre ich kaum noch etwas außer der zunehmenden Enge in meinem Hals und in der Brust. Glaub mir doch einer: Es ist, als müsse ich ersticken. Danach Leere, Erschöpfung. Wenn möglich, versinken in einen Schlaf, der einer Ohnmacht gleicht. Es soll vorgekommen sein, dass sie im Schlaf redete. Jedenfalls hatte Ludwig das behauptet. Natürlich weiß sie nichts davon, kann sich auch an Träume nicht erinnern.

Jäh hört das kilometerlange Waldstück auf. Die Straße beschreibt seit Ewigkeiten zum ersten Mal wieder eine Kurve. Im Dämmerlicht tauchen die Würfel und Quader einer Gewerbefläche auf. Sie versucht, halb wach, sich auf das, was sie sieht, zu konzentrieren. Ein Autohaus, ein Getränkemarkt, die Tankstelle. Während sie vor der Waschanlage zum Stehen kommt und sich dazu zwingt, ihren Verstand zu gebrauchen, erkennt ein Teil ihres Gehirns die Situation wieder, die sich in den vergangenen Wochen immer wieder auf ähnliche Weise abspielte.

Abschnitt 2

Es fing damit an, dass ich mich erneut zu fürchten begann.

Zuerst dachte ich, das habe etwas mit einem Treppensturz zu tun, den ich vor ein paar Tagen erlitten hatte. Erneut begann ich, gegen die Angstzustände Medikamente einzunehmen. Doch das war es nicht, die Ursache blieb weiterhin verborgen, so sehr ich mein Gehirn auch anspornte, eine plausible Erklärung zu finden.

Zwischen Wolkenfetzen fuhr ich einmal im Frühherbst über die nasse Uferstraße, wo vor meinen Augen Kastanien zerplatzten, zur gewohnten Klausur.

Ein fahrender Eisenbahnzug, von dem ich geträumt hatte, beschäftigte meine Gedanken und wurde zum Inhalt einer ganzen Stunde. War es zum ersten Mal, dass ich in meiner Rückenlage dieses Gefühl einer unvorstellbar schwer auf mir lastenden Materie wahrnahm – die Weltkugel fiel mir zum Vergleich ein? Nein, nicht im Liegen, in aufrechter Haltung musste mir das widerfahren sein – jemand lehnt sich gegen mich, presst meinen Körper gegen eine Wand, bis ich nicht mehr atmen kann.

Mit dem Gefühl des Erdrücktwerdens verband sich eine Form von Tumult um mich her, ich glaubte, dass Namen gebrüllt und Schreie ausgestoßen wurden, auch Kindergeheul war zu hören. Meine Stimme verwandelte sich in ein hohes Kinderwimmern, als ich wahrnahm, wie die Couch sich unter mir in Bewegung setzte. Beim Fahren, beim Kreischen der Räder auf Schienen, beim Seufzen ringsum in absoluter Dunkelheit mache ich die Erfahrung, meine Blase plötzlich nicht mehr kontrollieren zu können, um meine Hüften wird es warm.

Und einmal flammen helle Lichtpunkte am abgrundschwarzen Himmel auf, die tückisch schnell größer werden und ängstliches Geflatter rings um mich auslösen.

Nacht in meiner Erinnerung – raus aus dem Zug! – nein, nicht die Art von Erinnerung im Sinne bewusst gedachter Gedanken, dokumentierter Bilder und Worte, eher eine Form von Wiedererkennen, die jede einzelne Körperzelle erfährt, ohne jede Kontrolle und Einordnung von »oben«, aus dem Gehirn. Um diese Empfindung zu beschreiben, ist man wirklich um Worte verlegen, aber sie hat sich mir als eine archaische Form des Erinnerns der gesamten Körperoberfläche eingeprägt, so als sei jede Zelle unabhängig von ihrer Lage im Stande, zu riechen, zu hören und zu fühlen. Nacht in meiner Erinnerung, Nacht im Zug aus Dresden in den Morgenstunden des 13. Februars 1945. Kann das sein? Erinnerst du dich wirklich? Natürlich. Der Zug hielt mit einem Ruck an. Und wir flogen, flogen durchs Dunkel in absolutes Nichts. Eiskalte Luft stach uns in die Augen und in die Lungen. Es hagelte Steine, die ringsum mit dumpfem Geräusch aufprallten. Über meine Ohren legten sich zum Schutz Hände, trotzdem war das Splittern und Pfeifen über mir nicht zu überhören. Hat nicht auch jemand aufgeschluchzt, das Wort »Totengräber« geschrieen? Als alles vorüber war, wurde ich aufgerichtet, trampelten Füße in meiner Nähe vorbei und der fahrbare Untergrund setzte sich wieder in Bewegung, unendlich mühsam, in absoluter Kälte und Finsternis.

Um mir die Sache zu erleichtern und nicht zuletzt, um Klarheit in meinem Kopf zu schaffen, gönnte ich mir ein wenig Zeit zum Verschnaufen. Ich merke, dass ich irgendeine Melodie summe, das habe ich immer getan, wenn die Angst mich zu verschlingen drohte. Natürlich wusste man nicht, ob das Durchstandene ein ausgetüfteltes Machwerk meiner Fantasie war oder ob darin ein reales, wenn auch nicht bewusst erlebtes Ereignis zu sehen war. Wer kann schon mit Sicherheit sagen, wie ausgeprägt das Wahrnehmungsvermögen einer Eineinhalbjährigen ist?

Eine Weile grüble ich dem Gesehenen hinterher, das auch im Nachhinein betrachtet nicht veränderbar ist, seine Farben, Gerüche und die Abfolge seiner Bilder beibehält wie ein Film, der sich einem nur in der einen besonderen Weise eingeprägt hat.

»Ich brauche Bedenkzeit«, sagte ich auf die nach angemessener Zeit geäußerte Frage des Therapeuten, was mir zu dem Erlebnis noch einfiele.

Ich fühlte mich erschöpft wie nach einer körperlichen Anstrengung und hatte den Wunsch, mich auf eine eigene sichere Domäne zurückzuziehen. Zu den erforderlichen Verrichtungen würde vor allem gehören, meine Mutter als Zeugin zu befragen.

Abschnitt 3

Innere Unrast, Rekonstruktionen, Bilder, die ohne Rücksicht auf Tag und Nacht vorüberziehen. Wenn nicht diese Briefe wären, ich würde wohl nie erfahren, was ich erfahren muss, aber jeder dieser Briefe stellt eine Tagesarbeit dar. Ich hatte konkrete Maßnahmen getroffen, mich für eine Weile von

Freunden und Arbeitspartnern verabschiedet, als sei ich auf Reisen gegangen, und in gewisser Weise war ich das ja auch.

Über den Bäumen kreischten Krähen und an dem Gartentor vorüber sah ich junge Mütter mit schreiend buntem Schwimmbadzubehör ziehen. Sommer. Ist das nicht verrückt? Und ich hatte mich abgemeldet von dieser Welt, um mich in den Dunstkreis meines Vaters zu begeben und ihm an den Riffen und Graten seiner unzugänglichen Schrift entlang ein Stück weit auf dem beschwerlichen Weg zu folgen. Sonntag ist es und so still, dass du plötzlich glaubst, allein übrig geblieben zu sein nach einer Katastrophe, aber du weißt, dass es nur deine eigene ist. Ludwig hatte sich mit dem Hund auf den Weg gemacht. Ja, wie still es nun war.

»14. September 42. Heute ist Sonntag und schon zwei Wochen sind vergangen seit unserer Trennung. Herbstlich und ruhig ist es draußen, nur ab und zu böllert die Artillerie. Mäuse rumoren in unserem Bunker, an der Wand tickt die Zeit weg und von fern hört man den Lärm der Rollbahn. Richard verbindet nebenan seine Verwundeten, die manchmal aufstöhnen.
Gestern haben wir bis halb eins nachts operiert und um drei musste ich wieder aufstehen, um von neuem zu beginnen. Gestern war es auch, dass ich mit der Feldbahn einen Schwerverwundeten zur Rollbahnstrecke gebracht habe. Die Fahrt führte an russischen Dorfstellen vorbei, von denen nur ein paar Laubbaumskelette stehen. Schierling und Gras wogen jetzt über die vom Erdboden gewischten russischen Menschensiedlungen. Zerrissenes Herz, und doch, welch anregende Fahrt, am Abendhimmel die herrlichsten Wolkenbilder. Wie gutherzig ist die Natur, das denke ich jeden Abend.«

»Am 10. Oktober 42. Geliebtes Herz, nun wächst der Sumpf schon bis an unsere Zäune, und Stürme pfeifen um unseren Bunker. Du findest mich hier bei einer Kerze sitzend, während draußen ein großes Feuerwerk mit buntem Flakfeuer veranstaltet wird, alles wegen einem russischen ›lahmen Heinrich‹. Das Geld möchte ich haben, das in einer Nacht an der Front verpulvert wird.
Im Wehrmachtsbericht hörten wir, dass nun die Russen Ostdeutschland überflogen und bombardiert haben. Geliebtes Kind, wie gut, dich in Sicherheit zu wissen. Du ahnst nicht, was es für uns Männer hier draußen, in Dreck und Verkommenheit bei dauernder Beschäftigung mit todesnahem Leben, bedeutet zu wissen, dass zu Hause von der geliebten Frau die Zukunft unter dem Herzen gehütet wird. Das richtet einen wieder auf, wenn man gerade verzweifeln möchte …«

Es geht noch weiter.

Warum ist es hier bloß so still?

Vater, ich versuche deinen Gedanken zu folgen, entschuldige, dass ich so verheult bin. Warum nennst du die Wanzen, die über deinen Brief laufen, verharmlosend »kleine schwarze Käfer, die leider stinken?« Es scheint, als habest du gegen Würmer und Dreck ebenso zu kämpfen wie gegen die Erkenntnis, dass all dein Tun von sinnloser Willkürlichkeit gesteuert wird, und du bemühst dich dabei auch noch tapfer um einen angemessen guten Schreibstil. Ja, selbst da, wo es um Verwundung und Tod geht, liest sich das bei dir wie die Beschreibung einer Idylle.

> »Die schwarzen Silhouetten der Wälder in erhabenem Ernst vor der Feuersglut, die die Batterien der Wehrmacht entfacht haben ...«

Nein, das kann nicht dein Ernst sein, was zum Teufel geht hier vor?

Irgendwo in diesen Briefen war etwas versteckt, was ich nicht verstand. Etwas, das an Schizophrenie grenzt, eine Botschaft hinter der Botschaft. Vielleicht sind diese Briefe damals zensiert worden, oder du hast nur das geschrieben, wovon du wusstest, dass es jeder Kontrolle standhalten würde. Ja, das musste es sein.

> »30. Oktober. Heute riss die Kette der Verwundeten nicht ab. Gestern hielt der General unseren Sanitätsbunker eines Besuches für würdig und verteilte dabei Eiserne Kreuze an die armen Seelen ... [Hättest du ihn doch umgebracht!] ... hoffentlich kommen die also Bedachten durch. Sieben Bauchschüsse haben wir hier liegen, drei davon mit Nierenentnahme, ein Junge erst achtzehn mit Augen wie dein Bruder Hannes. Da habe ich die Zähne wieder mal zusammengebissen, um nicht zu fluchen ...«

Die weiteren Worte verschwammen vor meinen Augen, eine Weile konnte ich nicht weiterlesen. Ich schob den Stuhl zurück und starrte mit blinden Augen auf den Sommertag da draußen. Augen von meinem Vater.

Wie war das denn? Hatte er seinen Tod einkalkuliert oder sich tatsächlich Illusionen gemacht? Fühlte er sich zu diesem Zeitpunkt noch als Held oder selbst nur noch als Opfer?

Fragen, die allesamt, wie schon so viele in meinem Leben, ohne Antwort bleiben würden. Plötzlich nahmen meine Gedanken eine andere Richtung. »Mein Vater hat keine Vorsorge getroffen«, dachte ich. »Er hat nichts für mich hinterlassen.«

Abschnitt 4

Gleich wird ein Lautsprecher, nein, natürlich kein Lautsprecher, es wird jemand bekannt geben, und wie ein Lauffeuer wird es die Runde machen, dass auf den dunklen Geleisen ein Zug wartet, nein, noch nicht da ist, aber bald kommt. Der letzte Zug, der aus dem mit Flüchtlingen überfüllten Dresden ausfahren wird. Wenn ich die Zeit voraussehen könnte, dann wüsste ich, dass morgen der Bahnhof, die ganze Stadt im Bombenhagel zusammenkrachen wird. Man ist ganz wehrlos, kann sich überhaupt nicht dagegen wehren, man kriegt das Ding auf den Kopf oder nicht. Hat Glück gehabt oder nicht. Und man weiß überhaupt nicht, ob man die nächste Minute noch lebt, oder morgen, oder ob man noch ein Leben vor sich hat. Das alles hab ich nicht gewusst, höchstens geahnt, über meine Körperzellen.

Gleich nachdem gesagt wurde, dass noch ein Zug ausläuft, geht das durch bis in die hinterste Ecke und alle Käthe-Kollwitz-Frauen rappeln sich auf einmal hoch, nehmen noch einmal alle Kraft aus sich zusammen, um ihre Kinder, ihre Mütter und Großmütter mitzuziehen. Dem Sog des Aufbruchs, dem Getrampel und Herumgestoße werden jetzt ein paar Kinder zum Opfer fallen, erdrückt, erstickt, losgerissen und zertrampelt. Und auch ein paar Alte.

Das ist ganz normal, es ist Krieg und nur die Stärksten kommen durch. »Ich habe nicht gemerkt, wie kalt es ist«, meint meine Mutter.

Sie lässt sich von meiner Großmutter den Rucksack aufhieven, in Sekundenschnelle ist er festgezurrt, die schlauen Frauen haben Löcher für meine Beine hineingeschnitten, wie hätte man mich auch sonst transportieren können. Alles schneidet irgendwo ein, alles kneift mich, ich fühle mich ganz wehrlos, kann nicht mal meinen Kopf drehen. Sehen kann ich auch nichts. Doch: die Schultern, den Kopf meiner Mutter.

»Es ist scheußlich kalt«, klagt Mämmi.

Einen Sack mit Zucker in der linken Hand, einen Koffer in der rechten, setzt sich Mutter hoppelnd unter mir in Bewegung, andere Muttertiere um uns ebenso.

»Der Zug fährt erst in einer Stunde«, brüllt eine Männerstimme, »nun drängen Sie doch nicht so!« Ich sehe Metallknöpfe an der Uniformjacke. Ein Wogen von Köpfen und Leibern, ein Ächzen und Pfeifen aus überforderten Lungen, so bewegt sich das tausendfüßige Tier nach oben.

»Nun drückt doch nicht so, der Zug fährt doch erst in einer Stunde.« Denkste, wer drin ist, ist drin. Und die anderen, die nicht mehr reinkommen? Pech gehabt.

Gleich wird der Moment da sein, wo die Kofferlawine vom oberen Treppenrand polternd zusammenkracht und herabstürzt und dabei eine Schneise reißt in die nach oben drängenden Körper. Jemand hat mir in mein schmerzendes Ohr gebrüllt und ich brülle zurück. Jemand drückt mir die Kehle zusammen, keine Seele kümmert das. Die Weltkugel fällt auf meinen Rücken und presst mich gegen den Rücken meiner Mutter, ich kriege keine Luft mehr, ich ersticke! Ich muss jetzt abbrechen, Achtung, gleich bricht es ab.

Hab ich noch gesehen, wie Mämmi hilflos mit Gepäck jonglierte? Nein, ich habe nur gehört, wie meine Mutter mit flehender Stimme schrie: »So helfen Sie doch bitte der alten Frau dort! Meiner Mutter, sie schafft es einfach nicht allein.«

»Lassen Sie das Gepäck fallen!«

»Aber es ist doch nur das Nötigste.«

»Dann lassen Sie eben das Nötigste fallen.«

Flackerndes Licht, Geräusche, die plötzlich abbrechen, ein Riss. Dann bin ich wieder da. Aber wie! Die Toten aller Zeiten sehen mich an, aus einer Tür fallen Leiber, Menschen mit zerschlagenen Köpfen bleiben leise zurück, Hüte sehe ich fallen und Kinder, die sich an Hälse klammern, Schuhe, eine Hand. Alle die Schatten setzen sich für immer auf meine Brust und versuchen, mich herüberzuziehen. Wenn ich nur das Gesicht meiner Mutter sehen könnte. Jämmerliches Weinen. War ich das?

Jedenfalls musste ich mich jäh zusammenrollen in altem Schmerz und uralter Angst, gleich zu ersticken. Ich lauschte mit pochendem Herzen meinem Kinderjammern, das nun von jedem gehört worden ist, jedermann starrt mich nun an, manche böse, manche mit stumpfem Gesichtsausdruck. Schock, Erschöpfung, Trauer – alles zusammen. Auch Mämmi sehe ich weinen. »Können Sie dem Kleinen keinen Nuckel geben«, sagt eine Stimme, »dass es endlich still ist.« Dann hat jemand behutsam eine Hand auf meinen Kopf gelegt.

Mit dieser Hand auf meinem Kopf fange ich an, die Zusammenhänge zu verstehen. Dass ich hier und da schon einmal war, das ist nicht nur so dahingesagt.

Gewiss.

Von der Flucht habe ich nur Ausschnitte wahrgenommen. Den überfüllten Zug, eine Frau, die einen Jungen schlug, weil er sich weigerte, weiterzulaufen, die Angst in den Gesichtern, wenn Tiefflieger sich näherten, eine brennende Scheune.

Jahrelang habe ich kein Wort darüber fallen lassen, wie konnte ich auch, die Bilder hatten sich abgekapselt wie eine Geschwulst, die erst klein ist, dann aber wächst.

Auf diese Weise schmerzten sie mich unbemerkt über die Jahre, es entstand so etwas wie die ewige Wiederkehr.

Abschnitt 5

Ich sah Wilma an, dass sie über etwas nachdachte, das sie mir noch anvertrauen wollte.

»Es ist seltsam«, sagte sie, »die anderen hatten alle immer eine Geschichte. Ob es die Russen waren, die sie hatten einmarschieren sehen, oder einen Lastwagen, auf dem Kriegsgefangene transportiert wurden, ein Haus, das vor ihren Augen zusammengefallen war, oder ein Spätheimkehrer, der nach Jahren plötzlich vor der Tür stand, wenigstens ein Brief … aber ich hatte nichts, gar nichts. Nicht eine Erinnerung, und trotzdem habe ich den Krieg um mich herum immer als Kind gespürt, ist das nicht verrückt? Immer habe ich meinen Vater suchen und finden wollen, wenigstens eine Spur von ihm.«

Und dann noch, als Abschluss: »Weißt du, dass ich Russisch als Studienfach nur gewählt habe, um meinem Vater näher zu kommen?«

Ich sah zu, wie sie weinte, dann weinten wir beide etwas und legten einander die Arme um die Schultern.

»Die Katastrophe« – Geschichte eines Bildes

Hildegard Parekh

> »Denn in dem Maß, in dem der Künstler in jenem Hin und Her von innerer und äußerer Realität in die Tiefe seiner in die frühe Kindheit zurückreichenden Erinnerungsspuren vorgedrungen ist, ist er zugleich in die ontogenetischen Phasen der Vorzeit seiner Individuierung eingedrungen, in denen wir als Menschen die früher manchmal als Conditio humana begriffenen Grundlagen unserer Existenz teilen. Dieses tendenziell universale Gemeinsam unseres krisenhaften Lebens ist dasjenige, das der Künstler mit der schutzlosen Selbst-Auslieferung an seine infantile Vergangenheit aus der Tiefe fördert und stellvertretend für uns als unsere eigene Vergangenheit vor uns bringt.«
>
> U. Oevermann, 2003

In den Jahren von 1990 bis 1995 unterzog ich mich – fünf Jahre nach Abschluss meiner Lehranalyse und Ausbildung zur Psychoanalytikerin – aus Anlass einer intensiven persönlichen und beruflichen Krise und Verunsicherung einer weiteren Psychoanalyse.

Wider Erwarten stellte sich bald heraus, dass weniger mein bewusstes aktuelles Anliegen als vielmehr meine ersten drei Lebensjahre, die bis dahin für mich weithin im Dunkeln lagen, zum zentralen Thema dieses äußerst schmerzhaften, aber auch überaus heilenden Erfahrungsprozesses wurden.

Von klein auf gehörte die Malerei zu meinem Leben und begleitete mich seitdem durch die verschiedenen Phasen meines wechselvollen beruflichen Werdegangs. Neben meiner psychoanalytischen Praxis ist das Malen und künstlerische Schaffen in unterschiedlichen Medien heute mit professionellem Anspruch und langjähriger Ausstellungstätigkeit sozusagen mein zweites Standbein.

Die Geschichte, die ich hier erzählen will, trug sich zu im Frühjahr 1991, als ich mich mit Freundinnen zu einem zweiwöchigen Urlaub in ein abseits gelegenes Häuschen in der Nähe eines malerischen winzigen Ortes in der Provence zurückgezogen hatte. Zu zweit malten wir tagsüber im Freien, völlig ungestört und entspannt unter herrlicher Frühlingssonne. Vor dem Abendessen präsentierten wir unsere Tagesproduktion den beiden Freundinnen, die sich selbst dem Lesen verschrieben hatten, zur Begutachtung.

Es fehlte uns an nichts, es ging uns gut, wir lebten buchstäblich wie Gott in Frankreich. Ich spürte allerdings, wie ich von Tag zu Tag zunehmend depressiver wurde. Als stolze Hamburgerin merkte ich, wie mich die ausgelassen und übertrieben zelebrierten Dialekte von Schwäbisch bis Badisch meiner Freundinnen gereizt machten, ohne dass ich sie dafür ernsthaft hätte kritisieren wollen. Ich fühlte mich fremd und unbehaglich. Ich hatte das Gefühl, es passte eben einfach alles nicht …

Zu der Zeit arbeitete ich u. a. seit längerem an einer Serie von großformatigen abstrakten Bildern, die von Komposition und Bildaufbau her Landschaftsassoziationen für mich bedeuteten. Von meinem nächsten Bild hatte ich eine gewisse Vorstellung, die lediglich Aufbau und Farben betraf: eine weite, trübgraue »Himmelsfläche« über einer bewegten landschaftsähnlichen Formation in Rot- und Grautönen. An der Staffelei stehend trete ich für gewöhnlich hin und wieder ein paar Schritte zurück, um aus der Distanz das gegenwärtige Stadium des Bildes zu begutachten und über die nächsten Arbeitsschritte bzw. Korrekturen zu entscheiden.

Meine Verstimmung hatte sich mittlerweile zu einer regelrechten Depression ausgewachsen, ohne dass ich hätte sagen können, was mich quälte.

Ich war gut vorangekommen, die Malerei erschien mir kurz vor dem Abschluss. Ich nahm ein paar Meter Abstand und konfrontierte mich mit dem gerade entstandenen Gegenüber. Und plötzlich durchfuhr es mich wie ein heftiger Schlag, der mich erschrecken ließ und erschütterte. Ich erkannte und »verstand«, was unter meinen spontanen Pinselstrichen entstanden war und sich vor meinen Augen auftat. Es war die Katastrophe.

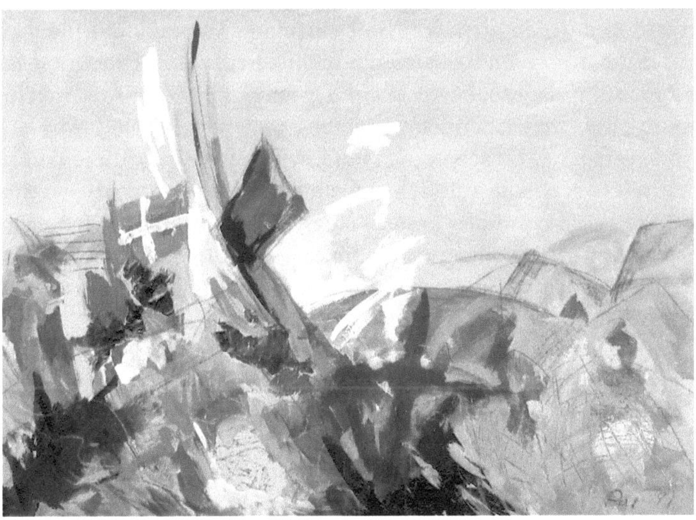

Ich hatte die Ostsee gemalt, ein aufgewühltes Meer, brennende Trümmerteile eines zerberstenden Schiffes, schäumende Gischt, Grabkreuze, in der rechten Hälfte ein riesiger versinkender Mutterleib mit aufragenden Brüsten – la mère – le mer, *meine* Katastrophe: Bombardement und Schiffsuntergang der »Pallas«, die in den ersten Maitagen 1945, von britischen Tieffliegern attackiert mit hunderten von Flüchtlingen aus Ostpreußen an Bord, vor der Küste der dänischen Ostseeinsel Langeland versank.

Die Situation: Ich war knapp vier Monate alt, im Januar 1945 in Swinemünde/Pommern geboren. Meine Mutter (24) starb Stunden nach meiner Geburt. Meine Familie – mein Großvater, dessen Frau mit vier Kindern im Alter von zehn bis 14 Jahren und ich – hatte sich im Februar auf die Flucht begeben und in den ersten Maitagen 1945 in Staffenhagen an der Ostsee ein Schiff mit Kurs auf Dänemark bestiegen. Wie zahlreiche andere zuvor wurde das Schiff von britischen Fliegern bombardiert und versank brennend in den Fluten. Wir befanden uns unter Deck in einer Kabine. Maschinengewehrsalven drangen durch das Bullauge, meine Stiefgroßmutter (35) traf ein Schuss ins Herz. Sie war auf der Stelle tot. Mein Großvater und die Kinder wurden ebenfalls durch Schüsse schwer verwundet. Ich lag in einem Wäschekorb, überströmt vom Blut meiner Großmutter. Man hielt mich für tot. Dänische Fischer aus der Nähe retteten die Überlebenden und nahmen sie an Bord – nur die Überlebenden! Es heißt, ich sei reglos und leichenblass gewesen. Großvater: »Die ist tot.« Meine damals zehnjährige Tante S. (»Die ist nicht tot.«) packte mich in meinem Federkissen, ich begann zu schreien. Sie schleppte mich auf dem bereits mit Schlagseite sinkenden Schiff zwischen Verletzten und Toten über von Blut glitschige Treppen und Planken mit an Deck. Ich überlebte und verbrachte meine ersten drei Lebensjahre in dänischen Flüchtlingslagern, bevor ich im Dezember 1947 zu Adoptiveltern nach Hamburg kam, wo ich seitdem aufwuchs.

In mir war eine starke subjektive Gewissheit: es war diese frühkindliche traumatische Szene, die auf meiner Leinwand – ohne mein bewusstes Zutun – sichtbare Form gefunden hatte. Lediglich ein Detail habe ich nach meiner erschreckten Einsicht bewusst hinzugesetzt, nämlich im linken Drittel das weiße Kreuz in ein vorhandenes rotes Rechteck, das so als dänische Flagge zum Symbol der Rettung wird.

Meine seelische Erschütterung in dieser durch die laufende Psychoanalyse und das Malen beförderten Regression auf eine frühe vorsprachliche Erfahrung war so heftig, dass ich auch nach dieser subjektiven Erkenntnis und Offenbarung weiter in der Depression verharrte. Ich war unfähig, weiterzumalen und den Urlaub fortzusetzen. Meine Malerfreundin M. erklärte sich bereit, mit mir die Zelte in Frankreich abzubrechen und wir fuhren über Nacht zurück nach Hause.

Ein Eintrag vom 9. April 1991 vor der Frankreichreise in meinem Analysetagebuch:

> »Ich bin schon seit längerem mit dem Übergang von Dänemark nach Hamburg beschäftigt. Ich komme in die Analyse und fange an zu weinen – es gibt keine konkreten Gedanken und Erinnerungen dazu, hin und wieder Bilder: der kleine Prinz auf einem Planeten, einsam. Ich fühle mich krank, möchte in Ruhe gelassen werden. Ich habe mit V. (mein Analytiker) keine gemeinsame Sprache. Ich kann zwar was sagen, was er versteht und vice versa – aber es ist nur ein Gerüst von Sprache, ein Gerippe – ohne Farben. Die Gefühle fehlen ..... In Hamburg gab es keine Verbindung nach Dänemark. Ich hatte meine Geschichte und meine Geschichten verloren – wie jetzt, da ich unter einer Amnesie leide, was Geschichten, Romane, Filme betrifft. Ich bewege mich auf einer schwankenden Eisscholle ... Ich muss malen, mich zurückziehen auf meine Planeteninsel und meine inneren Bilder herausmalen.«

Ich finde andere Einträge aus der Provence kurze Zeit später (21. Mai 1991):

> »Malen bedeutet: Krisen durchleben. Ein großes Bild von meiner Landschaftsserie will ich auch noch malen ...«

Und vom 24. Mai:

> »Ich habe heute das vierte Bild meiner Landschaftsserie gemalt – bin plötzlich mittendrin richtig erschrocken: es ist der Schiffsuntergang auf der Ostsee – die große Katastrophe. Ich habe mich geweigert, es M. zu sagen – etwas so Persönliches gebe ich nicht preis.«

Einige psychoanalytische Überlegungen zu dieser krisenhaften kreativen Erfahrung will ich anschließen. Es geht um die Frage, ob früheste präverbale Erfahrungen und innere Zustände und im Besonderen vorsprachliche Traumata Spuren in der menschlichen Psyche hinterlassen und – falls ja – ob und wie sie rekonstruiert werden können.

Aufgrund der geschilderten persönlichen Erfahrung im Prozess des malerischen Gestaltens bin ich der Überzeugung, dass dies möglich ist.

Für den Bereich der psychoanalytischen Trauminterpretation haben Bernard Bail und Lynda Share aus Beverly Hills (Kalifornien) dies mithilfe einer speziell entwickelten ausgefeilten Technik der Trauminterpretation in eindrucksvoller Weise nachgewiesen (Lynda Share [1994], If Someone Speaks, It Gets Lighter. Dreams and the Reconstruction of Infant Trauma, Hillsdale, NJ. The Analytic Press). Share schreibt, dass neuere Studien in der Kinderpsychiatrie, der experimentellen Psychologie und der psychoanalytischen Säuglings- und Kleinkindbeobachtung die Annahme unterstützen, »dass ein frühes Erinnerungssystem existiert und dass deshalb eine spätere psychoanalytische Rekonstruktion frühkindlicher Ereignisse und deren erlebnismäßiger Auswirkung möglich« ist (erweiterte Fassung eines Vortrags am Institut für Psychoanalyse und Psychotherapie, Heidelberg-Mannheim e. V. am 10.05.1996). Sie zitiert unter anderen Lenore Terr (1988, 1990, 1991) vom Medizinischen Zentrum der Universität von Kalifornien in San Francisco: »Das Überraschende ist, wie ›wörtlich‹ ihre Verhaltenserinnerung ist, wie früh sie wirksam ist und wie genau und nach welch langer Zeit die Einzelheiten wiedergegeben sind« (Terr 1988, S. 98).»Sie nimmt an, dass traumatische Ereignisse sich in ›visuellen Erinnerungen‹ schon in der Kindheit einprägen, auch wenn das Trauma selbst nicht visuellen Charakter hatte.« (Share, a.a.O., S. 37) »Erfahrungen aus der Zeit der Geburt, der frühen Kindheit und die gefühlsmäßige Bedeutung dieser Erfahrungen werden anscheinend im Unbewussten vom Beginn des Lebens an gespeichert, werden später symbolisiert und auf diesem Wege bei der Traumbildung genutzt.« (Share, a.a.O., S. 6) Diese Speicherung erfolge in einer primitiven sensorischen Weise und sei somit verfügbar für eine Transformation – eine Art »Wiederumschreibung« – in späterer Zeit und im Laufe der Entwicklung in jeweils zeitentsprechende bildhafte Symbole …

In meinem Beispiel ist dies offenbar im Medium der gestalteten Malerei geschehen. Für mich persönlich ist die unmittelbar erlebte, mit heftigen Emotionen einhergehende Evidenz ein überzeugender Beleg für diesen Prozess. »Es gibt eine unbestreitbare Evidenz dafür, dass anfängliche frühkindliche traumatischer Ereignisse in der Persönlichkeit fixiert werden, auch wenn sie nach außen hin während des Erwachsenenlebens verhüllt und maskiert sind.« (Share, a.a.O., S. 10)

Ich habe in meinem Bericht geschildert, wie ungeheuer aversiv ich das Umgebensein von den Dialekten meiner Freunde erlebte und wie dies spürbar meine depressive Verstimmung allmählich verstärkt hatte. In der realen Fluchtsituation war ich ebenfalls umgeben gewesen von meinem Ohr fremden Dialekten und Sprachen, was sehr wahrscheinlich unmittelbar assoziiert war mit intensiven Gefühlen von Ungeborgenheit, Hilflosigkeit und Bedrohung. Ich sehe hierin einen Auslöser im Sinne eines Tagesrestes, der für die unerwartete Bildproduktion am folgenden Tag »mitverantwortlich« war. Der Soziologe Ulrich Oevermann führt aus, dass Tagesreste Ereignisse oder Dinge seien, »die deshalb nicht verarbeitet werden konnten, weil sie aufgrund einer sinnlogischen Ähnlichkeits- oder Äquivalenzbeziehung unter Verdrängungswiderstand« lägen. »Vom Tagesrest her wird sinnlogisch eine

Evokation der sinnähnlichen alten, verdrängten Gedanken initiiert« (Ulrich Oevermann, 2003, Künstlerische Produktion aus soziologischer Perspektive, in: Christa Rohde-Dachser [Hrsg.], Unaussprechliches gestalten, Über Psychoanalyse und Kreativität, Vandenhoeck & Ruprecht, S. 141).

Dazu kam die oben beschriebene zunächst vage skizzenhafte Idee hinsichtlich Komposition und Farbwahl des Bildes. Oevermann schreibt zum Prozess der künstlerischen Produktion, dass zur aktiven künstlerischen Gestaltung die »Ausdrucksintention« gehöre, »die aus einem bewussten und vorbewussten Anteil und ganz wesentlich aus einem unbewussten Anteil besteht« (a.a.O., S. 137).

Das kreative Gestalten erfolge unter einem »in Muße zu erreichenden Aufbrechen der Wahrnehmungsroutine. Dies wird immer auch mit der Rückkehr in frühkindliche Formen der Weltbegegnung, also mit tendenziell traumatisierenden Erlebnissen und Erfahrungen verbunden sein. Man muss also schon über erhebliche Gegengewichte der Souveränität verfügen, bevor man sich in solche beunruhigenden Erfahrungsschichten hinablassen kann« (a.a.O., S. 139). Diese Krisenerfahrung könne »nur in der Souveränität der Sublimierung künstlerisch disziplinierter Gestaltung ausgehalten werden« (S. 140).

Ich denke, dass dieses Bild – aus einer emotionalen Krise heraus in regressiver Verfassung geboren – neben seiner Bedeutung als individuelles lebensgeschichtliches Dokument gleichzeitig ein Stück kollektiv geteilter Kriegserfahrungen darstellt.

Heidelberg, Februar 2006

Literarische Verarbeitung von Kriegs- und Nachkriegskindheit

Sophie Brandes

Sich dem Thema »Literarische Verarbeitung von Kriegs- und Nachkriegskindheit« zuzuwenden, ist nicht denkbar, ohne zuvor auf die Situation der Herkunftsfamilie einzugehen. Erlauben Sie mir also einen kurzen Abriss.

Weihnachten 1938 gibt meine Mutter, 18-jährig, kurz vor dem Abitur stehend, ihre Verlobung mit dem Primärarzt Dr. Waldemar Brandes in Breslau bekannt. An der Verlobung nehmen die Geschwister Johannes, Sophie, Traute und Fritz Ernst teil, die Eltern, Landesgerichtsdirektor Karl Schlawe und seine Frau sowie das Schwiegerelternpaar, Großvater Brandes, Versicherungsdirektor, und seine Münchner Frau.

Die Familie ist noch umfangreicher. Es leben nicht weit von der elterlichen Wohnung in einer Stadtvilla die Großmutter und ihre beiden unverheirateten Schwestern, eine davon zu der Zeit eine in Schlesien bekannte und angesehene Künstlerin, die Malerin Gertrud Staats.

Der Bräutigam hat noch zwei Schwestern, eine ist Sängerin am Breslauer Theater, die andere ist verheiratet mit dem Freund des Bräutigams, Arzt wie er und Halbjude. So weit die Familiensituation. Seit Generationen lebt die Familie schon in Breslau.

Mein Vater und meine Mutter heiraten noch im gleichen Jahr am Bodensee, wohin die Schwiegereltern gezogen sind. Nach der Hochzeitsreise zieht das junge Paar nach Bunzlau, wo mein Vater bis zu seiner Einberufung am Kreiskrankenhaus arbeitet. Die endgültige Entscheidung, Arzt zu werden, fällt ihm wohl schwer; eigentlich wäre er lieber Oratoriensänger, und er übt den Sängerberuf auch nebenbei aus, singt die Basspartien in der Matthäuspassion und der h-Moll-Messe, manchmal neben der damals schon bekannten Sängerin Anneliese Kupper.

Mein Vater glaubt an Elite, Treue, Ehre, deutsche Tugenden, mit seinem Schwiegervater ist er sich über den Nationalsozialismus nicht einig. Denn mein Großvater verachtet die braunen Machthaber, tritt nie in die Partei ein und untersagt allen seinen Kindern, an dem politischen System in irgendeiner Form mitzuwirken. Das bringt, wie nicht anders zu erwarten, Nachteile: Er wird bei Gericht nicht mehr befördert und muss nun auch finanzielle Einbußen hinnehmen. All das macht ihn krank, und er stirbt 1939, am Tage des Nichtangriffpaktes mit Russland, sehr knapp vor Kriegsbeginn.

Mein Vater glaubt an die Deutsche Wehrmacht und geht mit dem Gefühl, das einzig Richtige zu tun, als Stabsarzt zunächst nach Polen, dann Frankreich und schließlich an den Mittelabschnitt in Westrussland. Jedenfalls glaubt man, dies seinen Briefen, die er fast täglich an seine junge Frau und seine Eltern schreibt, entnehmen zu können. Er betreut von Anfang an in seinem Lazarett die Frischverwundeten, erst fern der Kampflinie, später nahe dahinter. Die Operationen sind Aufgabe seines Freundes und Schwagers, von dem schon die Rede war. Im Zeitraffer die kommenden Ereignisse:

Mein Vater wird 1942 an der Front krank, Fleckfieber lautet die Diagnose. Er erhält Heimaturlaub und hätte nun das Recht, zu Hause in Schlesien zu bleiben, was ihm jedoch sein Pflicht- und Ehrgefühl verbietet. Nie würde er seine Kameraden, »seine Verwundeten« im Stich lassen. Meine Mutter ist wohl erschrocken, als sie ihren Mann jetzt nach seiner Erkrankung sieht – das ist im Mai 1942 –, und ihr wird plötzlich klar – so sagte sie mir –, dass dieser Heimaturlaub der letzte sein könnte. Ganz bewusst beschließt daraufhin meine junge Mutter, 22-jährig, die Zeugung eines Kindes.

Mein Vater kehrt zurück an den Mittelabschnitt, unglaubliche Verluste muss jetzt die Wehrmacht hinnehmen, und als er erfährt, dass er Vater werden soll, schreibt er:

> »Geliebtes Herz, im Wehrmachtsbericht hörten wir, dass nun die Russen Ostdeutschland überflogen und bombardiert haben. Wie gut, dich in Sicherheit zu wissen. Du ahnst nicht, was es für uns Männer hier draußen, in Dreck und Verkommenheit bedeutet, zu wissen, dass zu Hause von der geliebten Frau die Zukunft unter dem Herzen gehütet wird. Das richtet einen wieder auf, wenn man gerade verzweifeln möchte ...«

Im März 1943 komme ich als Hausgeburt unter Obhut der Großmutter und einer verwandten Hebamme in Breslau zur Welt. Nach drei Wochen kehrt meine Mutter zurück in ihr eheliches Haus. Und im Oktober hält mein Vater mich freudestrahlend in die Kamera. Es ist das einzige Foto, das von mir und meinem Vater existiert.

Ich bin darauf kein fröhliches Baby. Es ist auch das letzte Mal, dass meine Eltern sich sehen.

Die Schwestern meiner Mutter heiraten noch beide kurz hintereinander, sehr jung. Mutters älterer Bruder Johannes, auch Arzt und erklärter Pazifist, ist einberufen worden, und am Neujahrstag 1944 erhält der Jüngste, Fritz Ernst, 16-jährig seinen Marschbefehl. Mit seiner Klasse soll er von der »Penne« ins FLAK-Lager umziehen, um Breslau mit der Panzerfaust und Fliegerabwehrkanonen gegen die Russen zu verteidigen. Die stehen zu dem Zeitpunkt bereits in Oberschlesien, und Breslau wird von Gauleiter Hanke zur Festungsstadt erklärt. Die elterliche Wohnung in der Kaiser-Wilhelm-Straße liegt verwaist, meine Großmutter zieht zu meiner Mutter nach Bunzlau und ich bin 1 1/2 Jahre alt, als die ersten Flüchtlingsströme in Niederschlesien einziehen. Es kommt noch ein Feldpostbrief meines Vaters, danach erhält meine Mutter ihre Briefe zurück mit dem Vermerk: »Einheit verlegt, neue Anschrift abwarten«.

Im Januar 1945 wird in Breslau der Befehl erlassen, alle Frauen und Kinder sollen innerhalb eines Tages die Stadt verlassen. Nur der Volkssturm, die Wehrmacht und die Partei sollen bleiben. Hunderte von Babys erfrieren bei diesem ersten Exitus zwischen Breslau und Liegnitz.

Meine Mutter glaubt jedoch noch immer nicht, dass die Russen die Oder tatsächlich überqueren könnten. Aber der Oberst der Wehrmacht, der sich, bereits auf dem Rückzug, in ihrem Haus zusammen mit seinem gesamten Tross einquartiert hat und Funkkontakt hat, teilt ihr mit, sie müsse nun fliehen.

Meine Mutter hat Löcher für meine Beinchen in einen Rucksack geschnitten. Auf ihrem Rücken sitzend habe ich die Flucht angetreten, und wir kommen auf einem Militärfahrzeug am 11. Februar 1945 nach Dresden. Dort erhalten wir einen Quartierschein, und meine Mutter fühlt sich, so ihre Aussage, von dem Leben, das in der überfüllten Stadt herrscht, angeregt, ja fast berauscht. Gern würde sie hier ein paar Tage verweilen. Bis der Vormarsch der Russen gestoppt ist, wie gesagt wird.

Meine Großmutter jedoch, realistischer und in Panik durch die Massen aus Trecks, Militär und Verwundeten, die man überall antrifft, beharrt auf einer Weiterreise ins Ungewisse. Mit Tausenden anderer Flüchtlinge warten Mutter und Tochter nun in den Unterführungen des Dresdner Hauptbahnhofs darauf, dass ein Zug sie nach Westen mitnimmt. Als dieser nach fast zehnstündiger Wartezeit endlich in der Dunkelheit in den Bahnhof einfährt, geht der Kampf um einen Platz los. Stürzen sich die Massen auf die Türen, reißen dabei Alte um und zerdrücken und zertrampeln Säuglinge. Das Wehgeschrei ist ohrenbetäubend, auch das meinige, wie meine Mutter berichtet. Ich hatte Ohrenstechen von der Fahrt auf offenem Lastwagen und wollte mich bei zehn Grad minus nicht aufs Töpfchen setzen lassen. Das Schlimmste aber geschah wohl während der etwa einstündigen Einstiegsphase, als Verzweifelte sich an dem Rucksack meiner Mutter festklammerten (d. h. an mir) bzw. mich gegen ihren Rücken pressten. Wir sind nun in dem Zug, der sich wegen seiner Überlänge langsam und vollständig verdunkelt in Bewegung setzt. Er wird uns tagelang durch ganz Deutschland fahren, immer wieder anhalten, wenn Fliegeralarm ist und die Bomber der Alliierten darüberfegen.

Die Dresdner Nacht habe ich, noch aus distanzierter Erzählerperspektive,

1999 in der Anthologie *Mädchen sind stärker* bei Random House unter dem Titel *Der letzte Zug* veröffentlicht.

Nach der Flucht landen wir in Mainburg/Hallertau in Niederbayern. Für ein paar Wochen wird uns ein Zimmer angewiesen. Erneut vertrieben durch die nun einmarschierenden Amerikaner stehen meine Mutter und meine Großmutter wieder mit nichts als dem Leben auf der Straße. Diesmal in einer fremden feindseligen Umgebung. Meine Mutter bricht zum ersten Mal in Tränen aus, als farbige GIs von ihren durch die Stadt rollenden Tanks auf die Besiegten herabspucken.

Zitat Elias Canettis:

> »Es ist das Maß der Täuschung, in der man gelebt hat, das Blindmächtige des hoffnungslosen Glaubens, was einen in den Stunden des Zusammenbruchs niederwirft. Was ist man denn jetzt, wenn der Glaube zusammenbricht? Was bleibt übrig, was sonst ist in einem vorbereitet? Welches zweite Leben kann man beginnen?«

Die Schwäche meiner Mutter ist jedoch von kurzer Dauer. Sie muss Mutter und Kind am Leben halten, wird vom Flüchtlingsamt in ein Zimmer mit Kammer über einer Bäckerei einquartiert. Per Suchdienst erfährt man von der jüngeren Schwester, die erst vor ein paar Monaten entbunden hat, holt sie aus Husum nach Mainburg. Ihr Ehemann, obschon Sturzkampfflieger, hat den Krieg überlebt und meldet sich nach ein paar bangen Wochen bei der Restfamilie zurück. Ein traumatisierter verstörter junger Mann mit Wutausbrüchen, wenn das Baby schreit.

Noch später kommt der inzwischen 18-jährige Fritz Ernst zu uns, der sich mit einem Wadendurchschuss durch Böhmen und nach Wien durchgeschlagen hatte und die neue Adresse der Familie von meinen väterlichen Großeltern am Bodensee erfahren hatte.

Es sind mitunter fünf Erwachsene und zwei Kinder, die sich nun den knapp 20 Quadratmeter großen Raum teilen müssen. Die Stimmung schwankt zwischen Trauer, Verzweiflung, Wut und nüchternen Überlegungen, wo man Essbares herbekommen kann. Schwer lastet der atmosphärische Druck auf der Kinderseele, und früh ist der Drang da, ihm zumindest zeitweilig zu entkommen. Meine Mutter und ihr jüngerer Bruder haben unterdessen Arbeit in der Landwirtschaft gefunden, die einzige Lohnarbeit, die Flüchtlingen angeboten wurde – sie bestellen Felder, arbeiten bei der Hopfenernte mit und stehen im Winter im Eiskeller der Hopfenbauern bis zu den Knien im Eis, um es zu spalten. Tiefer könnte der soziale Fall nicht sein vom akademischen großbürgerlichen Elternhaus zur besitzlosen Kaste der Landarbeiter. Später erhielt meine Tante Arbeit bei einem Veterinär für Großtiere und meine Mutter eine Stelle als Operationsassistentin im kleinen konfessionell geführten Kreiskrankenhaus. Das bedeutet eine leichte soziale Entspannung. Nicht aus Kindessicht. Da fehlt die Mutter. Großmutter, mit der Nahrungssuche und ihrer Trauer beschäftigt, ist nur bedingt Ersatz. Das Kind begleitet sie in die Wälder, auf die Felder. Ähren, Pilze, Beeren, alles, was irgendwie verwendbar ist, wird gesammelt.

Endlose Wege sind wir da in meiner Erinnerung gegangen, endlose Stunden haben wir irgendwo in der Natur verbracht. Da ist so etwas wie Depression über mich gekommen, vermutlich wurde zu wenig gesprochen und zu wenig erklärt – andererseits waren dies auch die Momente, in denen Kreativität gefragt war. Wie geht man als Kind mit der Langeweile um, die entsteht, wenn kein Erwachsener sich um einen kümmert?

Meine Mutter und die jüngere Tante bringen meistens etwas zu essen mit (die Krankenhausküche ist gut und reichlich), und sie haben immer etwas zu erzählen. Ein gewisser Galgenhumor ist nach meiner Erinnerung in jener Zeit an die Stelle von Trauer und Verzweiflung getreten. Zum Glück sind die Frauen jung und wollen leben.

In dieser Zeit bin ich drei oder vier, und mein Mitteilungsdrang muss immens gewesen sein. Mit meinen Geschichten aus unserem armselig aufregenden Flüchtlingsalltag ging ich hinunter in die Backstube, die zur Bäckerei gehörte, und erzählte sie den bayerischen Bäckergesellen. Dafür wurde ich belohnt: mit dem Interesse des Zuhörens, mit heiterem Gelächter und, am wichtigsten, mit Frischgebackenem. Besonders, dass ich, ein dreijähriges Mädchen, »nach der Schrift« sprechen konnte, also nicht im üblichen bayerischen Dialekt, bewunderten die Einheimischen. Die Brezeln und Brötchen für mein Geschichtenerzählen stellen gewiss einen Meilenstein dar für die spätere Hinwendung zu literarischem Tun. Als 30-Jährige beginnt meine Kinderbuchautorenschaft, nach acht Jahren Tätigkeit als Grafikdesignerin. Mit dem Kinderroman *Hauptsache jemand hat dich lieb*, in dem ich, ermutigt vom Verleger Hans-Joachim Gelberg, die Nachkriegsgeschichte meiner Familie erzählt habe. Und als das Buch dann auf die Auswahlliste zum Deutschen Jugendbuchpreis kommt, ist dies eine Ermutigung zum Weiterschreiben. Nach meiner heutigen Beurteilung ist dieses Buch eine ziemlich genaue Schilderung der damaligen Verhältnisse, erzählt in der »Backstubensprache« der etwa fünfjährigen »Mene«, daher auch der hoffnungsvoll positive Tonfall. Ängste, Verletzungen, Traumata kommen nur in Form von kurzen Erlebniseinschüben vor und sagen wenig über die tatsächliche Befindlichkeit des Kindes aus. Etwa wie es einen brennenden Bauernhof erlebt, von einem Kugelblitz berichtet (in dem ich während der späteren Psychotherapie das Herannahen von Bombern während der Flucht wiedererkannte) oder die

Angst vor den finsteren verzweifelten Erwachsenen ins Komische verzerrt. So etwa die kindliche Erfahrung, wie die kleinere Cousine das Essen verweigerte und regelmäßig mit Schlägen bestraft wurde. Im Zusammenhang mit einem schweren Unfall, den ich als Fünfjährige erlitt, mit Todesahnungen, schwärmt die Erzählerin für einen »Schmetterlingsmann«, der sie trägt und in dem ich, analytisch gesehen, heute meinen idealisierten Vater erkenne. Die im Buch enthaltene Illustration zeigt sogar eine gewisse biografische Ähnlichkeit mit den väterlichen Zügen. Dieser »Schmetterlingsmann« taucht in einer Gartenglaskugel auf und hinterlässt »Zeichen« für Mene.

Darin mag sich die Hoffnung meiner Mutter widerspiegeln, der Vermisste möge doch noch als Spätheimkehrer auftauchen.

Nicht lange, nachdem die »Fluchtfamilie« sich trennt, um getrennt in größeren Wohnungen weiterzuleben, lässt meine Mutter meinen Vater für tot erklären. Und das kleine Mädchen, das ich war, erzählt allen, sein Vater sei in den Sümpfen des Ural, und erhält dafür Aufmerksamkeit, die begehrte Aufmerksamkeit, die zu Hause Mangelware ist. Emotional vermisst das Kind den Totgesagten zu der Zeit nicht, nur zu bestimmten Anlässen, etwa dann, wenn die Nachbarskinder mit der Stärke ihres Vaters auftrumpfen. Und erstmals recht schmerzlich, als ebendiese Kinder zur Erstkommunion von ihren Papas »gestochene Ohren« mit Ohrsteckern in Herzchenform vorweisen.

So viel zum ersten autobiografischen Schreiben. Da mit der Veröffentlichung auch eine Art von seelischer Entlastung spürbar wird, schreibe ich als 32-Jährige eine Fortsetzung mit dem Titel *Wo die grauen Schlangen schliefen*, in der die nunmehr neunjährige Mene mit ihrer tatkräftigen Mama und ihrer originellen Oma in ein oberbayerisches Dorf übergesiedelt ist. Ins erste Eigenheim der Fünfzigerjahre. Mama hat inzwischen das Dolmetscherdiplom erlangt, unter für heutige Verhältnisse unvorstellbaren persönlichen Opfern: So hatte sie während der gesamten Studienzeit an dem Münchner Dolmetscherinstitut vier Semester lang dort kein Zimmer, ja nicht einmal eine Schlafstelle, aus Mangel an Geld, schlief hier und da, wo sichs ergab, manchmal im Lesesaal des Instituts. Mama hat jetzt eine Stelle in einer mysteriösen Behörde gefunden, die sie bald für ein halbes Jahr nach Amerika versetzt. Mutter ist weiterhin nicht da, auch zu einem für ein Mädchen so bedeutsamen Tag (Zeitpunkt) wie dem der ersten Periode. Mangelhaft aufgeklärt und auf mich allein gestellt, erlebe ich ihn angstvoll. Die Empfindungswelt dieses Entwicklungsabschnitts habe ich in dem 1994 erschienenen Buch *Kein bisschen cool* (Kerle Verlag) dargestellt, in der Figur der »Hanna«.

Das Fehlen eines echten Elternhauses als Folge des Krieges ist ein weiteres bedeutsames Thema. Vater und Mutter nicht im täglichen Miteinander zu erleben, bedeutet in jedem Fall einen Mangel an Identifikationsmöglichkeit mit der Geschlechterrolle, bedeutet daher auch große Unsicherheit dem anderen Geschlecht gegenüber und in der daraus hervorgehenden Partnersuche.

Ich habe diesen Mangel erlebt, mit zum Teil bitteren Konsequenzen. Nachzulesen in dem Roman *Total blauäugig*, erschienen im Beltz Verlag 1988. Darin geht es nicht nur um das Trauma einer Vergewaltigung, sondern auch um die Erfahrungen, welche die 19-jährige »Luise« (17 Jahre nach Kriegsende) als Au-pair im einstigen Feindesland Frankreich macht: Beschuldigt, verachtet, gedemütigt erträgt das Mädchen die ihr auferlegten Arbeiten, die Schmach, die mangelhafte Unterbringung und schließlich die aus alldem resultierende Erkrankung, ohne sich zu wehren. – Auch dies eine Spätfolge früher Erfahrungen.

Die eigene Partnersuche ist eine Suche nach einer haltgebenden Vaterfigur, nach Geborgenheit und Sicherheit, Bewunderung und Zuwendung.

Nach einer komplizierten Eileiterschwangerschaft erkranke ich 34-jährig an einer Depression. Die 1978 bei Prof. Dr. Walter Bräutigam an der Psychosomatischen Klinik Heidelberg begonnene Therapie stellt besonders die oben genannten Bedürfnisse in den Vordergrund, damit verbunden auch die nachträgliche und nachgetragene Liebe zum Vater. Neben dem idealisierten Bild, das Mutter mir vermittelt hatte, wird erstmals aber auch eine andere Seite beleuchtet, die bisher im Dunkel blieb. Lange schon hatte ich ein Foto meines Vaters bei mir getragen, das ihn in schwarzer Uniform zeigte, mit den bekannten Runenzeichen. Erst im Schutze der Therapie darf ich das Unsagbare aussprechen: Mein Vater trug die SS-Uniform. Meine Mutter bestätigt dies, fügt jedoch hinzu, mein Vater sei bereits »nach kurzer Zeit wieder aus dem Verein ausgetreten«.

Von Beginn meiner Psychotherapie an hatte ich folgerichtig mit widersprüchlichen Empfindungen zu kämpfen – Liebe und Befremdung. In der Übertragung lebte ich mit meinem Therapeuten zunächst jedoch nur erstere aus. Dies war wohl wichtig, um erst einmal wieder funktions- und arbeitsfähig zu werden. Und so konnte ich mich nach zwei Therapiejahren wieder literarischer Arbeit zuwenden. Nach dem schon erwähnten Jugendroman folgte eine ganze Reihe von romantischen Bilderbüchern und Büchern für das sog. Erstlesealter.

Die Zeit zwischen mehreren missglückten Schwangerschaften wurde so zu meinen produktivsten Jahren. Noch einmal durfte ich dabei eintauchen in die Welt der Kindheit und sie für mich formatieren, wie ich sie gern gehabt hätte.

Nach einer dritten und letzten Schwangerschaft erkrankte ich an dem, was ich kurz als »Atemnot« bezeichne: Nasenschleimhaut, Bronchien und Nebenhöhlen waren davon gleichermaßen betroffen. Zäher Schleim bildete sich an allen Organen, sobald ich meinen Kopf auf ein Kissen bettete oder mich in geschlossenen Räumen mit Teppichböden aufhielt. Bald konnte ich in kein Kino oder Theater mehr gehen, in kein fahrendes Objekt, ob Bahn, Auto oder gar Flugzeug einsteigen, ohne in kürzester Zeit von einem stets wiederkehrenden Circulus vitiosus eingeholt zu werden: Hyperventilation, Herzrasen und Tetanie waren immer wieder die angstvollen Stationen, bevor ich jemanden in meiner Umgebung bitten musste, einen Notarzt zu rufen. In meinem zuletzt erschienenen Buch *Aus einem dunklen Garten* (Alitera Verlag 2003) habe ich darüber geschrieben. *Atemnot* sollte es heißen, bedauerlicherweise war jedoch der Titel bereits von einer schwedischen Krimiautorin belegt.

Ein Allergietest zeigte auf, dass die oben genannten Symptome die Folge einer multiallergischen Reaktion waren.

Ich unterzog mich daraufhin einer sog. Hyposensibilisierung, wurde aber in meinem sich immer mehr einengenden Lebensraum so ängstlich, dass an ein normales Leben nicht mehr zu denken war. Das Leiden ließ sich, so empfinde ich es heute, nicht einmal literarisch adäquat beschreiben. Eine so überwältigende Todesangst lässt sich nicht in Worte fassen. Nun meldete ich mich zurück in der Psychosomatischen Klinik. Mein Therapeut reagierte betroffen und entschied, dass er eine erneute Behandlung nicht übernehmen könne (oder wolle), und überwies mich an eine Kollegin. Der sagte ich in der ersten Behandlungsstunde: »Sie kriegen jetzt das dicke Ende ab.« Das war einleuchtend, denn meinen Therapeuten-»Vater« hatte ich ja bisher geschont.

In einem Zeitraum von zweieinhalb Jahren arbeitete ich mich Schicht für Schicht an die Ereignisse heran, die die Ursachen für meine »Atemnot« waren und mir als erwachsenem Menschen das Leben so höllisch schwer machten. Nach und nach habe ich fühlen und begreifen gelernt: Da war die Bombennacht von Dresden mit ihren multiplen lebensbedrohenden Einzelsituationen – der Winterkälte, der die Flüchtenden stundenlang schutzlos ausgeliefert waren, dem Jammern der Kinder, der Not mit der eigenen Notdurft, der Angst und der Trauer der Menschen als atmosphärisch wahrnehmbaren Kraft, schließlich der Nachricht über einen Zug, der die Flüchtlinge fortbringen würde, und dem Kampf der viel zu vielen um einen Platz … Ich war dabei vielleicht nur knapp einem Zerdrücktwerden und damit Ersticken entgangen, als die Menge sich auf die Einstiege stürzte. Der Nacht für Nacht wiederkehrende Kindertraum von einem zermalmenden »Daumen« machte in diesem Zusammenhang plötzlich ebenso Sinn wie der andere Traum vom tödlichen Kugelblitz. Hätte ich, meiner Lebensplanung gemäß, ein Kind geboren, so mag man mutmaßen, wäre es möglicherweise nicht zu solch eruptiven körperlichen Reaktionen gekommen. An ihm, dem Kind, hätte ich »wiedergutmachen« können, was mir als Kind widerfahren war. Das Kind hätte eine kompensatorische Aufgabe übernommen.

Als jedoch klar wurde, dass ich definitiv auf eine Mutterschaft würde verzichten müssen, ließen sich die alten Empfindungen nicht mehr zurückdrängen und es kam zu den geschilderten Symptomen.

In Zusammenhang mit der sog. »Atemnot« sollte hier auch ein »pränataler« Aspekt Erwähnung finden. So war, als meine Mutter mit mir schwanger war, ihr Hausmädchen an Diphterie erkrankt und im Verlauf weniger Tage daran gestorben. Die Angst meiner Mutter, daraufhin vielleicht selbst zu erkranken oder das ungeborene Leben zu infizieren, mag in einer Art von Übertragung auf den Embryo eingewirkt haben und so eine Überempfindlichkeit der Atemorgane zur Folge gehabt haben. Dass hier Zusammenhänge bestehen mögen, kann man glauben oder auch nicht.

Vielleicht auch besteht die Erinnerung daran, gehört zu haben, ich sei bei meiner Geburt »blau« gewesen, was ja auf akute Atemnot hindeutet, und man habe mich unter einen Wasserstrahl gehalten, nur in meiner Fantasie – meine Mutter bestätigt zum jetzigen Zeitpunkt diese Version jedenfalls nicht.

Wie dem auch sei – was nach zweieinhalb Jahren erneuter Therapie und der akuten Angstbewältigung blieb, war ein Gefühl der Verlorenheit und ein Zustand von Entwurzeltsein.

Jetzt wurde der Wunsch in mir wach, meinem Vater einerseits, den Orten, der Landschaft, aus der meine Familie stammte, andererseits nahezukommen. Nun erst nahm ich mir die Feldpostbriefe vor, die mein Vater in den Jahren 1941 bis 44 fast täglich an seine Frau und seine Eltern geschrieben hatte. Noch einmal machte ich mich auf die Spurensuche, und was ich fand, stürzte mich erneut in Erschütterung und Trauer. Für Monate verabschiedete ich mich aus dem »normalen« Leben, arbeitete und litt mit meinem Vater und wusste doch zugleich: Nur so, indem ich mich mit ihm identifizierte und indem ich alle damit verbundenen Gedanken und Vermutungen zu Papier brächte, hätte ich die Chance, »gesund« zu werden.

Während der eineinhalbjährigen Arbeit an dem Buch *Aus einem dunklen Garten* habe ich großes Mitgefühl für das Leid der Männer entwickelt, die mir seit meiner Kindheit stets nur Angst und Schrecken eingeflößt hatten. Erst jetzt konnte ich mich in ihre fatale Lage versetzen und ihre Not während der Kriegsjahre ermessen. Dabei stieß ich auch auf die Tagebuchaufzeichnungen meines jüngsten Onkels Fritz Ernst, die er im Alter von 16 Jahren verfasst hatte, als seine ganze Klasse von der Schulbank im humanistischen Gymnasium an die »Heimatfront« verlegt wurde, um in der dort eingerichteten FLAK-Stellung seine Heimatstadt Breslau gegen den »Feind« zu verteidigen. Breslau, meine Geburtsstadt, die gegen Kriegsende eines der schlimmsten Schicksale zu erleiden hatte, zog mich mit seiner Geschichte, die so eng mit der meiner Familie verbunden ist, in seinen Bann, und so setzte ich mich mit den Ereignissen in der Zeit von Januar 1945 bis April 45 auseinander und schrieb dann den Roman *Leerzeit*, der eigentlich den Titel *Bleisoldaten* erhalten sollte (aber dieser Titel war wiederum im gleichen Jahr von dem israelischen Autor Uri Orlev mit Beschlag belegt worden).

Noch vor Fertigstellung der beiden Romane besuchte ich zum ersten Mal die Schauplätze unseres Familienschicksals in Polen. Es war an der Zeit, sich jenseits der Familienlegende ein eigenes Bild zu machen oder das bestehende zu vervollkommnen.

Wie erwartet wurde es eine ergreifende Zeitreise, als wir vier Frauen uns zusammen auf den Weg machten: Beate, die 1945 auf der Flucht geborene Frau meines Onkels Fritz Ernst, die wie ich ihren Vater nie kennen gelernt hatte, ebenso wenig wie den Ort, an dem die Familie gelebt hatte, ich selbst, meine Mutter und ihre jüngere Schwester.

Zum ersten Mal seit meiner Kindheit hörte ich in der Lausitz den Dialekt meiner Großmutter sprechen. Das war plötzliches Heimatgefühl. Ergreifend auch der Moment, als meine Mutter und meine Tante ihr Elternhaus zu lokalisieren suchten, besser den Ort, wo es einst gestanden hatte (heute steht an der Stelle das Hotel »Wroczlav«), oder wie wir in Bunzlau vor meinem Elternhaus standen, in dem jetzt sechs ostpolnische Familien wohnen, selbst Flüchtlinge wie wir. Sie öffneten ihre Türen als sie erfuhren, dass meine Mutter die einstige Bewohnerin des Hauses war, und wollten alle mit uns sprechen. Es hat Momente gegeben, in denen wir miteinander geweint haben. Wir sind uns nahegekommen durch diese Reise. Und haben Frieden geschlossen, auch mit den Polen, die jetzt in unserem Land wohnten.

Übrigens sind die Gemälde meiner Urgroßtante, der Malerin Gertrud Staats, wieder im Kunstmuseum der Stadt Wroczlav zu besichtigen, wo man ihr vor ein paar Jahren auch eine Ausstellung gewidmet hat. Dass man sie als große schlesische Landschaftsmalerin heute in Polen verehrt, tat uns Vertriebenen gut und hat die Familienseele beschwichtigt.

Empirische Forschung zu den Folgewirkungen von Kriegserfahrungen bei Kindern

Not und Notwendigkeit des Erinnerns

Kann und soll man die Kriegskindheit nach 60 Jahren noch erforschen?

Michael Ermann und Christa Müller[1]

Der Nationalsozialismus brachte mit dem Terror gegen ganze Volksgruppen, mit der Vernichtung des Großteils europäischer Juden und der Verfolgung und Tötung von Angehörigen anderer Minderheiten unfassbares Leid über Europa. Mit dem Zweiten Weltkrieg verursachte er eine der größten Katastrophen, die jemals über Europa und andere Teile der Welt hereingebrochen ist. Millionen Menschen verloren ihr Leben. Städte, weite Landstriche und unersetzbares Kulturgut wurden zerstört. Das Vertrauen in die Zivilisation, Moral und das geistige Erbe des Abendlandes ging verloren.

Fast jede deutsche Familie war auf die eine oder andere Weise in die Terrorherrschaft des Nationalsozialismus verstrickt: als Wähler, als Täter, Verfolgte oder Mitläufer, als Gewährende oder stumme Zeitzeugen, einige wenige auch im Widerstand. Dabei wendete sich der Krieg ab 1942 zusehends in verheerender Weise auch gegen die nichtjüdische deutsche Bevölkerung. Millionen wurden Zeugen oder Opfer von Fliegerangriffen und Ausbombungen, von Flucht und Vertreibung. Ein Großteil der deutschen Familien verlor Angehörige, hunderttausende Männer gelangten in Kriegsgefangenschaft und kamen bisweilen erst nach Jahren zurück.

Dieses Schicksal hat nach längerer Zeit anfänglicher, weite Kreise der Bevölkerung beherrschender Sprachlosigkeit das Nachkriegsbewusstsein zunehmend geprägt. In Westdeutschland schufen die komplex- und schuldbeladenen Beziehungen zu Israel und den Juden, die Teilung Deutschlands, die Ansprüche der Vertriebenenverbände und der »Kalte Krieg« und schließlich die Bewegung der Achtundsechziger und die neue Ostpolitik

---

1 Aus dem Projekt »Kriegskindheit« an der Universität München (Leitung: Prof. Dr. med. M. Ermann). Die bisherigen Interviews wurden von den beiden Autoren durchgeführt. Von ihnen stammen auch die im zweiten Teil mitgeteilten Eindrücke. Der Projektgruppe gehörten in der Phase der Ausarbeitung des Interviewleitfadens außerdem an: Sabrina Alegiani Sagnotti, Elisabeth Heidtmann, Harald Kamm, Yoku Matsunaga-Gfeller, Christa Memmert, Dagmar Pape. Die Interviews in Ostdeutschland wurden von Philipp Kuwert als regionalem Studienleiter organisiert und von der Köhler-Stiftung finanziert.

immer wieder Erinnerungsbrücken zurück in die Vergangenheit und zu ihren Folgen. Die schwierigen Fragen um die Reichweite deutscher Verantwortung und die Berechtigung und Orte des Erinnerns eskalierte zum Historikerstreit und zu öffentlichen Kontroversen im Vorfeld historischer Erinnerungstage.

Bei all dem bestand über Jahrzehnte eine geringe Aufmerksamkeit dafür, dass die Kriegsereignisse nicht nur die Erwachsenen der damaligen Zeit, sondern in gleichem Maße auch die Kriegskinder betroffen und teilweise schwer traumatisiert hatten. Ein großer Anteil von ihnen war als Kind oder Kleinstkind in den bombardierten Städten oder während der Flucht und Vertreibung direkt oder indirekt Kriegshandlungen ausgesetzt. Unzählige wurden evakuiert und langfristig von ihren Familien getrennt. Bedingt durch Krieg und Nachkriegszeit lebten sie in unvollkommenen Familien, die durch den Verlust von Angehörigen, der Abwesenheit des Vaters, überforderte Mütter, Krankheit, Hunger, Kälte und Raumnot geprägt waren. Viele fühlten sich fremd in unvertrauter Umgebung, beschämt durch Armut und mit ihren Empfindungen allein.

Es ist bemerkenswert, dass das Schicksal dieser Generationen, die etwa zwischen 1933 und 1945 geboren wurden, weder die Öffentlichkeit noch die Forschung bislang besonders beschäftigt hat. Selbst die Psychotherapie psychoanalytischer Orientierung, die ein spezielles Augenmerk auf die Aufarbeitung der Kindheitserfahrungen legt, hat sich bisher nur in einigen wenigen Studien (Heinl 1994, Radebold 2000) ausführlicher mit dem Thema der Kriegskindheit befasst. In der praktischen Arbeit psychoanalytisch orientierter Psychotherapeuten wurde die Bedeutung kriegsbedingter Erfahrungen noch vor kurzem wenig berücksichtigt (Hughes, Katz, Ermann 2006).

Erst ein gewisser Klimawandel am Ende des 20. Jahrhunderts bewirkte, dass mit der zunehmenden Selbstartikulation der alternden Kriegskinder sich auch die Wissenschaft ihrem Schicksal zuwandte. Damit entsteht die Frage: Kann und soll man die Kriegskindheit nach 60 Jahren noch erforschen?

Die Idee des Münchener Kriegskindheitsprojekts

Die Gründung des Projektes »Kriegskindheit« an der Universität München im Jahre 2003 beruht auf der Überzeugung, dass beide Teilfragen eindeutig mit »Ja« zu beantworten sind. Allerdings sind beide auch als solche berechtigt und bedürfen der Diskussion.

Man muss sich tatsächlich der Frage stellen, ob es eine überzeugende Begründung dafür gibt, nach 60 Jahren den Spuren der Vergangenheit im

Leben der Betroffenen noch einmal nachzuspüren. Sind die Geschehnisse von damals nicht lange vergessen und die Wunden vernarbt, die damals geschlagen wurden? Soll man die Zeit von damals nicht besser ruhen lassen, nachdem die Betroffenen mit ihrem Schicksal alt geworden sind?

Tatsache ist, dass die Aufforderung zur Beteiligung an dem Projekt eine in dieser Form nicht erwartete Resonanz gefunden hat und das Interesse nicht abreißt. In den persönlichen Interviews äußern fast alle Befragten, dass sie unter dem jahrzehntelangen Schweigen über ihr Schicksal, über Belastungen und Fremdheitsgefühle, Depressionen und Ängste gelitten haben und das jetzt aufkommende Interesse befreiend erleben. Dabei geht es den wenigsten darum, das »Wir haben auch gelitten« gegen die Ungeheuerlichkeiten aufzurechnen, die anderen im Krieg und der NS-Zeit zugefügt worden sind. Die Tatsache, nun auch selbst als Traumatisierte gesehen zu werden, erscheint ihnen als heilsame Anerkennung. Sie fühlen sich dadurch gleichsam in ihrem Schicksal getragen. Darin liegt eine Art nachträglicher kollektiver Wiedergutmachung dafür, dass Interesse und Mitfühlen diesen Generationen über Jahrzehnte versagt worden sind – eine späte Zuwendung, die mit dem eigenen Schicksal versöhnt und hilft, es in die eigene Identität zu integrieren.

Hier stellt der »Anspruch«, als Kriegskinder mit allen Folgen anerkannt zu werden, auch einen Entwicklungsauftrag für die nationale Identität dar. Zur Befähigung, die eigene Geschichte zu betrauern und sie zum Teil des nationalen Gedächtnisses werden zu lassen, gehört ein realistisches Geschichtsbewusstsein. Dieses hat zu berücksichtigen, dass der von Deutschland vom Zaun gebrochene Krieg lebenslange Spuren in den damaligen Kindern hinterlassen hat. Es trifft nicht zu, dass sie »noch zu klein« waren, um zu »merken«. Der Wissenschaft kann es aber nur darum gehen, zu konkretisieren, wie das Schicksal der Kriegserfahrungen im weiteren Lebenslauf war und um welche Spuren es sich 60 Jahre später handelt.

Wir wissen außerdem wenig über die langfristigen Folgen von Kriegserfahrungen im Kindesalter. Dieses bedrückende Thema ist von dauerhafter Aktualität. Manche unserer Untersuchungsteilnehmer wünschten sich daher, durch ihre Beteiligung dazu beizutragen, mit unseren Forschungsergebnissen den Kriegskindern von heute besser helfen zu können. Diese Idee wird sich als Illusion erweisen. Man wird über allgemeine Trends hinaus, die bereits bekannt sind, wenig Grundsätzliches zu dieser Thematik beitragen. So weiß man ohnehin schon, dass anhaltende Folgen umso geringer sind, je effizienter die Hilfe ist, die die Betroffenen bei der Bewältigung erfahren. Wenn man die Folgen der deutschen Kriegskindheit im Zweiten Weltkrieg nach 60 Jahren erforscht, wird man nur Erkenntnisse über die Verarbeitung im zeitspezifischen Kontext erhalten können.

Damit entsteht die Frage, wie man den Komplex Kriegskindheit und ihre Folgen angemessen untersuchen kann. Das Projekt beruht auf der Annahme, dass man den zeitspezifischen Kontext nur zutreffend erfasst, wenn man das Konzept »Kriegskindheit« breit genug anlegt. Kriegskinder des Zweiten Weltkrieges aus Deutschland sind nicht die Opfer einer beliebigen kriegerischen Auseinandersetzung. Die Folie ihres Kindheitsschicksals bildet ein Krieg, der unauflösbar mit dem Nationalsozialismus, seinen ideologischen Verirrungen und Verführungen und seiner grauenvollen Schreckensherrschaft verstrickt ist. Das Grundthema dieses Schicksals ist die Traumatisierung durch einen Krieg, der aus den eigenen Reihen gegen andere angestiftet wurde und dann auch gegen die eigene Bevölkerung wütete. Den Hintergrund bildet ein schwer durchschaubares Klima von Faszination und Erschrecken, in dem die Deutschen als Tätervolk durch die Konsequenzen ihrer Taten am Ende selbst traumatisiert wurden (Brockhaus u.a. 2005).

Der Untersuchungsgegenstand ist daher mit dem Wort »Kriegskindheit« nicht einfach zu umreißen. Es handelt sich um die »Kindheit im Zweiten Weltkrieg und in der NS-Zeit« und ihre Folgen. Die Frage ist: Welche Spuren hinterließen die Einbrüche dieser verwirrenden und verheerenden äußeren Realität in der noch ungeformten, in Entwicklung befindlichen inneren Welt dieser Kinder und wie konnten sie angesichts der Tatsache, dass Täterschaft und erlittene Verletzungen in ihren Familien so nahe beieinanderlagen, bearbeitet und womöglich bewältigt werden?

Die Forschungsinterviews

Wir nähern uns diesen Fragen in 100 Forschungsinterviews, in denen die Interviewpartner in freier Form ihre Erinnerungen, ihr Wissen und ihre Bewertungen zu einzelnen Lebensthemen und Lebensabschnitten darstellen, wobei naturgemäß die Zeit vor und die Jahre nach dem Ende des Krieges und der NS-Zeit im Zentrum stehen. Wir fragen zum Beispiel zum Themenbereich »Bild der Kriegskindheit« des Interviews:

Welche Erinnerungen haben Sie selbst an Ihre Kindheit im Krieg und in der NS-Zeit? Und bei Bedarf weiter: Haben Sie das selbst so in Erinnerung? Oder hat jemand Ihnen das erzählt oder kennen Sie das von Bildern?

Was haben Sie (außerdem) aus Erzählungen anderer über Ihre eigenen Kindheitserlebnisse im Krieg und in der NS-Zeit erfahren – Dinge, an die Sie sich selbst nicht erinnern? Später fragen wir dazu: Was hat das in Ihnen erweckt? Oder: In welcher Weise wurde über dieses Thema gesprochen?

Auf diese Weise sammeln wir Informationen zu den folgenden Themenbereichen:

- Reaktionen auf die Thematisierung des Themas »Kriegskindheit«
- Eigene Betroffenheit, Bild von der persönlichen Kriegskindheit
    - Umgang damit in der Familie
    - Eigene Einstellung dazu
    - Eigener Umgang damit
- NS-Thema in der Familie
    - Umgang damit in der Familie
    - Eigene Einstellung dazu
    - Eigener Umgang damit
- Folgen von Krieg und NS im Lebensentwurf
- Psychische/psychosomatische Gesundheit
- Selbstbeschreibung, Identität(sgefühl)

Rückblickende Verarbeitung: Betroffenheit, Verknüpfungen und Integration
Diese Stichpunkte enthalten bereits die wichtigsten Orientierungspunkte für die Auswertung. Dabei geht es im Sinne einer orientierenden Studie zunächst um nicht mehr als um eine systematische Erfassung und Bestandsaufnahme der heutigen Repräsentanz und der Spuren der Kriegskindheit. So werden wir zum Beispiel klären, ob in unserer Stichprobe die häufig als typisch genannten Bewältigungsformen wie die besondere Pflichterfüllung und Tüchtigkeit zu finden sind und in welchem Kontext sie auftreten, oder transgenerationale Bewältigungsprozesse wie Parentifizierung, Funktionalisierung als Vaterersatz und Adultisierung.

Erst dann werden komplexere Zusammenhänge und Verarbeitungsmuster untersucht. So wird uns zum Beispiel die Frage interessieren, welche Bedeutung das Erleben von Sicherheit oder Ungeborgenheit in der Beziehung zu den Eltern für die spätere psychische und psychosomatische Stabilität hat. Eine andere Frage geht dahin zu klären, ob unsicher verarbeitete Vorstellungen über die eigene Kriegskindheit mit untergründigen Schuldgefühlen im Zusammenhang mit der familiären Verstrickung in das NS-System zusammenhängen. Eine weitere Frage beschäftigt sich mit dem Unterschied in der Verarbeitung und in den Folgen im Vergleich von Probanden aus Ost- und aus Westdeutschland.

Erste Eindrücke aus den Interviews

Gegenwärtig (November 2005) liegen rund 30 Interviews aus Westdeutschland und knapp 20 aus Ostdeutschland vor. Es ist sicherlich zu früh, endgültige Schlüsse daraus ableiten zu wollen, denn es gibt noch keine systematische Auswertung. Außerdem ist unsere Stichprobe recht willkürlich nach dem Schneeballprinzip zusammengesetzt und enthält ganz überwiegend Angehörige des »gebildeten Mittelstandes«, so dass sie keinerlei Repräsentativität für die Gesamtheit deutscher Kriegskinder hat. Dennoch sind manche Befunde so eindrücklich, dass wir sie im Folgenden – mit allem methodischen Vorbehalt – mitteilen wollen.

Wie haben die Interviewteilnehmer ihre Erlebnisse verarbeitet? Fast alle bisherigen Teilnehmer schildern zum Teil schreckliche Erlebnisse in bombardierten Städten, viele haben Flucht und Vertreibung erlebt und auch persönliche Erinnerungen daran. Erstaunlich ist, wie unterschiedlich sie davon erzählen. Die meisten sind nachdenklich oder distanziert. Einen Teil der Teilnehmer scheint das Erzählen zu erleichtern. Sie bleiben beim Thema. Andere wirken belastet, es drängt sie, immer mehr zu berichten. Um sie zu schützen, greifen wir dann steuernd ein.

Viele Erinnerungen werden dargestellt, als beträfen sie jemand anders. Manchmal wirkt es, als hörte man die Schilderung eines Filmes. Merkwürdige Abspaltungen treten auf: Frau H. berichtet von einer sonnigen Kindheit in einem Dorf in Niederschlesien. Dass es dasselbe Dorf war, in dem später die Flüchtlingstrecks beschossen wurden und die Leichen auf der Straße lagen, kam erst bei mehrfacher Nachfrage ans Licht. Manchmal werden Berichte im Verlauf der Interviews korrigiert und Teilnehmer bemerken, dass es so harmlos, wie sie es vorher dargestellt hatten, nicht gewesen sein kann.

Besonders eindrucksvoll ist es, wenn Teilnehmer sich von schrecklichen Erinnerungen ab- und tröstenden Details zuwenden: Da hat sich ein Vogelgesang nach einem Tieffliegerangriff als Zeichen der Zuversicht in die Erinnerung eingegraben und die wiedergefundene Puppe nach der Zerstörung der Wohnung verheißt Überleben und Zukunft.

Überhaupt spielen Selbsttröstungen eine bedeutende Rolle. Immer wieder machen sich Teilnehmer bewusst, dass andere mehr gelitten hätten. Manche erinnern daran, dass sie ja nicht alles verloren haben, und dabei scheint es, als wollten sie uns Interviewer gleich mittrösten. Auch Landschaften, Himmelsfarben und die Lebendigkeit von Tieren und Blumen erscheinen in den Schilderungen als Gegengewicht zu niederdrückenden Erinnerungen.

Der Unterton, mit dem Kriegserfahrungen berichtet werden, ist sehr unterschiedlich. Offenem Kummer und Schmerz begegnet man selten.

Manchmal spürt man Stolz. Für manche damals ältere Jungen war der Krieg auch wie ein Abenteuer. Panzer und Flugzeuge scheinen bei ihnen mehr Neugier als Furcht bewirkt zu haben. Selbst die Flucht war für manche eine spannende Fahrt in den Westen.

Während auf unsere Frage nach »Erinnerungen aus der Kriegs- und NS-Zeit« zumeist spontan kriegsbezogene Einfälle berichtet werden, tritt der politische Hintergrund kaum in Erscheinung. Das Interview erfährt bei Fragen danach eine deutliche Spannung, es wird unangenehm. Relativ unbefangen wirken noch gelegentliche Erinnerungen an Aufmärsche oder Fahnen. Nur eine Teilnehmerin berichtete von sich aus ein schreckliches Ereignis: Wie sie im Mai 1945 in einem oberbayerischen Dorf einem Trupp KZ-Häftlinge begegnete und von der Tante auf den Boden gedrückt wurde mit den Worten: »Das hast Du nicht geseh'n!«

Deutlich schwieriger wird es, wenn das Gespräch sich der Familienbiografie während der NS-Zeit zuwendet. Über Verstrickungen und Beteiligungen am Nationalsozialismus herrscht Unklarheit, Widersprüchlichkeit, Befangenheit und Nichtwissen. Von sich aus haben die Eltern darüber kaum gesprochen. Die sprichwörtliche Sprachlosigkeit in deutschen Nachkriegsfamilien in Bezug auf den Nationalsozialismus, speziell auch auf die Judenverfolgungen und den Holocaust, findet in unseren Interviews Bestätigung. Die Kriegskinder haben auch selten danach gefragt. Sie wollten niemanden belasten.

Dabei erscheinen die Familien entweder in innerer Distanz zum NS-System, die durch Bindungen an KPD, SPD oder die Kirchen fundiert ist, oder als schweigende Zeugen, die aus Angst vor Konsequenzen verstummt waren oder wegschauten. Unruhe entsteht z.B. durch die Erinnerung an die SS-Uniform auf dem später gefundenen Foto vom Onkel. Bisweilen eröffnen solche »Funde« Nachdenklichkeit, meist Erstaunen. Wenn Fragen wie z.B. die nach der Tätigkeit des Vaters hinter der Russlandfront offenbleiben müssen, verbreitet sich Spannung und Ratlosigkeit. Wir Interviewer geraten dann leicht in eine kriminalistische Position, als wollten wir jemanden überführen.

Nach dem Kriege wird der Krieg in den Familien als leidvoller Einbruch des Schicksals und Angel- oder Wendepunkt in der Familienbiografie in Erinnerung gehalten, wobei die Verluste und Opfer die Gespräche prägen. Über persönliche Kriegserfahrungen wird nicht gesprochen. Über Leiderfahrungen der Mütter, z.B. Vergewaltigungen, und der Väter, z.B. bei Kriegshandlungen oder in der Gefangenschaft, gibt es nur Ahnungen, sie werden nicht offengelegt – und die Kriegskinder haben auch nicht danach gefragt. Einige sagen, sie hätten sich vor dem gefürchtet, was sie hören würden, andere fürchteten sich vor Schamgefühlen und Verwundungen der

Eltern, die sie nicht berühren wollten. Auf diese Weise erstarb das familiäre Gespräch.

Damit gelangten auch die Verwundungen der Kinder selbst nicht in den Dialog. Ganz selten wurde die Mutter in den Nachkriegsjahren zur Vertrauten, gelegentlich gab es einen einfühlenden Lehrer oder Pfarrer. Nachdem sie jahrelang »alles mit sich selbst« ausgemacht hatten, suchten sie oft Hilfe in der Partnerschaft. Diese wurde dann eine Bewältigungsgemeinschaft mit der Gefahr, dass ihr Bestand mit dem Abstand zur Kriegs- und NS-Zeit, mit dem Tod der bedürftigen Eltern oder auch mit der Stabilisierung der eigenen Identität bedroht wurde.

Ein letzter Eindruck

Die Eingangsfrage unseres Interviews lautet: Was bewegt Sie, sich an unserer Untersuchung zu beteiligen? Die Antworten sind vielfältig, aber fast immer kommt darin ein Bedürfnis zum Ausdruck, sich mitzuteilen und darüber zu einem tieferen Verständnis von sich selbst zu gelangen. Tatsächlich scheint das Erinnerungstabu, der kollektive und subjektive Erinnerungswiderstand (Freud 1914) in den Familien und in der Nachkriegsgesellschaft bei Kriegskindern zu einer Identität beigetragen zu haben, die mit vielen unklaren Ahnungen und offenen Fragen verbunden ist: Ahnungen und Fragen zu familiären Biografien, aber auch zu sich selbst. Denn solange sie »alles mit sich selbst« ausgemacht haben, gab es weder die Erfahrung, vom anderen erkannt und begriffen zu sein, noch die einer tieferen Verbundenheit.

Ohne Erinnerungsarbeit gibt es kein Gefühl der Kontinuität des eigenen Lebens; ohne diese gibt es keine positive Identität. Insofern ist die späte Entdeckung des Themas Kriegskindheit und die Bereitschaft der Gesellschaft und der Forschung, den Kriegskindern zuzuhören, nicht nur eine späte Wiedergutmachung der jahrzehntelangen Sprachlosigkeit, sondern auch eine notwendige Hilfe zur Vervollkommnung ihrer positiven Identität als Kriegskinder.

Literatur

Brockhaus G, Ermann M, Keupp H, Mertens W (2005): Gedanken zum 8. Mai. Forum Psychoanal 21: S. 308–316.

Freud S (1914): Erinnern, Wiederholen und Durcharbeiten. Gesammelte Werke 10, S. 126–136.

Heinl P (1994): »Maikäfer flieg, dein Vater ist im Krieg …« Seelische Wunden aus der Kriegskindheit. München, Kösel.

Hughes ML, Katz D, Ermann M (2006): Kriegskindheit in Psychotherapieberichten (im Druck).

Radebold H (2000): Abwesende Väter. Göttingen, Vandenhoeck und Ruprecht.

Die biografische Langzeitwirkung kriegsbedingter Vaterlosigkeit

Befunde aus der Mannheimer Kohortenstudie

Matthias Franz

Einleitung

Ich möchte Ihnen in diesem Beitrag die Ergebnisse der Mannheimer Langzeitstudie zum Verlauf und den Ursachen psychogener Erkrankungen im Zusammenhang mit unserem Tagungsthema vorstellen. An der Mannheimer Langzeitstudie arbeiteten unter der Leitung von Heinz Schepank zahlreiche Psychoanalytikerinnen und Psychoanalytiker über Jahrzehnte hinweg an Fragen zur Häufigkeit, zum Verlauf und zu den Ursachen psychogener Erkrankungen. Ich werde Ihnen aus dieser Studie von den Folgen der kriegsbedingten Vaterlosigkeit für die seelische Entwicklung der kindlichen Kriegsopfer berichten.

Der Verlust von Sicherheit durch andauernde frühkindliche Gewalterfahrungen oder durch die Trennung von den elterlichen Bezugspersonen stellt einen gesicherten Risikofaktor für die seelische und auch die körperliche Gesundheit des späteren Erwachsenen bereits in Friedenszeiten dar. Diese Risikofaktoren bestehen unter Kriegsbedingungen aber nicht nur individuell oder in bestimmten sozialen Milieus, sondern sie werden in großer Zahl kollektiv in maximaler Intensität erlitten.

Die moderne Hirnforschung ist seit kurzem in der Lage, die Strukturen und Funktionssysteme des Gehirns zu identifizieren, in denen die wahrscheinlich lebenslange, unbewusst wirksame Einschreibung frühkindlich erlittener traumatischer Stresszustände erfolgt. Es handelt sich um Strukturen, die Zustände von äußerster Bedrohung und Ohnmacht emotional einspeichern, auch wenn diese Inhalte im weiteren Verlauf nicht mehr ohne weiteres Anschluss an das erwachsene Sprachbewusstsein erlangen (Bremner 2005, Heim 2005, McEwen 2003, Weaver et al. 2004). Einer einfachen sprachargumentativen Beeinflussung deshalb nicht zugänglich, entfalten sie trotzdem aus dem körperlichen, traumasensitiven Stressgedächtnis heraus vielfache und krankmachende Wirkungen auf die spätere Wahrnehmungsorganisation, das Gefühlsleben und das Verhalten des Erwachsenen. Psychoanalytiker haben diese Zusammenhänge aus ihren Behandlungserfahrungen heraus schon seit vielen Jahrzehnten beschrieben. Aber die Anwendung ihrer Erkenntnisse auf kollektiv erlittene Kriegsfolgen steht erst in den Anfängen. Dabei vergeht in unseren Behandlungszimmern kaum eine Woche, in der nicht das Thema des Krieges und der durch ihn bewirkten Verwundungen offensichtlich wird.

Der depressiv erkrankte, bis heute einnässende 65-jährige Mann, der vor der Geburt den Vater im Krieg verlor und später über Jahre hinweg vom selber kriegstraumatisierten Stiefvater, den die Mutter ungeliebt in einer Versorgungsehe nach dem Krieg heiratete, schwerst misshandelt wurde. Der 70-Jährige, der heute schreiend aus Albträumen erwacht, weil er im Schlaf, wieder alleingelassen, im Bombenhagel den Luftschutzraum nicht mehr erreicht und verschüttet wird. Der depressive 76-Jährige, der sich heute schwere Vorwürfe macht, dass er als 14-Jähriger heimlich die Pistole seines abwesenden Vaters mit in den Bunker nahm, um seine Mutter und seine Schwester zu erschießen, weil er ihnen den Feuertod nach einem Bombentreffer ersparen wollte. Dies sind bildhafte Verdichtungen langjähriger ohnmächtiger Kinderängste, welche die Leidensgeschichten vieler unserer Patienten bis heute bestimmen. Jahrzehntelang waren diese Erinnerungen und Gefühle unaussprechlich und es herrschte eine gnadenlose Diskretion, auch weil der öffentliche Diskurs bei uns lange von der Tätergeneration durch wissendes und bedrohliches Schweigen kontrolliert und beherrscht wurde. Nun haben die Kinder des Krieges begonnen zu sprechen. Zunächst in unseren Behandlungszimmern, jetzt aber auch mehr und mehr in der medial vermittelten Öffentlichkeit. Es entstehen eine beklommene und tastende Diskussion und ein einfühlungsbereites Zuhören, das sich aus keiner Verantwortung stehlen will. Auch dieser Beitrag ist dieser Öffnung gewidmet. Helfen kann uns dabei auch die wissenschaftliche Aufarbeitung nicht nur der historischen Fakten des Krieges, sondern auch der seelischen Verwüstungen, die nachweislich mehr als ein halbes Jahrhundert später bei den ehemaligen Kriegskindern immer noch zum gehäuften Auftreten von psychosomatischen Erkrankungen, Ängsten und Beziehungsstörungen beitragen. Ich möchte Ihnen hierzu speziell die Folgen der kriegsbedingten Vaterlosigkeit nahebringen und zeigen, wie aus Liebe zu den beschädigten Objekten der kollektive Neglekt in der Wahrnehmung und Verarbeitung des Kriegstraumas auch die Wahrnehmung wissenschaftlicher Fakten beeinflussen kann.

Ich werde Ihnen zunächst in einer kurzen Skizze den Wandel der Bedeutung und der Sicht des Vaters aus psychoanalytischer und entwicklungspsychologischer Sicht darstellen, anschließend werden Sie einiges zur heutigen Vaterlosigkeit und im Weiteren auf der Datenbasis der Mannheimer Kohortenstudie etwas zu den Langzeitfolgen kriegsbedingter Vaterlosigkeit erfahren.

Die dargestellten Zusammenhänge werden am Schluss noch einmal kasuistisch illustriert.

Die psychologische Bedeutung des Vaters

In der Anfangszeit der Psychoanalyse erschien der Vater insbesondere in der triebtheoretischen Konzeption der ödipalen Phase nach Siegmund Freud als eher bedrohlicher Rivale und kindfernes Autoritätsmodell. Insbesondere der Junge sah sich in diesem Vaterbild einer zumindest latent gewaltbereiten Autorität gegenüber, die eine trotzige Unterordnung als Voraussetzung der späteren Identifikation mit dem Vater erzwang. Der Vater steht in dieser Sichtweise nicht auf der Seite des Kindes, sondern ihm eher potenziell feindselig gegenüber. Auch das Vaterbild Paul Federns im Anschluss an den 1. Weltkrieg im Entwurf der »vaterlosen Gesellschaft« stellt sich alles andere als positiv oder empathisch dar. Der Vater wurde hier auf gesellschaftlicher Ebene ebenfalls als erbarmungslose militärische Autorität erlebt, deren Sturz und Verlust die Gesellschaft als Ganzes im Sinne eines antiautoritären sozialistischen Entwicklungsprojektes voranbringen würde. Allerdings sah bereits Federn die tief sitzende Führerbedürftigkeit vieler Deutscher nach dem 1. Weltkrieg mit Skepsis. Mit Melanie Klein blicken wir, auch was den Vater angeht, wiederum eher in aversive archaische Abgründe. Der Phallus des Vaters, im Inneren der Mutter mit ihr zu einem auf sich selbst zentrierten, erregten Großobjekt fusioniert steht in der Nachfolgeformation der »bösen Brust« ebenfalls für stark ängstigende Aspekte des kindlichen Fantasielebens. Erst durch Winnicott kommt es zu einer an den kindlichen Entwicklungsbedürfnissen orientierten Rücknahme der aversiven väterlichen Attribute und der Vater erscheint im Lichte der auf beide Eltern gerichteten Bindungswünsche des Kindes zumindest als fördernder Umweltfaktor. Greenacre geht über diese Sichtweise noch hinaus und betont die Wichtigkeit des Vaters in der Übungsphase des Kleinkindes, welchem er eine Progression gegen den Sog des symbiotischen Mutterbildes ermöglicht. Bei Maler schließlich mildert der Vater die Wirksamkeit ambivalenter Aspekte des Mutterbildes in der Wiederannäherungskrise. Er erspart dem Kind destrukturierende Spaltungsprozesse und ermöglicht eine progressive Strukturbildung und Triangulierung in dieser Entwicklungsphase gegen Ende des zweiten Lebensjahres.

Heute lassen sich aus entwicklungspsychologischer Sicht vier Entwicklungsschritte beschreiben, bei denen die emotionale Präsenz eines fürsorglichen und empathischen Vaters für die Entwicklung des Kindes von großer Bedeutung ist. Direkt nach der Geburt kann der Vater die Mutter dabei unterstützen, eine sichere Bindung zum Säugling herzustellen, indem er die Mutter entlastet. Dies gelingt ihm dann besonders gut, wenn er sich mit den wechselseitig ablaufenden zyklischen Einfühlungs- und Spiegelungsprozessen der Mutter-Kind-Dyade und den dahinterstehenden Bedürfnissen von Baby und Mutter identifizieren kann und sich nicht ausgeschlossen fühlt. Wenn er das Kind jedoch unbewusst als Rivalen um die Liebe der Mutter erlebt oder kindlich eifersüchtig auf die Bindung und Zuwendung der Mutter zum Baby reagiert und die Mutter mit Vorwürfen oder Kritik konfrontiert, wird es der Mutter schwerer fallen, eine entspannte, auf das Erleben des Kindes zentrierte Wahrnehmungs- und Einfühlungsfähigkeit zu entwickeln, von der die weitere Entwicklung des Kindes jedoch weitgehend abhängt. Darüber hinaus wird der Vater schon sehr früh und bereits vom Säugling als von der Mutter unabhängige und besondere Person wahrgenommen. In empirischen Untersuchungen ließ sich belegen, dass Väter von Anfang an einen von Müttern unterschiedlichen Umgangsstil mit ihren Kindern realisieren. Sie betonen eher motorisch-spielerische und stimulativ-explorative Aspekte in ihrer Beziehung zum Kind, während in der Beziehungsgestaltung der Mutter eher körperliche Nähe und feinfühlige Zentrierung auf affektive Prozesse wichtig sind (Russel und Saebel 1997). Diese separative Funktion des Vaters unterstützt gerade auch die dann folgende Autonomieentwicklung des Kindes, wenn dieses im Alter von ein bis zwei Jahren beginnt, sich von der Mutter zu lösen. Die durch die Reifung der körperlichen und mentalen Fähigkeiten verstärkten Trennungsbestrebungen und die in diesem Zusammenhang auftretenden Ängste des Kindes kann der Vater moderieren und mildern, wenn er sich seinem Kind als stabile Beziehungsalternative vermittelt, innerhalb welcher das Kind seine Selbstständigkeit entwickeln kann. Schließlich kann der Vater in den späteren Entwicklungsstadien der Konsolidierung der sexuellen Identitäts- und Rollenfindung die Entwicklung des Kindes fördern. Bei der Bewältigung dieses im Alter zwischen etwa drei und sechs Jahren anstehenden Reifungsschrittes ist der Vater als emotional präsente männliche Identifikationsfigur und als Liebespartner der Mutter für die Entwicklung einer stabilen selbstbewussten sexuellen Identität des Jungen von prägender Bedeutung. Abwesenheit des Vaters oder »väterliche« Gewalt als Erziehungsmittel anstelle von spielerisch-sportlichem Rivalisieren, gemeinsamen Abenteuern oder Anleitung können diesen Prozess nachhaltig gefährden. Aber auch für die Entwicklung und Festigung der sexuellen Identität des Mädchens ist in dieser Phase der Entwicklung und Erprobung späterer weiblicher Kompetenzen die kindgerechte Begleitung und Wertschätzung durch den Vater von hoher Wichtigkeit. Hierzu trägt das zwischen Töchtern und Söhnen stärker nach geschlechtstypischen Rollen differenzierende Verhalten von Vätern bei, wodurch sie die sexuelle Identitätsbildung ihrer Kinder fördern können (Siegal 1987). Insgesamt wirkt sich ein intensives väterliches Engagement bereits bei Vorschulkindern positiv auch auf die Entwicklung der sozialen und kognitiven Kompetenzen, auf die Einfühlungsfähigkeit und den späteren Schulerfolg sowie auf die Verinnerlichung moralischer Standards aus (Fthenkakis 1999). Aufgrund dieser Zusammenhänge kann die Abwesenheit des Vaters – besonders im Rahmen von elterlichen Trennungskonflikten oder einer konflikthaften Scheidung – die Entwicklung vor allem von Jungen negativ beeinflussen. Gerade für Jungen sind die unbewusst eingeschriebenen Bilder vom eigenen Vater identitätsbildend und referenziell für den Umgang mit Krisen- und Konfliktsituationen im späteren Leben.

Vor dem Hintergrund dieser großen entwicklungspsychologischen Bedeutsamkeit des anwesenden Vaters erscheint das strukturelle Vaterdefizit in unserer heutigen Gesellschaft als verhängnisvoll. Sehr viele Väter sind berufsbedingt abwesend, weniger als 2 Prozent nehmen als berufstätige Väter die entsprechende Elternzeit in Anspruch. Bis heute wenden sie sich ihren Kindern seltener und weniger intensiv zu, selbst wenn die Mutter berufstätig ist (Bundesministerium für Familie, Senioren, Frauen und Jugend 2003). Der Männermangel in unseren Kindergärten und Grundschulen ist eklatant und besonders für die Jungen alleinerziehender Mütter tragisch.

Das in dieser Gruppe besonders spürbare Erfahrungsdefizit realer Männlichkeit und Väterlichkeit trägt sicherlich auch noch zu dem großen kommerziellen Erfolg medial vermittelter, häufig destruktiver Männerbilder bei. Es sei in diesem Zusammenhang nur an die enorm erfolgreichen Kinofilme »Terminator«, »Matrix« oder »Star Wars« erinnert. In diesen episch angelegten Erfolgsstreifen geht es darum, dass jeweils ein kleiner vaterloser Junge von weisen und technisch brillanten Ersatzvätern zu einem großen starken Mann herangebildet wird. In ihren Gegnern – allgegenwärtige, parasitäre oder umfassend bedrohliche Maschinenwelten – sind unschwer die allmächtigen, mit projektiver Aggression aufgeladenen Verfolger der paranoiden Position wiederzuerkennen. Diesen archaischen Mächten bietet der Junge schließlich die Stirn und siegt mit der Hilfe des väterlichen Mentors. Die auf den ersehnten Vater gerichteten Entwicklungs- und Bindungswünsche zahlreicher vaterloser Kinder sind hier ebenso unschwer zu identifizieren. Als mediale Platzhalter und kommerziell genutzte Projektionsfiguren bedienen diese Helden persistierende, noch auf einen früher abwesenden, aber als stark und fürsorglich ersehnten Vater bezogene kindliche Bindungswünsche und stehen zur illusionären Massentriangulierung zur Verfügung. Befriedigt werden diese auf reale Interaktion gerichteten kindlichen Bedürfnisse durch derartige Medienprodukte sicher nicht – mit möglicherweise auch fatalen

Folgen für das resultierende Frauenbild. Breite Bevölkerungsschichten und zahlreiche, insbesondere unsere männlichen Patienten erkennen ihre eigenen dyadischen Ängste und ihre Vaterbedürftigkeit in solchen Medienprodukten wieder. Ich empfehle Ihnen, sich diese Filme, welche die unbewussten Beziehungsfantasien unserer Patienten im Alltag widerspiegeln, gelegentlich auch einmal unter dem Aspekt der Triangulierungskonflikte vaterlos aufgewachsener Jungen anzuschauen.

Schließlich bewirken tendenziell väterfeindliche Sorgerechtsregelungen und steigende Scheidungsraten bei einer Vielzahl unserer Kinder ein spürbares Defizit väterlicher Beziehungserfahrung. Nach aktuellen Zahlen des Bundesamtes für Statistik beträgt der Anteil der Einelternfamilien an allen Familien mit Kindern in Deutschland derzeit 25,7 Prozent; in ca. 85 Prozent der Fälle werden diese Familien von den alleinerziehenden Müttern versorgt. Neuere internationale epidemiologische Studien zeigen auf, dass das Fehlen des Vaters in der Kindheit mit möglichen Risiken für die Mütter, aber auch für die Kinder einhergeht (Franz 2005). Alleinerziehende Mütter stehen unter einem deutlich erhöhten Armutsrisiko, leiden häufiger unter sozialer Randständigkeit, biografischen Brüchen oder einer beeinträchtigten Bildungs- und Berufsentwicklung. Dies und die latente Konfrontation mit den eigenen Konfliktbeiträgen, Schuldgefühlen und Selbstzweifeln führen zu nachweislich höheren gesundheitlichen und psychosomatischen Belastungen zum Beispiel auch in Form eines deutlich erhöhten Depressionsrisikos. Nicht alle alleinerziehenden Mütter sind in dieser Weise beeinträchtigt; viele kommen mit ihrer Situation gut zurecht oder sogar auch besser, wenn zuvor Gewalt oder Alkohol die Elternbeziehung prägte.

Für eine große Minderheit stellt die geschilderte Risikokonstellation jedoch eine strukturelle Überforderung dar, die zusammen mit dem Fehlen des anderen Elternteils bei den betroffenen Kindern ebenfalls zu Entwicklungsstörungen und Verhaltensauffälligkeiten bis ins Erwachsenenalter hinein beitragen kann. Speziell eine erhöhte Depressivität der Mutter führt aufgrund der erhöhten eigenen Bedürftigkeit zu einer beeinträchtigten Empathiefähigkeit und damit zu einer Störung der frühen Mutter-Kind-Kommunikation mit der möglichen Folge einer beeinträchtigten Bindungssicherheit. In der von uns durchgeführten Düsseldorfer Alleinerziehendenstudie (Franz und Lensche 2003) stand das Ausmaß dieser Verhaltensauffälligkeiten jedenfalls in einem direkten starken Zusammenhang mit der Depressivität der Mutter. Alleinerziehende Mütter wie auch extrem traumatisierte Mütter, die im Krieg ihren Mann und Vater ihrer Kinder verloren haben, sind jedenfalls sicherlich besonders anfällig für depressive Beeinträchtigungen. Die in zahlreichen epidemiologischen Langzeitstudien identifizierten frühkindlichen

Risikofaktoren[1] (Egle und Hardt 2005) laufen jedenfalls konvergent auf eine Störung der frühen Mutter-Kind-Beziehung und der dort stattfindenden Bindungsprozesse sowie der externen Stressmodulation durch die Mutter hinaus, was dann wiederum zu einem erhöhten psychosomatischen Erkrankungsrisiko auch der späteren Erwachsenen beitragen kann. Wir wissen heute relativ viel über die bindungs- und zuwendungsabhängige Ausreifung sowohl des stressmodulierenden Systems (Amygdala, Hippocampus, präfrontaler Kortex) als auch emotionaler Kompetenzen (Spiegelneuronen, anteriorer Gyrus Cinguli, orbitofrontaler Kortex). Eine auf Dauer fehlende oder aversive Stimulierung dieser Funktionssysteme kann im kindlichen Gehirn eine lebenslang erhöhte traumaassoziierte Stress-Sensitivität mit der Folge einer erniedrigten Stress-Schwelle, einer unreifen Angstbewältigung und einer gestörten Bewältigung emotionaler zwischenmenschlicher Konflikte bewirken. Auf psychosozialen Stressoren und Traumata während der Kindheitsentwicklung basierende neurobiologische Langzeitfolgen führen also über eine gestörte Stressverarbeitung und eine beeinträchtigte Affektverarbeitung zu einem erhöhten Risiko für psychische/psychosomatische Erkrankungen im späteren Leben (Heim 2005). Dieses biopsychosoziale Erkrankungsmodell ermöglicht es auch, die erst seit kurzem wahrgenommenen Langzeitfolgen des 2. Weltkrieges für die betroffenen Kriegskinder besser zu verstehen.

Langzeitfolgen kriegsbedingter Vaterlosigkeit

In diesem Zusammenhang sind einige Ergebnisse der Mannheimer Kohortenstudie zur Epidemiologie psychogener Erkrankungen von besonderem Interesse. Diese Studie wurde unter der Leitung von Heinz Schepank Mitte der 70er-Jahre des letzten Jahrhunderts konzipiert. Nach einigen Vorstudien erfolgte zwischen 1979 und 1982 die erste Befragung von 600 Männern und Frauen der Geburtsjahrgänge 1935, 1945 und 1955 (Schepank 1987). Ein Großteil der zufällig aus der erwachsenen Mannheimer Normalbevölkerung ausgewählten Studienteilnehmerinnen und Studienteilnehmer hatte den 2. Weltkrieg und seine unmittelbaren Folgen also persönlich erlebt. Das Hauptergebnis dieser Untersuchung bestand im Nachweis der großen Häufigkeit psychischer/psychosomatischer Erkrankungen in der erwachsenen

1 Wie zum Beispiel schwere körperliche und psychische Erkrankungen der Eltern während der ersten Kinderjahre, chronische Familienkonflikte, Dissozialität, häufig wechselnde frühe Bezugspersonen, Verlust der Mutter oder des Vaters, körperlicher, emotionaler oder sexueller Missbrauch des Kindes.

Normalbevölkerung. Etwa ein Viertel der untersuchten Personen wurde als Fall einer entsprechenden Erkrankung eingeordnet. Dieser zentrale Befund wurde in der ersten Folgeuntersuchung, die zwischen 1983 und 1985 durchgeführt wurde, bestätigt (Schepank 1990). Mitte der 90er-Jahre wurden insgesamt noch über 300 Männer und Frauen der Ausgangsstichprobe ein drittes Mal untersucht. Wiederum wurden die Untersuchungen und Interviews von erfahrenen Psychoanalytikerinnen und Psychoanalytikern durchgeführt, darüber hinaus kamen zahlreiche standardisierte psychometrische Fragebogenverfahren zum Einsatz (Franz et al. 2000). Psychogene Erkrankungen[2] waren bei Angehörigen der Unterschicht deutlich häufiger. Ledige, getrennt Lebende und Geschiedene wiesen ebenfalls ein erhöhtes Fallrisiko auf. Auch bei starken frühkindlichen Belastungen (z.B. deutliche Psychopathologie der Mutter, pathologische Elternbeziehungen, häufige Abwesenheit der Mutter) bestand ein erhöhtes Fallrisiko.

Der Vergleich einer Subgruppe von Probanden mit einem besonders günstigen und einem besonders schlechten Langzeitverlauf – also mit sehr niedriger bzw. sehr hoher psychogener Beeinträchtigung – erbrachte den zunächst wenig überraschenden Befund, dass bei den Probanden mit einem chronisch schlechten Verlauf deutliche Hinweise auf eine gestörte Mutterbeziehung und eine psychopathologisch auffällige Mutter bestanden. Wurden jedoch zwei Gruppen mit einer anderen Verlaufscharakteristik (kontinuierliche Verschlechterung versus kontinuierliche Verbesserung) verglichen, zeigte sich, dass weniger die Beziehung zur Mutter als die zum Vater deutlich gestört war (Fehlen des Vaters über mehr als sechs Monate in den ersten sechs Lebensjahren, globales Vaterdefizit). Dies traf für die Probandinnen und Probanden zu, die sich, ausgehend von relativ unauffälligen Belastungswerten, über den untersuchten Lebensabschnitt hinweg kontinuierlich verschlechterten, also möglicherweise mit Lebenskrisen oder der Bewältigung obligatorischer Konflikte weniger gut zurechtkamen (Franz et al. 1998, Franz et al. 1999). Auch innerhalb komplexer statistischer Modelle zeigte sich, dass speziell das Fehlen des Vaters in den ersten sechs Lebensjahren bei den hiervon betroffenen Kriegskindern zu einer statistisch signifikant höheren psychosomatischen Beeinträchtigung im Erwachsenenalter beitrug. Auch der direkte Vergleich zwischen den Kriegskindern der Geburtsjahrgänge 1935 und 1945, die in ihren ersten sechs Lebensjahren Kontakt zum Vater hatten, mit denen, die einen solchen Kontakt nicht erleben konnten, erbrachte noch über 50 Jahre später eine signifikant höhere psychische/psy-

2 Im Wesentlichen Psychoneurosen, depressive Störungen, Persönlichkeitsstörungen, Suchterkrankungen, somatoforme Störungen, Anpassungsstörungen.

chosomatische Belastung der erwachsenen ehemaligen Kriegskinder. Aus psychoanalytischer Sicht verdeutlichte Radebold (2000) diese Zusammenhänge anhand eindrucksvoller Fallbeispiele.

Es soll an dieser Stelle nicht verschwiegen werden, dass trotz dieser statistischen Befunde zur Bedeutung der kriegsbedingten Vaterlosigkeit auch in unserem wissenschaftlichen Team zunächst der klare Blick für diese Zusammenhänge fehlte. Erst mühsam musste er in der Auseinandersetzung auch mit kollektiven Verdrängungsgeboten erarbeitet werden. Das Stereotyp »blaming the mother« war als Wahrnehmungsreflex im Zusammenspiel mit dem kollektiv tradierten Wahrnehmungsverbot der kriegsbedingten Langzeitfolgen auch in unserer Forschergruppe so wirksam, dass wir die Resultate unserer Arbeiten erst nach einem längeren Klärungsprozess und wiederholten Auswertungen zur Diskussion stellten. Von geradezu traumatischer Qualität während dieses Diskussionsprozesses war für das Forscherteam die Erkenntnis, dass bei 56 Prozent der Kriegskinder des Jahrganges 1935 und bei immerhin noch 37 Prozent der Kriegskinder des Jahrganges 1945 die Väter in den ersten sechs Lebensjahren über einen längeren Zeitraum hinweg abwesend waren. Der bereits vor dem Krieg für zwei Jahre und heimatfern abzuleistende Wehrdienst, heimatferne Abkommandierung bereits vor dem Ausbruch der eigentlichen Kriegshandlungen, anderweitige Arbeitseinsätze, Haft, schließlich der Kriegseinsatz selber und die Kriegsgefangenschaft führten zu diesem enorm hohen Anteil abwesender Väter auch noch bis in die Nachkriegszeit hinein.

Bemerkenswerterweise nahm die psychische/psychosomatische Belastung der ehemalig vaterlosen Kriegskinder über die verschiedenen Messzeitpunkte der Mannheimer Kohortenstudie sogar noch zu. Das heißt, das biografische Langzeitecho der kriegsbedingten Vaterlosigkeit hatte eine Reichweite, die in der öffentlichen Diskussion jahrzehntelang nicht zur Kenntnis genommen worden war. Aufgrund der kollektiv traumatischen Qualität dieser Zusammenhänge wird es sicherlich auch noch eine ganze Zeit in Anspruch nehmen, bis in der breiten Öffentlichkeit hier eine entsprechende Wahrnehmungsbereitschaft erreicht ist. Jedenfalls haben gerade kürzlich durchgeführte epidemiologische Erhebungen an großen Kollektiven erneut die negativen Langzeitfolgen der kriegsbedingten Vaterlosigkeit aufgezeigt (Brähler 2001).

Radebold (2000) hat in mehreren Beiträgen den historischen Hintergrund unserer Befunde erhellt, der allein schon aufgrund der Zahlen in bedrückender Weise illustriert, warum die Kriegsfolgen über Jahrzehnte hinweg in ihrer traumatischen Qualität verdrängt und hinsichtlich der Fakten verleugnet wurden und vielleicht werden mussten. Jeder achte männliche Deutsche starb durch Kriegseinwirkungen im 2. Weltkrieg, 86 Prozent der Geburtsjahrgänge 1911 bis 1922 waren als Soldaten Kriegsteilnehmer – in den meisten Fällen sechs Jahre lang. 4,7 Millionen von ihnen starben. Statistisch bedeutet dies, dass über fast sechs Jahre jeden Tag hinweg 2.500 Männer – Söhne, Brüder und eben auch Väter – starben. Millionen deutsche Soldaten gerieten in Kriegsgefangenschaft. Die Rückkehrer waren in hohem Maße psychisch wie körperlich traumatisiert und standen ihren Kindern emotional dann häufig nicht zur Verfügung. Dies betraf in Deutschland etwa 2,5 Millionen Halbwaisen und 100.000 Vollwaisen am Ende des Krieges. Der Verlust oder die Konfrontation mit dem beziehungsunfähigen traumatisierten Vater führte in vielen Nachkriegsfamilien zu einer emotionalen Entfremdung und zu einer hohen Scheidungsrate, so dass etwa 25 Prozent der Nachkriegskinder ohne Vater aufwuchsen. Weitere Entwurzelungserfahrungen wie Bombardierung, Kinderlandverschickung, Flucht, Lagerhaft, Vertreibung führten bei zahlreichen Kindern zu einer kumulativen Traumatisierung in den prägungssensiblen frühen Entwicklungsjahren. Die erlittenen Verluste konnten in einer Vielzahl der Fälle nicht betrauert werden. Die deutsche »Heldenmutter« oder »Kriegerwitwe« zeigte in der Öffentlichkeit keine Trauer, sondern ergab sich pflichtbewusst und schweigend in ihre Rolle. In einer Vielzahl der Fälle erfolgten ein sozialer Rückzug und eine alexithyme Erstarrung der familiären Beziehungsmuster. Insbesondere zahlreiche Jungen litten unter einem abwesenden wie auch unter einem idealisierten Vaterbild oder gerieten durch Parentifizierung aufgrund der Bedürftigkeit der Mutter in eine überfordernde familiäre Position, deren Zentrum von einem depressiven Mutterbild mit entsprechenden latenten Schuldzuweisungen an das Kind beherrscht wurde. Dies führte gerade bei vielen betroffenen Männern zu funktionalen Identitäten, die während der Aufbaujahre des Nachkriegswirtschaftswunders eine reibungslose Anpassung im Sinne einer Scheinnormalität ermöglichten.

Aus heutiger Sicht erscheint zumindest vorstellbar, dass die ideologisch überformte Suche der 68er-Bewegung nach idealisierten Ersatzvätern auch mit den fehlenden eigenen Vätern und der tiefen Enttäuschung über die kriegstraumatisierten Nachkriegsväter in Zusammenhang zu bringen ist. Das von den späteren 68ern – häufig eben vaterlose Kriegskinder – in hoher Zahl erlittene Trauma und dessen nachfolgende kollektive Verdrängung könnten zu der späteren Revolte gegen die unglaubwürdig erlebten Vaterautoritäten und zur teilweise kritiklosen und unreflektierten Idealisierung politischer Ersatzväter beigetragen haben. Die Funktion derartiger Idealisierungsprozesse besteht aus tiefenpsychologischer Sicht auch in der Abwehr oder Unspürbarmachung des eigentlich intendierten Zweckes: der Verdrängung der Trauer um den verlorenen eigenen Vater. Vielleicht erfuhr der späte Besuch des Kriegskindes und ehemaligen Kanzlers Gerhard Schröder am Grab des im Krieg gefallenen Vaters auch deshalb eine so außerordentlich große und z. T. auch indiskrete mediale Aufmerksamkeit, weil hier ein politisiertes Kriegskind, das sich eher als *Enkel* (Willy Brandts) denn als irgendeines Sohn bezeichnete, an das Wahrnehmungstabu der eigenen Generation rührte.

In den Mannheimer Daten galten die gefundenen Zusammenhänge im Übrigen für alle Kriegskinder, Jungen wie Mädchen. Relativierend muss gesagt werden, dass der kriegsbedingt fehlende Vater für sich allein sicherlich keine hinreichende Erklärung für die erhöhten psychischen/psychosomatischen Beeinträchtigungen der ehemaligen Kriegskinder ist. Sicherlich vermittelt sich das Fehlen des Vaters auch der Mutter, und diese wird nach Verlust ihres Ehemannes und Partners sowie nach Verlust ihrer sozialen Absicherung unter Kriegs- und Nachkriegsbedingungen sicherlich psychisch belasteter oder auch depressiver mit ihrem Kind umgehen als eine Mutter, die gemeinsam mit ihrem Mann die anstehenden Nöte bewältigen kann. Dementsprechend fanden wir ebenfalls einen Schichteinfluss auf die bei den Kriegskindern bestehende psychische/psychosomatische Beeinträchtigung. Dies ist möglicherweise einerseits Ausdruck des bekannten Schichtgradienten bzw. des Einflusses des sozioökonomischen Status auf den seelischen Gesundheitszustand, andererseits erscheint es aber auch durchaus denkbar, dass das kriegsbedingte Fehlen des Vaters zu schlechteren Start- und sozialen Entwicklungsbedingungen der hiervon betroffenen Kriegskinder führte. Wie auch immer fanden wir noch 50 Jahre nach Kriegsende bei kriegsbedingtem Fehlen des Vaters ein deutlich erhöhtes Risiko, auf Dauer psychisch/psychosomatisch zu erkranken.

Die durch die Kriegsereignisse erzwungene Identifikation mit aversiven Vateraspekten – der abwesende Vater, der tote Vater, der idealisierte Vater, der Vater als traumatisiertes Opfer, der Vater als brutaler Täter – und die Introjektion der dazugehörigen Mutterbilder – die traumatisierte, aus der Beziehung zum Kind dissoziierte Mutter, die emotional verschlossene Mutter, die depressiv-abwesende Mutter, die verleugnende Mutter – führten bei einer Vielzahl der betroffenen Kinder zu verzerrten Objektbildern und ichstrukturellen Reifungsstörungen, die sowohl eine gestörte Wahrnehmung äußerer Fakten (wenn diesen latent eine emotional-aversive Bedeutung zukommt) als auch eine gestörte emotionale Binnenwahrnehmung und damit eine gestörte Einfühlungs- und Beziehungsfähigkeit nach sich zogen. Die kollektiv in hoher Zahl in der Bevölkerung resultierende Wahrnehmungsorganisation und die entsprechenden Verdrängungs- und Verleugnungsbedürfnisse führten aus Loyalität zu den beschädigten Objekten und aus Gründen der Abwehr traumatischer Ängste zu einem breiten und verschwiegenen Konsens, den Krieg und seine emotionalen Langzeitfolgen nicht zu intensiv zur Kenntnis zu nehmen. An der Verzögerung der Offenlegung dieser kollektiv organisierten Abwehrprozesse leiden viele Kriegskinder als Opfer bis heute – und das nicht nur in Gestalt unserer Patienten in unseren Behandlungszimmern.

Ein Bild, das ein US-amerikanischer Panzerkommandant beim Einrollen in das zerbombte Düsseldorf von seinem Panzer herab aufgenommen hat, zeigt eine Szene, die diese Zusammenhänge in hochverdichteter Form festhält: Am Straßenrand auf dem Bordstein sitzt eine weinend zusammengebrochene Frau in abgerissenen Schuhen und Kleidern hingekauert. In ihrem rechten Arm hält sie einen vielleicht vierjährigen Jungen festgeklammert, die Finger dieses Armes sind zur Faust zusammengeballt, sie ergreifen das Kind nicht. In ihrer linken Hand umklammert die weinende Mutter ein Taschentuch; sie ist ganz in ihren Schmerz versunken, weint mit dem Kopf an der Brust des stehenden Jungen in sich hinein. Die Mutter sucht Trost bei ihrem Kind, das ihr diesen nicht geben kann. Wohl aber wird es die Verzweiflung und die Erschütterung der Mutter spüren und vielleicht schuldhaft auch auf sich beziehen. Der Junge, dem das Gesicht der Mutter nicht als Spiegel zur Verfügung steht, drückt seine linke Wange seitlich an die Stirn der Mutter und schaut mit unverwandtem Blick teils ängstlich, teils mit kindlicher Wut dem Panzerkommandanten geradewegs in die Kamera. Die Augen angstvoll geweitet, die Mundwinkel traurig nach unten, fragt der versteinerte Blick in die Kamera: Wer hat meine Mutter so traurig gemacht? In seiner rechten Hand hält er eine kindliche Waffe, einen Stock, von dem man den Eindruck hat, dass ihn dieser Junge 20 Jahre später als Waffe gegen den Panzerkommandanten verwenden könnte: Hat er ihm den Vater genommen und die Mutter so traurig gemacht?

Fallbeispiel aus der psychotherapeutischen Praxis

Abschließend möchte ich Ihnen aus einer psychotherapeutischen Behandlung eines solchen ehemaligen Kriegskindes einige Einblicke in die möglichen Langzeitfolgen eines kriegsbedingten Vaterverlustes geben. Es handelt sich um einen zu Behandlungsbeginn 60-jährigen Mann, einen kinderlos verheirateten, beruflich selbstständigen und politisch links eingestellten »Alt-68er«. Er hatte vor Behandlungsbeginn über Jahre hinweg an schweren, z.T. paranoid gefärbten Depressionen mit Suizidalität und Alkoholabusus gelitten. Darüber hinaus litt er von Kindheit an bis zu Behandlungsbeginn an nächtlichem Einnässen und einem quälenden Harndrang tagsüber, weshalb er nicht in der Lage war, an gesellschaftlichen Aktivitäten teilzunehmen. Sein leiblicher Vater starb an Kriegsfolgen Ende des 2. Weltkriegs, als der Patient noch im Säuglingsalter war. Seine Mutter ging bald nach dem Krieg eine Versorgungsehe mit einem ungeliebten zweiten Ehemann ein. Dieser Stiefvater war ein psychisch schwer kriegstraumatisierter Soldat. Er kommandierte die beiden Stiefkinder – den Patienten und seinen Bruder – im Kasernenton zu Hause herum, ließ die Kinder antreten, schrie sie an; auch nachts wurden sie geweckt und mussten diese aggressiven Rituale über sich ergehen lassen. Fast täglich wurde der Patient als Kind wegen seines andauernden Bettnässens schwer und sadistisch ritualisiert geschlagen. Der Patient verließ mit 14 das Elternhaus, um so früh wie möglich eine Lehre zu beginnen und sich formal unabhängig zu machen. Er war beruflich recht erfolgreich und brach den Kontakt zur Herkunftsfamilie ab. Seinen persistierenden Harndrang und das auch im Erwachsenenalter anhaltende nächtliche Einnässen führten ihn wiederholt zu urologischen Konsultationen. Er ließ sich in diesem Rahmen mehrfach, ohne eigentlich vorhandene organische Indikation und im Ergebnis vergeblich, urologisch operieren (Harnröhrenschlitzungen, Zystoskopien), eine Wiederholungshandlung, die sich später als Fortsetzung der erfahrenen kindlichen körperlichen Misshandlungen und Kastrationsandrohungen verstehen ließ. Von seiner zugewandten und kontaktfreudigen Freundin und späteren Ehefrau fühlte er sich bis ins Erwachsenenalter – eigentlich unangemessen – gegängelt und dominiert und er verschloss sich vor ihr. Seine schwere Depression kompensierte er jahrelang durch eine freudlose Arbeitshaltung und Durchhaltementalität, die in Krisensituationen durch Suizidalität und Alkoholexzesse unterbrochen wurde. In solchen Situationen suchte der Patient wiederholt auf dem Weg zur Arbeit einen einsamen Parkplatz auf, um dort stundenlang suizidale Szenarien zu imaginieren und alleine zu trinken.

Unter psychoanalytischer Behandlung wurden im Gruppensetting zunächst die starken dyadischen Ängste des Patienten deutlich. Auf der einen Seite inszenierte er eine auf den Gruppenleiter bezogene Suchbewegung nach einem idealisierten Vater, auf der anderen Seite fühlte er sich von der bedrohlich invasiven und konfrontativen Gruppe verfolgt und wiederum unterworfen. Im Übertragungsgeschehen wurden zunehmend die tiefe Enttäuschung und die tief sitzende Wut bezogen auf die Mutter deutlich. Das Durcharbeiten der damit verbundenen dyadischen Ängste, die sich an der immer wieder auch noch als feindselig und verfolgend erlebten Mutter entzündeten, gipfelte in massiven Vorwürfen an sie: Sie habe diesen sadistischen Stiefvater nur um ihrer eigenen Versorgung willen geheiratet und ihn und die anderen Kinder und auch den eigentlichen Vater des Patienten darüber hinweg vergessen. Noch unter dem Schutz der therapeutischen Beziehung zum idealisierten Therapeuten, der diese latent aggressiven, z.T. auch obstruktiven Abwehrmanöver gegenüber der Gruppe empathisch und mit vorsichtigen Deutungshinweisen begleitete, erwachte schließlich das Interesse des Patienten für seinen leiblichen Vater. Es kam zu erstmaligen Gesprächen mit der Mutter über den von ihr bis dahin nicht erwähnten leiblichen Vater, und der Patient stellte in einer triangulierenden Suchbewegung Nachforschungen an, die ihm bislang aufgrund seiner Separationsängste nicht möglich gewesen waren.

Es kam bei aufwendigen Nachforschungen – auch im osteuropäischen Ausland – heraus, dass es sich bei seinem leiblichen Vater um »echt schlesisches Urgestein«, um einen sympathischen Vertreter alten Landadels gehandelt habe. Mit unverhohlenem Stolz und wachsender Zufriedenheit ermöglichten diese rekonstruktiven Arbeiten dem Patienten eine realitätsbezogenere triangulierende Übertragungsbeziehung zum Therapeuten, mit dem er sich positiv männlich identifizierte, und schließlich eine emotionale Distanzierung vom gewalttätigen Stiefvater – bis dato fantasierter Agent dyadischer Verfolgung. Die Gruppe konnte der Patient in diesem Entwicklungsstadium erstmals emotional hilfreich und als Schutz auch vor neuen masochistischen Inszenierungen des kindlichen Gewaltmissbrauchs nutzen. Unter diesem Schutz kam es dann im Konsens mit der Gruppe zu einer heftigen Kritik an den späteren urologischen Gewalttätern und den nutzlosen Operationen sowie auch zu einer angedeuteten ödipalen Rivalität mit dem männlichen Gruppentherapeuten.

Möglich wurde diese Entwicklung einschließlich einer deutlichen symptomatischen Besserung jedoch erst dadurch, dass der männliche Gruppentherapeut, ein Nachkriegskind, seinerseits auf den kriegstraumatisierten eigenen Vater bezogene Gegenübertragungswiderstände bearbeiten und verstehen konnte. Die Einfühlung in das heute 60- oder 70-jährige Kriegskind stellt für viele jüngere, insbesondere männliche Therapeuten eine besondere Herausforderung dar. Hierfür sind auch die Einfühlung in das traumatische kriegskindliche Erleben des eigenen Vaters und die Rücknahme damit verbundener Idealisierungen erforderlich. Das einfühlsame Erkennen des vaterlosen kriegstraumatisierten Kindes in einem älteren Mann ist etwas anderes als das Zulassen der normalen Rivalität zwischen älterem und jüngerem Mann in der Übertragung. Ertragen und zugelassen werden muss als Voraussetzung der empathischen Einfühlung aus Therapeutensicht die Konfrontation auch mit den eigenen homosexuell-ödipalen, auf den eigenen Vater gerichteten Wünschen oder noch früheren Triangulierungswünschen – und dies vor der dyadisch-regressiven Drohkulisse der Kriegsszenerie.

In vielen Behandlungen stellt ein kollusiver Abwehrkompromiss zwischen Patient und Therapeut die »kleinere« Lösung dar. Man einigt sich auf ein konfliktneurotisches Geschehen unter maßgeblicher Eigenbeteiligung des Patienten und muss sich als Therapeut nicht mehr mit dem kriegstraumatisierten Kind, das möglicherweise auch im eigenen Vater aufzufinden gewesen wäre, beschäftigen oder gar identifizieren. Dies erspart dem Therapeuten dann eigene Verunsicherungen und dissoziative Brüche in der Bewältigung des eigenen Kriegstraumas in der Familie. Einen eindrucksvollen Erfahrungsbericht aus dem Binnenleben eines selbst auch betroffenen Psychoanalytikers und von aus der eigenen Betroffenheit resultierenden Wahrnehmungshemmungen gibt Radebold (2000). Der dargestellte Patient ist nur eines von zahllosen Opfern eines Nachkriegsschicksales. Sie alle werden ähnliche Beispiele aus ihrer Behandlungspraxis kennen.

Zusammenfassung

Ich fasse zusammen: Das Fehlen des Vaters in den ersten Kinderjahren stellt nicht nur aus psychoanalytischer Sicht, sondern auch aufgrund epidemiologischer Daten einen bedeutsamen Risikofaktor für die Entwicklung der betroffenen Kinder dar. Zum Alltag in Deutschland wurde und wird Vaterlosigkeit einerseits als transgenerational tradierte, kollektiv-traumatische Kriegsfolge und andererseits aufgrund des strukturellen Vaterdefizites unserer heutigen Gesellschaft. Angesichts dieser Zusammenhänge und Befunde werden wir dem Fehlen des Vaters immer wieder begegnen und es in unseren Behandlungen, beispielsweise im Umgang mit paranoiden Übertragungsformationen oder traumaassoziierten Verleugnungen, bearbeiten müssen. Wir sollten uns darüber hinaus vielleicht aber auch der Frage stellen, ob nicht gerade wir als Psychoanalytiker eine Politik, welche familienfeindlichen Tendenzen und dem Vergessen der Väter entgegentritt, offensiver einfordern könnten.

Literatur

Brähler E, Decker O, Radebold H (2004): Ausgebombt, vertrieben, vaterlos – Langzeitfolgen bei den Geburtsjahrgängen 1930–1945 in Deutschland. In: Radebold H, Kindheiten im II. Weltkrieg und ihre Folgen. Gießen: Psychosozial-Verlag, S. 111–136.

Bremner JD. Effects of traumatic stress on brain structure and function: relevance to early responses to trauma. J Trauma Dissociation. 2005; 6(2): S. 51–68.

Bundesministerium für Familie, Senioren, Frauen und Jugend (Hrsg.) (2003): Wo bleibt die Zeit? Die Zeitverwendung der Bevölkerung 2001/02.

Egle UT, Hardt J. Pathogene und protektive Entwicklungsfaktoren für die spätere Gesundheit. In: Egle UT, Hoffmann SO, Joraschky P (Hrsg.): Sexueller Missbrauch, Misshandlung, Vernachlässigung, 3. Aufl. Stuttgart: Schattauer, S. 20–34.

Fthenakis WE (1999): Engagierte Vaterschaft. Opladen: Lesake und Budrich, S. 133–146.

Franz M (2005): Langzeitfolgen von Trennung und Scheidung. In: Egle et al. (Hrsg.): Sexueller Missbrauch, Misshandlung, Vernachlässigung. 3. Aufl., Stuttgart: Schattauer, S. 116–128.

Franz M, Tress W, Schepank H (1998): Predicting Extreme Patterns of long-term Course of Psychogenic Impairment: a Ten-Year-Follow-Up. Soc. Psychiatry Psychiatr. Epidemiol. 33: S. 243–251.

Franz M, Lieberz K, Schmitz N, Schepank H (1999): Wenn der Vater fehlt. Epidemiologische Befunde zur Bedeutung früher Abwesenheit für die psychische Gesundheit im späteren Leben. Zsch. psychosom. Med. 45: S. 260–278.

Franz M, Lieberz K, Schepank H (Hrsg.) (2000): Seelische Gesundheit und neurotisches Elend. Der Langzeitverlauf in der Bevölkerung. Wien: Springer.

Franz M, Lensche H (2003): Alleinerziehend – alleingelassen? Die psychosoziale Beeinträchtigung alleinerziehender Mütter und ihrer Kinder in einer Bevölkerungsstichprobe. Zsch. Psychosom. Med. 49: S. 115–138.

Heim C: Psychobiologische Folgen früher Stresserfahrungen. In: Egle UT, Hoffmann SO, Joraschky P (Hrsg.): Sexueller Missbrauch, Misshandlung, Vernachlässigung, 3. Aufl., Stuttgart: Schattauer, S. 59–74.

McEwen BS. Early life influences on life-long patterns of behavior and health. Ment Retard Dev Disabil Res 2003; 9: S. 149–154.

Radebold H (2000): Abwesende Väter. Göttingen: Vandenhoeck & Ruprecht.

Russel A, Saebel J (1997): Mother-son, mother-daughter, father-son, and father-daughter. Are they distinct relationships? Developmental Review 17: S. 111–147.

Schepank H (Hrsg.) (1987): Psychogene Erkrankungen der Stadtbevölkerung: Eine epidemiologisch-tiefenpsychologische Feldstudie. Springer, Berlin Heidelberg New York.

Schepank H (Hrsg.) (1990): Verläufe. Heidelberg: Springer.

Siegal M (1987): Are sons and daughters treated more differently by fathers than by mothers? Developmental Review 7: S. 183–209.

Weaver IC, Cervoni N, Champagne FA, D'Alessio AC, Sharma S, Seckl, JR, Dymov S, Szyf M, Meaney MJ. Epigenetic programming by maternal behavior. Nat Neurosci 2004; 7: S. 847–854.

»Späte Scheidungen« als späte Kriegsfolgen?

Kriegskindheitserfahrungen und Beziehungsverläufe

Insa Fooken

»Kriegskinder« und »späte Scheidungen«

Es mag im Kontext einer Publikation zu den Folgen von Kriegskindheiten etwas irritierend sein, auf einen empirischen Beitrag über Scheidungen nach langjährigen Ehen zu stoßen. Der im Titel dieses Textes suggerierte Zusammenhang zwischen Kriegskindheitserfahrungen und »späten Scheidungen« ist allerdings bewusst als Frage formuliert. Die Argumentationsfigur, die hier entfaltet wird, soll daher auch nur als ein Deutungsangebot aus der Sicht empirischer Forschung verstanden werden. Möglicherweise entsprechen aber die hier referierten empirischen Ergebnisse durchaus einigen Erfahrungen und Ergebnissen der stärker klinisch orientierten KollegInnen.

Steigende Scheidungszahlen nach langjährigen Ehen verweisen auf ein Phänomen, das in der deutschen Scheidungsstatistik seit Beginn der 90er-Jahre des 20. Jahrhunderts beobachtbar ist und als »zweiter später Scheidungsgipfel« bezeichnet wird (Dorbritz & Gärtner 1998, S. 431). Da es bis dahin im deutschsprachigen Raum weder nennenswerte Erkenntnisse über die Begründungen und Folgen eines solchen späten (oder möglicherweise sogar »verspäteten«) Trennungsverhaltens gab noch nennenswerte empirisch fundierte Erkenntnisse über die Gruppe geschiedener Menschen im höheren Erwachsenenalter vorlagen, erschien es dem damaligen Bundesseniorenministerium sinnvoll, diese Gruppe in einer ersten Erkundungsstudie zu verorten (Fooken & Lind 1997, Lind 2001, Fooken 2002). Dabei interessierte, in welcher Weise sich Männer und Frauen jenseits der Lebensmitte mit einer Trennung nach langen Ehejahren auseinandersetzen und ob diese Personengruppe eine potentielle, hilfebedürftige Risikogruppe im Alter darstellen würde.

In der im Jahr 1997 begonnenen Studie über »Trennungen/Scheidungen nach langjährigen Ehen« wurden insgesamt ca. 300 Personen erfasst, die sich telefonisch oder schriftlich nach einem Bericht über das geplante Forschungsprojekt in bundesweit verbreiteten Tageszeitungen bei der Projektleitung an der Universität Siegen gemeldet hatten. Davon wurden mit 125 Personen mehrstündige themenzentrierte biografische Interviews geführt.

Dieses Sample repräsentierte drei unterschiedliche Altersgruppen: (1) Die um 1930 herum Geborenen, zur Zeit des Interviews 66–68 Jahre alt, (2) die um 1940 herum Geborenen, beim Interview 56–58 Jahre alt, und (3) die um 1950 herum Geborenen, die während des Interviews 46–48 Jahre alt waren. Die Interviews wurden a-posteriori, entlang der subjektiv-biografischen Sicht der Befragten qualitativ inhaltsanalytisch ausgewertet und in ein nominal bzw. ordinal skaliertes Kategoriensystem überführt (6-stufige »Ratingskalen«; vgl. Lind 2001). Darüber hinaus ging eine Vielzahl theoretisch bzw. empirisch bzw. klinisch fundierter Konzepte, die sich im Rahmen einer Literaturrecherche als themenrelevant erwiesen hatten, in die Entwicklung des Interviewleitfadens und der Auswertungskategorien ein (vgl. Fooken & Lind 1997). Neben den qualitativen Interviews kamen auch verschiedene standardisierte Verfahren zum Einsatz, unter anderem Fragebögen zur »Seelischen Gesundheit« (TPF, Becker 1989) und zu Kompetenz- und Kontrollüberzeugungen (FKK, Krampen 1989). Wichtig zur adäquaten Einschätzung der hier ermittelten Ergebnisse ist, dass es sich nicht um eine klinische Stichprobe handelt. So ist auch die Ergebnisdarstellung eher an beschreibend-biografischen Kategorien orientiert und erhebt nicht den Anspruch, klinisch-diagnostische Fallanalysen zu dokumentieren.

Der vorliegende Beitrag bezieht sich wiederum auf eine Teilgruppe des Samples, nämlich auf die Geburtskohorte der um 1940 (1939–41) Geborenen. Dass es sich bei dieser Gruppe nicht einfach nur um Personen in ihrer sechsten Lebensdekade, sondern um im Zweiten Weltkrieg geborene »Kriegskinder« handelt, wurde einerseits im Projekt zwar registriert, andererseits aber zunächst nicht für diagnostisch sonderlich relevant gehalten. Schon bald aber, das heißt noch vor der systematischen Auswertung und Analyse der Daten, fielen bei der Reflexion der ersten Eindrücke aus den Interviews im Forschungsteam die so genannten »Merkwürdigkeiten beim Jahrgang 1940« auf. Diese Irritationen bezogen sich insbesondere auf drei Phänomene: (1) Ein ausgesprochen großes Bedürfnis der befragten »Kriegskinder«, sich in den eher offenen, narrativen Teilen des Interviews sehr ausführlich auf die Schilderung der Kindheit und des Herkunftsmilieus einzulassen (»der lange Arm der Herkunftsfamilie«) (2) Deutlich ausgeprägte geschlechtsspezifische Differenzen sowohl in der Selbstwahrnehmung und Fremdattribution der PartnerInnen als auch in den subjektiven Erklärungsansätzen zur Trennungsgenese und den entsprechenden Schuldzuweisungen (männliche Variante: »Frauen sind aufgehetzt, aber mir macht das nichts aus«; weibliche Variante: »Männer sind so, ich hätte das früher erkennen müssen«). (3) Eine ausgeprägte Aversion, sich im Interview auf die Thematisierung der Zukunftsplanung und der Auseinandersetzung mit dem Alter(n) einzulassen.

Erst als in anderen fachlichen Zusammenhängen, angestoßen durch die Arbeiten und Thesen Hartmut Radebolds zur Bedeutung von kindlichen Kriegserfahrungen im Lebensverlauf der »Kriegskinder« des Zweiten Weltkriegs (vgl. Radebold 2005), deutlich wurde, dass es sich nicht nur um eine Gruppe von 56- bis 58-jährigen befragten Männern und Frauen handelt, sondern um Menschen, deren Kindheiten und weitere Lebensverläufe mehr oder weniger von Kriegseinflüssen belastet waren, erschlossen sich die »Merkwürdigkeiten des Jahrgangs 1940« allmählich in einer anderen Weise.

Die »Entdeckung« des zeithistorischen Kontextes

Bei vielen sozialwissenschaftlichen Forschungsarbeiten zu langjährigen (ehelichen) Beziehungen und deren Chancen und Gefährdungen fällt auf, dass mögliche zeit- und mentalitätsgeschichtliche Einflussgrößen selten systematisch einbezogen werden. Handlungsleitende Vorstellungen und Normen über eheliche Beziehungsgestaltung sind aber zumeist Ausdruck der herrschenden Geschlechter- und Generationenverhältnisse bzw. konstituieren diese. Somit gilt für die Generation dieser »Kriegskinder« des Zweiten Weltkrieges, dass »Partnerwahl« und »Familiengründung« als Entwicklungsaufgaben des jungen Erwachsenenalters in die restaurativen 50er- und 60er-Jahre fielen, deren diesbezügliche Normen und Wertvorstellungen von ihnen kaum kritisch reflektiert wurden. Dabei entfaltete die »normative Kraft des Faktischen« ihre Wirksamkeit in Form des Praktizierens geschlechtsspezifisch arbeitsteiliger ehelicher Partnerschaften, die auf lebenslange Dauer hin konzipiert waren. Dies geschah nicht zuletzt vor dem Hintergrund des fundamentalen gesellschaftlichen Zusammenbruchs nach dem Krieg, so dass häufig die Sehnsucht nach Wiederherstellung vorgeblich heiler und stabiler Familien- und Beziehungswelten an die junge Generation (das heißt an die »Kriegskinder«) delegiert wurde. Dass auch die Eltern der Befragten »Kriegskinder« im Ersten Weltkrieg waren, erscheint dabei als eine bemerkenswerte lebensgeschichtliche Parallele in der Eltern- und Kindergeneration.

Zur »Bindungssicherheit« der »Kriegskinder«

Aus bindungstheoretischer Sicht weiß man, dass es zur Etablierung einer stabilen Beziehungswelt eines tragfähigen Gefühls psychischer Sicherheit bedarf, das wiederum stark von den primären Bindungserfahrungen mit Mutter und Vater abhängig ist: Kindliche Bindungssicherheit braucht »elterliche Feinfühligkeit« (vgl. Grossmann & Grossmann 2004). Angesichts der temporären oder dauerhaften kriegsbedingten Abwesenheit der Väter bei etwa einem Viertel der betroffenen Kriegskinderjahrgänge (vgl. Radebold 2005) und der damit häufig gegebenen Überforderung der Mütter war die Wahrscheinlichkeit für die Entwicklung »mütterlicher Feinfühligkeit« aber nicht sonderlich groß. Es ist somit zu vermuten, dass die »internalen Arbeitsmodelle« der »Kriegskinder« (als Repräsentationen der Beziehung von sich und der sozialen Umwelt; vgl. Bowlby 1979) nur selten von einer bis ins junge Erwachsenenalter durchgehenden Bindungssicherheit gekennzeichnet waren. Hinzu kamen die strikten, oft moralisch überfrachteten Beziehungsnormen der 50er- und frühen 60er-Jahre (z. B. Jungfräulichkeitsgebot, Kuppeleiparagraph etc.), die die Herstellung einer befriedigenden partnerschaftlichen Intimität auf der Grundlage der erfahrenen Beziehungs- und Bindungsunsicherheit eher erschwerte. Gerade bei den »spät geschiedenen« Personen dieser Jahrgänge verweist die Analyse der entsprechenden Narrativa zu den Beziehungserfahrungen oft auf eine geringe Kohärenz der sprachlichen Repräsentationen und auf eine begrenzte Reflexionsmöglichkeit moralisch-kognitiver und affektiver Zusammenhänge (vgl. Lind 2001). In Anbetracht der späteren Scheidungen kann für einen Teil der Befragten vermutet werden, dass der biografische Hintergrund einer »Kriegskindheit« eine aversive bzw. besonders belastende Sozialisationsbedingung darstellte, die für die Entwicklung von Intimität und erwachsenen Beziehungsansprüchen und die Ausbildung von Resilienz im Zusammenhang mit dem Scheitern einer langjährigen Ehe nicht förderlich war. Hinzu kommt, dass bei etwa der Hälfte der hier befragten Männer (n=13) und Frauen (n=12) die Belastung durch Kriegseinwirkungen insbesondere in der temporären oder dauerhaften Abwesenheit der Väter bestand und die elterliche Ehe somit nur selten als ein im Alltag erfahrenes konstruktives Beziehungsmodell dienen konnte.

Warum nach 30 Jahren? – Begründungszusammenhänge für »späte Scheidungen«

Eine Sichtung der empirischen Forschung über Scheidungen nach langjährigen Ehen zeigt die folgenden Begründungszusammenhänge des ehelichen Scheiterns auf: (1) Prozesse der Entfremdung und Desillusionierung in der Beziehung, (2) Mangel an *verbaler* Kommunikation, (3) außereheliche Beziehungen (zumeist der Männer) und (4) Auszug der Kinder aus dem Elternhaus (vgl. Fooken & Lind 1997).

Auch bei den hier befragten Männern und Frauen sind Prozesse von »Erosion« und »Verödung« charakteristisch für die Beziehungsentwicklungen, entweder in Form latenter oder manifester Feindseligkeit oder tiefer Enttäuschung bzw. Resignation, oft eingebettet in ein Kommunikationsmuster des »Schweigens« (vgl. Fooken 2002). Ein verbaler Austausch fand häufig nur über die Alltagsroutinen statt. Nur ein Teil der befragten Männer realisierte die von den Frauen oft lange vor der Trennung angedeutete Unzufriedenheit zumindest im Nachhinein im Kontext der Trennung (»Warum hat sie denn nie gesagt, dass ihr das alles nicht passt?«), andere nahmen den Mangel an verbalem Austausch offenkundig auch nach dem Scheitern der Ehe noch nicht wahr (»Es war doch immer alles in Ordnung!«). Die befragten Frauen waren sich der Kommunikationsprobleme und des »Schweigens« zumeist leidvoll bewusst, sahen sich aber zumeist nicht in der Lage (bzw. hatten kein Interesse mehr), ihr eigenes partnerbezogenes Kommunikationsverhalten zu verändern. Ähnlich wie in den generellen Forschungsergebnissen wurden außereheliche Beziehungen des Partners auch hier von zwei Dritteln der Frauen als einer der zentralen Trennungsanlässe benannt. Der Auszug der Kinder war hingegen deutlich weniger Anlass für die Trennung, als dies eventuell zu vermuten gewesen wäre. Die Ablösungsprozesse der Kindergeneration zogen nicht automatisch den Vollzug der Trennung nach sich und die meisten Kinder waren bereits seit längerem ausgezogen. Hingegen war häufig der Tod der alten Eltern bzw. der alten Mutter die Initialzündung, die dazu führte, dass bereits lange schwelende Trennungsfantasien in die Tat umgesetzt wurden. Dieser Zusammenhang wurde aber fast nie von den Befragten hergestellt, sondern erschloss sich erst in den nachfolgenden Analysen (vgl. Fooken 2002). Hier manifestiert sich noch einmal das Phänomen des »langen Arms der Herkunftsfamilie«, verstanden als das Ausmaß der sozialen Kontrolle seitens der alten Eltern gegenüber ihren »erwachsenen Kriegskindern«.

Soziodemografische Skizzierung der »Kriegskinder«

Die Gruppe der um 1940 herum geborenen Männer und Frauen (»Kriegskinder«) besteht aus 22 Männern und 23 Frauen. Die durchschnittliche Ehedauer betrug 27 Jahre, die meisten der ProbandInnen haben jung geheiratet und haben – bis auf eine Frau – alle Kinder. Die Zeit der Trennung lag im Schnitt bereits ca. 5–6 Jahre zurück. Knapp zwei Drittel sind offiziell geschieden, etwa ein Drittel lebt formal getrennt; zwei Personen sind wieder verheiratet. Von den befragten Frauen bezeichnen sich 70 Prozent als Initiatorinnen der Trennung, bei den Männern sind es 27 Prozent. Etwa 60 Prozent der Befragten leben alleine, gut ein Drittel lebt in einer neuen Partnerschaft. Die Befragten kommen überwiegend aus Mittelschichtmilieus. Knapp die Hälfte hat einen Realschulabschluss, etwa ein Drittel hat eine Lehre absolviert. Die meisten sind (noch) im Erwerbsleben. Knapp zwei Drittel leben im eher ländlichen Raum bzw. in Klein-/Mittelstädten. Etwa drei Viertel haben im Laufe ihrer Ehen Wohneigentum (zumeist Hausbesitz) erworben, was innerhalb der Trennungsgeschichten oft zu leidvollen Zuspitzungen und Verhärtungen führte.

»Durch's Leben stolpern«? Varianten geringer Selbstreflexion

So groß in den Interviews das Bedürfnis der Befragten war, ausführlich über Kindheit und Herkunftsfamilie zu sprechen, so defensiv zeigten sie sich, wenn es um Fragen von Bilanzierungen, Zukunftsplanung und Einstellung zum Alter ging. So entstand der Eindruck, dass die Lebensgestaltung vieler Interviewpartner weder sonderlich reflektierend noch klar vorausschauend war, sondern eher reaktiv stattfand (»durch's Leben stolpern«). Möglicherweise schlägt sich hier die Erfahrung dieser Generation nieder, dass Kontrolle und Steuerung des Lebens nur wenig möglich sind und somit zumeist eher reaktiv eine jeweils aktuelle Krisen- und Konfliktbewältigung stattfindet. Es bleibt aber zu fragen, ob ein solches Verhalten das Resultat der Erfahrung des Scheiterns eines zentralen Lebensplanes ist (= Scheidung nach langjähriger Ehe) oder ob es nicht eher eine Ursache der sich einschleichenden Entfremdungsprozesse und der Beziehungserosion darstellt, da die ja durchaus (latent) vorhandenen Zweifel an der Beziehungsqualität selten aktiv fokussiert, sondern oft verdrängt bzw. immer auf ein unspezifisches »Später« verschoben wurden.

»Aus allen Wolken fallen« – männliche Erlebensweisen

Gerade bei den so genannten »späten Scheidungen« findet sich häufig das Phänomen, dass Frauen lange Zeit *vor* der eigentlichen Trennung leiden, während bei Männern die Probleme und Irritationen erst mit oder *nach* der Trennung beginnen. Trotz Trauer, Ängsten und finanziellen Problemen gelingt es den Frauen dann langfristig eher als den Männern, Schritte in Richtung Autonomie und Selbstbestimmung zu machen. Ein Teil der Männer erscheint hingegen deutlich gefährdeter. Sie tendieren eher dazu, in narzisstischer Kränkung zu verharren und/oder zutiefst depressiv abzustürzen, insbesondere dann, wenn sie nicht vergleichsweise schnell in einer neuen Beziehung »unterschlüpfen« (vgl. Fooken & Lind 1997). Selbst wenn die Trennungsanlässe oft im Verhalten der Männer begründet waren, zeigte sich aber interessanterweise angesichts der Durchsetzung des Trennungsentschlusses seitens der Partnerin oft eine immense Fassungslosigkeit. Der entsprechende Satz »... da bin ich aus allen Wolken gefallen« wurde wortwörtlich in dieser Weise in etwa zwei Dritteln der Interviews entweder von den betroffenen Männern oder von den Frauen über das Erleben ihrer Partner geäußert. Dass Männer bezüglich des Beziehungsgeschehens in der Ehe über lange Jahre hinweg tatsächlich »weitab in den Wolken thronten« und wenig mitbekamen, was alltäglich an Beziehungselend passierte, wird in dieser Metapher recht gut zum Ausdruck gebracht.

Lebensverlaufsmuster – von Abstürzen, Aufbrüchen, Enttäuschungen und Entlastungen

Da nicht davon auszugehen ist, dass der Erfahrungshintergrund einer Kriegskindheit mehr oder weniger homogene Verarbeitungsformen erzeugt, geht es im Folgenden darum, innerhalb der beiden Geschlechtergruppen das Ausmaß der Varianz auszuloten bzw. die empirische Evidenz für unterschiedliche, aber dennoch in gewisser Weise typische Lebensverlaufsmuster (»Trajektorien«) nachzuweisen. Diese so genannten Lebensverlaufsmuster beziehen zehn Lebensstationen/Lebensbereiche ein, von denen jede/r einzelne jeweils durch eine zentrale Variable (die sich in verschiedenen Clusteranalysen als besonders »trennscharf« erwiesen hat) »operationalisiert« wird. Die Variablen basieren jeweils auf einer 6-stufigen Skala und sind so »gepolt«, dass der Wert »1« immer eine negative Valenz ausdrückt und der Wert »6« eine positive. Die Mittelwerte der Variablen pro »Cluster« werden dann zu einem »Verlaufsmuster« verbunden. Sie lassen sich so lesen, dass alle Werte, die höher als 3,5 ausfallen, auf ein zunehmend positiveres Erleben verweisen und alle Werte, die darunter liegen, eine zunehmend negativere Valenz ausdrücken.

Rekapituliert man noch einmal kurz einige zeithistorische Rahmenbedingungen der Kohorte der »Kriegskinder«, dann fällt auf, dass im nationalsozialistischen Deutschland die Geburtenrate im Zweiten Weltkrieg bis 1944 ausgesprochen hoch war. Die starken Geburtsjahrgänge 1939–1943 stellten somit aus der damaligen bevölkerungspolitischen Perspektive »Menschenmaterial« für die geopolitischen Expansionsbedürfnisse des NS-Staates zur

Verfügung. Selbst wenn innerhalb der Familien jedes einzelne Kind als Individuum gewünscht und mehr oder weniger wertgeschätzt war, bleibt zu fragen, ob die Generation der »Kriegskinder« als Ganzes eher als »Manipulationsmasse« angesehen wurde und somit schon durch ihre Geburt in gewisser Weise eine »instrumentalisierte Generation« war.

Gut die Hälfte der hier befragten »Kriegskinder« hat von Kriegsfolgen berichtet, die vor allem in der (temporären) Abwesenheit des Vaters bestanden und für einige zusätzlich noch Bombardierungen und Flucht bedeuteten. Damit kam den Müttern eine hohe Bedeutung zu und es finden sich erwartungsgemäß gerade in den Schilderungen der Mutter-Kind-Beziehungen Idealisierungen, Abhängigkeiten, Verstrickungen und Ambivalenzen. Die meisten der »Kriegskinder« haben eher früh geheiratet und Familien gegründet. Gerade bei einigen der »vaterlosen« Söhne gab es eine Art Fluchtbewegung »weg von der Mutter« und hin zu einer – kurzfristig idealisierten – Partnerin. Dabei kann man davon ausgehen, dass die jeweiligen PartnerInnen auch »Kriegskinder« waren, so dass sich möglicherweise spezifische Belastungen und Vulnerabilitäten im Paar verstärkt haben. Auffallend in diesem Zusammenhang ist, dass der Anteil vorehelicher Schwangerschaften in dieser Kohorte relativ hoch war und etwa die Hälfte der befragten Frauen so genannte »Mussehen« einging. Auch berichteten relativ viele Frauen von deutlichen Ambivalenzen bei der Partnerwahl und von »Entlobungen«, die dann – oft in Anbetracht eingetretener Schwangerschaften – doch wieder aufgehoben wurden.

Männliche »Kriegskinder«

In der Gruppe der Männer wurden die verschiedenen Stationen bzw. Bereiche im Lebensverlauf durch folgende Variablen »operationalisiert«:

Kindheit:	Vernachlässigung durch die Mutter (1=stark; 6=wenig)
Jugend:	Belastungen im familial-sozialen Bereich (1=stark; 6=wenig)
Zeit des »Kennenlernens«:	Zufriedenheit mit privater Lebenssituation vor Eheschließung (1=gering; 6=hoch)
Beginn der Ehe:	vermutete eheliche Zufriedenheit der Partnerin (1=gering; 6=hoch)
Eheverlauf:	»Selbstverwirklichung« der Partnerin im Eheverlauf im Vergleich zum Beginn der Ehe (1=weniger; 6=mehr)

Trennungsbeginn:	unmittelbare psychische Beeinträchtigung (1=stark; 6=wenig)
Trennungsfazit:	psychische Beeinträchtigung im weiteren Verlauf (1=stark; 6=wenig)
Aktuelle Lebenssituation:	soziale Einsamkeit (1=hoch; 6=gering)
Lebensthema:	Bestimmtsein von Endgültigkeit des Daseins (1=hoch; 6= gering)
Zukunftseinstellung:	Ausmaß an Befürchtungen (1=hoch; 6=gering)

Über diese zehn Variablen hinweg lassen sich insgesamt vier *Lebensverlaufsmuster* identifizieren (vgl. Abbildung 1).

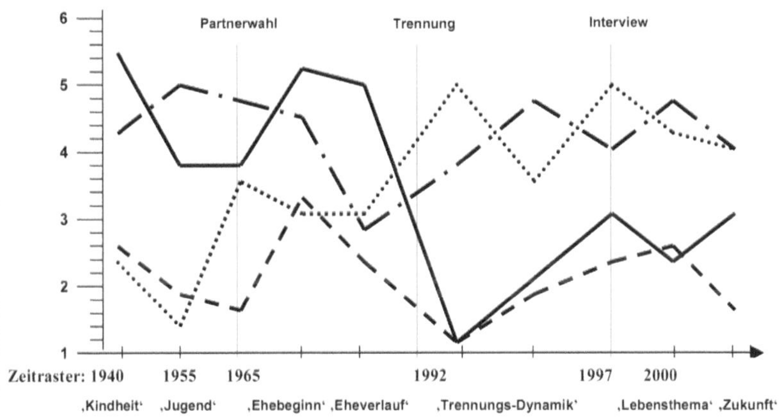

Abb. 1 Lebenverlaufsmuster Männer Geburtskohorte 1940
(Skalen 1-6; 1 = negative Valenz; 6 = positive Valenz)

Absturz (n=7) — **Aufstieg (n=5)** — **Agonie (n=4)** — **Aufrechterhaltung (n=6)**

Dabei gibt es zwei Verlaufsformen, die im Kontext des Trennungsgeschehens deutliche Diskontinuitäten und Richtungsänderungen andeuten (»Absturz« vs. »Aufstieg«), und zwei weitere, die eher auf Konstanz und Beibehaltung der jeweils in Kindheit und Jugend erworbenen schwierigen oder unbelasteten Lebenssituation verweisen (»Aufrechterhaltung« vs. »Agonie«). Interessant erscheint, dass sich in den beiden diskontinuierlichen Veränderungsmustern fast ausschließlich »vaterlose« Söhne finden.

Im Einzelnen verweist das bei sieben Männern identifizierte Muster *»Absturz«* auf eine frühe starke Mutterbindung mit der Tendenz zur Idealisierung der Mutter. Die ausgeprägt ungetrübte Sicht schwächt sich in Bezug auf das Selbstbild und das familiär-soziale Umwelt im Jugendalter ein wenig ab, bleibt aber durchaus im positiven Bereich. In der Zeit des »Kennenlernens« der späteren Partnerin besteht weitgehend Zufriedenheit mit der privaten Lebenssituation, allerdings gibt es gewisse Zweifel an der eigenen Attraktivität gegenüber dem anderen Geschlecht. Die erste Zeit der Ehe wie auch der weitere Verlauf der Ehe werden als ausgesprochen positiv erlebt; hierzu gehört auch die Wahrnehmung einer gestiegenen Selbstverwirklichung seitens der Partnerin. Mit der Trennung kommt es dann zum unerwarteten Absturz in die soziale und emotionale Einsamkeit mit starken psychischen Beeinträchtigungen und großer Hilflosigkeit im Alltag. Auch im weiteren Verlauf nach der Trennung zeigen sich Kontakt- und Interesselosigkeit, psychophysische Beeinträchtigungen und das Gefühl, sich in seiner Persönlichkeit sehr verändert zu haben. Zur Zeit des Interviews ist vieles unverändert: Es überwiegt das Gefühl, emotionale Unabhängigkeit und Selbstverwirklichung eher verloren zu haben und in sozialer Hinsicht eher einsam zu sein. Die zentrale Lebensthematik kreist um die Themen der Enttäuschung, des Bestimmtseins von der Vergangenheit und der Endgültigkeit des Daseins. Gedanken an die Zukunft werden eher abgewehrt, wobei durchaus diesbezügliche Befürchtungen geäußert werden. Dabei ist die Beziehung zu den Kindern halbwegs zufrieden stellend. Das Erklärungsmodell für die Trennung besteht in der fest verankerten Überzeugung, dass die Partnerin einen »Konsensbruch« begangen hat.

Das Verlaufsmuster *»Aufstieg«* (n=5) stellt in gewisser Weise das Gegenstück zur »Absturzvariante« dar. Der Lebensbeginn in der Kindheit ist durch mütterliche Zurückweisung, Vernachlässigung und ein starres normativ-autoritäres Familienklima gekennzeichnet. Auch im Jugendalter dominieren ein negatives Selbstbild und erlebte Belastungen im familiär-sozialen Bereich: Minderwertigkeit und Misstrauen sind typische Erlebensvarianten in Kindheit und Jugend. In der Zeit vor der Eheschließung besteht deutliche Unzufriedenheit mit der privaten Lebenssituation, allerdings auch eine gewisse Zufriedenheit mit der eigenen Attraktivität gegenüber Frauen. In der ersten Zeit der Ehe wird vor allen Dingen der Bereich der Sexualität als unbefriedigend erlebt und außerdem herrscht der Eindruck vor, dass auch die Partnerin eher unzufrieden mit der Partnerschaft ist. Im Verlauf der Ehe generalisieren sich die eher negativen Eindrücke: Sowohl in materieller als auch in sexueller Hinsicht herrscht Unzufriedenheit, wie überhaupt das gesamte Familienklima als wenig anregend empfunden wird. Die Trennungssituation wird von daher eher selber aktiv betrieben, zum Teil wegen einer neuen Partnerschaft, und ist eingebettet im Erleben sozialer Unterstützung. Im weiteren Verlauf findet sich eine aktive Erweiterung der eigenen Interessen. Die Erweiterung des sozialen und persönlichen Lebensraumes, das Gefühl größerer Autonomie, Unabhängigkeit und Selbstverwirklichung ist kennzeichnend für die Lebenssituation während des Interviews. Die Daseinsthemen gruppieren sich um Erlebnissteigerung, Spaß, Genuss und lassen kaum Enttäuschungen erkennen. Auch die Zukunft wird vergleichsweise wenig abgewehrt und es werden nur wenige Befürchtungen geäußert. Als einer der Gründe für die Trennung wird das Erlöschen positiver Gefühle für die Partnerin genannt (teilweise kompensiert durch das Verliebtsein in eine neue Partnerin). Das Erklärungsmodell für das Scheitern der Ehe verweist sowohl auf einen bereits seit langem bestehenden Dissens als auch auf einen »Scheinkonsens«. Die Zufriedenheit mit der Beziehung zu den Kindern ist in den Jahren nach der Trennung eher angestiegen. Insgesamt gesehen scheinen diese Männer die durchaus vorhandenen Schatten der Vergangenheit abgeschüttelt und einen Neuanfang geschafft zu haben.

Die Variante *»Agonie«* beschreibt den von vier Männern zum Ausdruck gebrachten zumeist durchweg negativ akzentuierten Verlauf von der Kindheit bis zur Gegenwart. Zwei dieser Männer gehören zur Gruppe der »vaterlosen« Söhne. Die Ausgangslage in Kindheit und Jugend ist ähnlich »muttergeschädigt« und negativ bestimmt wie im Verlaufsmuster »Aufstieg«. Dabei wird die unbefriedigende Lebenslage in der Situation des ersten »Kennenlernens« durch die Unzufriedenheit mit der eigenen Attraktivität gegenüber dem weiblichen Geschlecht noch zusätzlich verstärkt. Die einzigen »Lichtblicke« zu Beginn der Ehe scheint eine gewisse Zufriedenheit mit der partnerschaftlichen Kommunikation und der Sexualität zu sein. Letztlich überwiegen aber die Eindrücke einer Nichtübereinstimmung zwischen den Partnern in vielen Lebensbereichen. In der Trennungssituation ist keine soziale Unterstützung vorhanden, der Kontakt zu den Kindern ist mehr oder weniger abgebrochen, und soziale Einsamkeit und Hilflosigkeit bestimmen die Situation bis in die Gegenwart. Die zentralen Themen sind Enttäuschung, Endlichkeit, Endgültigkeit und Einschränkungen. Das Ausmaß der Befürchtungen ist groß, Gedanken an die Zukunft werden aber massiv abgewehrt. Dass gerade diese Männer sich im Fragebogen das höchste Ausmaß von »Verhaltenskontrolle« zuschreiben, weist auf Probleme mit einem realistischen Selbstkonzept hin. Als Trennungsanlass nennen sie – neben der schleichenden Entfremdung – vor allem den Auszug der Kinder. Das Scheitern ihrer Ehe erklären sie hauptsächlich als Ausdruck eines langjährig bestehenden Dissenses.

Schließlich findet sich das vierte Verlaufsmuster *»Aufrechterhaltung«* bei sechs Männern, welches deutlich macht, dass auch eine relativ überdauernde Unbelastetheit im Kontext von »späten Scheidungen« und Kriegskindheiten möglich ist. Für die Kindheit wird wenig Leistungsdruck durch die Mutter erinnert, wie überhaupt ein wenig autoritäres Erziehungsverhalten erfahren wird, obwohl durchaus ein gewisses »Minderwertigkeitserleben« vorhanden ist. Für das Jugendalter und auch die Zeit des »Kennenlernens« wird ein deutlich positives Selbstbild erinnert, viele Peerkontakte und soziale Ressourcen. Die ersten Ehejahre werden mit befriedigender Kommunikation, Sexualität und Leidenschaft verbunden. Wenngleich diese Bestimmungsmerkmale im Eheverlauf grundsätzlich ihre Bedeutung beibehalten, fällt auf, dass bei der Partnerin eher Probleme mit der Selbstverwirklichung registriert werden. Dies wiederum ist Anlass für die Trennungsinitiative der Partnerin, die von diesen Männern aber durch ein gutes soziales Unterstützungssystem, insbesondere durch die sehr befriedigende Beziehung zu den Kindern, relativ problemlos bewältigt wird. Sie entwickeln neue soziale Kontakte, haben aber nicht das Gefühl, sich grundlegend in ihrer Persönlichkeit verändert zu haben. In der Gegenwart erleben sie weniger emotionale Autonomie als zu Beginn ihrer Ehe, genießen aber ihre Freizeit und einen aktiven Freundeskreis. Ein zentrales Lebensthema ist zwar das Thema der Enttäuschung, aber ansonsten sind sie wenig von Endgültigkeit bestimmt und genießen die Möglichkeiten der Erlebnisbereicherung. Sie äußern kaum Befürchtungen, verdrängen aber weitgehend die Auseinandersetzung mit der Zukunft. Ihr Erklärungsmodell für das Scheitern der Ehe ist der Konsensbruch der Partnerin, insbesondere auch durch die Aufnahme einer außerehelichen Beziehung.

Weibliche »Kriegskinder«

In der Gruppe der Frauen wurden die verschiedenen Stationen bzw. Bereiche im Lebensverlauf durch folgende Variablen »operationalisiert«:

Kindheit:	erlebte Nähe zur Mutter (1=wenig; 6=stark)
Jugend:	Belastung durch Selbstwertbeeinträchtigung (1=stark; 6=wenig)
Zeit des »Kennenlernens«:	Einschätzung der eigenen Attraktivität (1=gering; 6=hoch)
Beginn der Ehe:	Zufriedenheit mit partnerschaftlicher Kommunikation (1=gering; 6=hoch)

Eheverlauf:	Ausmaß erlebter Bindung zum Partner (1=gering; 6=hoch)
Trennungsbeginn:	Ausmaß erlebter Einsamkeit (1=stark; 6=wenig)
Trennungsfazit:	psychische Beeinträchtigung im weiteren Verlauf (1=stark; 6=wenig)
Lebenssituation:	emotionale Einsamkeit (1=hoch; 6=gering)
Lebensthema:	Bestimmtsein von Enttäuschungen (1=hoch; 6= gering)
Zukunftseinstellung:	Auseinandersetzung mit eigener Zukunft (1=gering; 6=hoch)

Über diese zehn Variablen hinweg lassen sich insgesamt drei *Lebensverlaufsmuster* identifizieren (vgl. Abbildung 2).

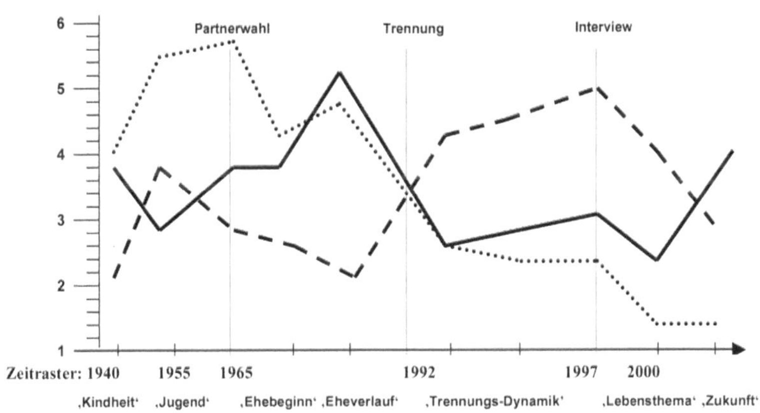

Abb. 2 **Lebenverlaufsmuster Frauen (Geburtskohorte 1940)**
(Skalen 1-6; 1 = negative Valenz; 6 = positive Valenz)

Enttäuschung (n=9) **Entlastung (n=9)**
Erosion (n=5)

Insgesamt neun Frauen lassen sich dem Verlaufsmuster *»Enttäuschung«* zuordnen. Für die Zeit der Kindheit spielt auch hier die Beziehung zur Mutter eine wichtige Rolle, wobei die Mutter tendenziell als emotional nah, physisch präsent erlebt und eher positiv beschrieben wird, auch wenn sie teilweise Zurückweisung ausdrückt. Die Mehrheit der Väter ist anwesend, wobei die Mütter allerdings das Erziehungsverhalten deutlicher bestimmen. Im Jugendalter verändert sich das eher positive Erleben und erscheint stark belastet durch ein negatives Selbstbild, eine geringe Beliebtheit beim anderen Geschlecht und Gefühle von Minderwertigkeit. In der Zeit des »Kennenlernens« zeigt sich allerdings wiederum ein gewisser Anstieg des Selbstbewusstseins; die befragten Frauen sprechen sich in einem gewissen Ausmaß Attraktivität zu und gehen davon aus, dass sie tendenziell auch einen anderen Partner hätten wählen können. Dennoch ist weitgehend Übereinstimmung zwischen den Partnern bezüglich familiärer Pläne gegeben; es finden sich Leidenschaft und Bindung, und in den ersten Ehejahren kann ein relativ gutes partnerschaftliches Kommunikationsverhalten aufrechterhalten werden. Auch im weiteren Eheverlauf wird das Familienleben – auf der Grundlage einer relativ starken Bindung an den Partner – weitgehend als anregend gesehen, wobei durchaus emotionale Autonomie und eigene soziale Kontakte entwickelt werden. Auch wenn die Frauen selber die Trennung initiierten, werden in der beginnenden Trennungssituation sehr hohe psychische Beeinträchtigungen und emotionale Einsamkeit erlebt, und auch in der Folgezeit bestimmen gesundheitliche und psychische Belastungen die Lebenssituation. Zur Zeit des Interviews überwiegt aber eher das Gefühl von Autonomie, Eigenverantwortlichkeit und es findet sich weniger emotionale Abhängigkeit als zu Beginn der Ehe; andererseits sind aber doch emotionale Einsamkeitsgefühle durchaus vorhanden. Enttäuschungen und das Bestimmtsein von der Vergangenheit stellen zentrale Daseinsthemen dar, obwohl das Leben nicht generell von Einschränkungen bestimmt zu sein scheint. Für die Zukunft zeigen sich bei diesen Frauen ein ansatzweise differenzierter und konkreter Zukunftsbezug sowie eine gewisse Auseinandersetzung mit der Zukunft und dem eigenen Alter. Grundsätzlich besteht bei allen Frauen eine eher hohe Zufriedenheit mit der Beziehung zu den Kindern. Als Auslöser für die Trennung werden die schleichende Entfremdung, außereheliche Beziehungen des Partners, aber auch das eigene Verliebtsein in einen anderen Partner angegeben. Als Erklärungsmodell für das Scheitern der Beziehung gehen die meisten Frauen von einem lange bestehenden Dissens aus, einige aber auch von einem Konsensbruch des Partners.

Das Lebensverlaufsmuster *»Erosion«* findet sich bei fünf Frauen. Für die Kindheit wird die Erfahrung von »Vertrauen« erinnert und sehr positiv auf eine liebevoll umsorgende, physisch immer präsente Mutter Bezug genommen. Auch hier war die Mehrheit der Väter in der Kindheit anwesend. Das positiv-vertrauensvolle Erleben setzt sich im Jugendalter in Form eines positiven Selbstbildes fort und in der Erfahrung, beim anderen Geschlecht beliebt zu sein. Das positive Lebensgefühl erreicht in der Brautzeit seinen Höhepunkt: Man fühlt sich attraktiv, hätte Alternativen verfügbar, trifft aber dennoch eine von Bindung und Leidenschaft geprägte Partnerwahl. Die Kommunikation vor der Heirat und die Übereinstimmung in den familiären Plänen werden als hoch eingeschätzt. Aktive partnerschaftliche Kommunikation bleibt ein Qualitätsmerkmal der Beziehung, obwohl sich im weiteren Verlauf die Bindung an den Partner etwas abschwächt. Mit der Trennung bricht die vormals heile Welt zusammen. Es kommt zu großer emotionaler Einsamkeit und starken psychischen Beeinträchtigungen, die zusammen mit erheblichen gesundheitlichen Belastungen auch in der weiteren Trennungszeit anhalten. Die Lebensbilanz zur Zeit des Interviews verweist auf wenig Autonomie und Eigenverantwortlichkeit, hohe emotionale Einsamkeit und den Anstieg emotionaler Abhängigkeit im Vergleich zum Beginn der Ehe. Die zentralen Lebensthemen kreisen um Enttäuschungen, Vergangenheitsbestimmtheit und Einschränkungen. Die Zukunftsperspektive ist weder differenziert noch konkret, sondern die Themen Alter und Zukunft werden verdrängt bzw. abgewehrt. Nur zwei dieser Frauen haben selber die Initiative zur Trennung übernommen. Das Trennungsgeschehen wird im Zusammenhang mit der schleichenden Entfremdung, dem Gefühl psychischer Überlastung und den außerehelichen Beziehungen des Partners gesehen. Das Erklärungsmodell für das Scheitern der Ehe verweist aber letztlich auf einen langjährig bestehenden Dissens. Dabei wird die Beziehung zu den Kindern sowohl zur Zeit der Trennung als auch in der Gegenwart als ausgesprochen positiv angesehen. Dennoch scheint offenkundig das »Glück der frühen Jahre« im Kontext des Trennungsgeschehens abhandengekommen zu sein.

Das Muster *»Entlastung«* kennzeichnet den Lebensverlauf von insgesamt neun Frauen, die fast alle vom (temporären) Verlust des Vaters betroffen waren. Sie berichten von überwiegend negativen, wenig Vertrauen vermittelnden Kindheitserfahrungen, die gekennzeichnet waren von einer physisch wenig präsenten, zurückweisenden bzw. sogar vernachlässigenden (höchstwahrscheinlich überforderte) Mutter. Im Jugendalter scheinen sich Selbstbild und Selbstwertgefühle etwas zu stabilisieren, um in der Zeit des »Kennenlernens« wieder abzusinken. Diese Frauen fühlen sich eher der Situation ausgeliefert, finden sich wenig attraktiv und erleben wenig Bindung und kaum Übereinstimmung mit dem Partner hinsichtlich familiärer Pläne. Der Eheanfang ist gekennzeichnet durch eine ausgesprochen geringe partnerschaftliche Kommunikation und die eheliche Beziehung und das familiäre Klima verschlechtern sich im weiteren Verlauf der Ehe. Die Trennung kommt dann einer Art Befreiung gleich und in der Trennungszeit werden kaum psychische oder gesundheitliche Beeinträchtigungen und auch wenig Einsamkeit erlebt. Zum Zeitpunkt des Interviews werden Autonomie und Eigenverantwortlichkeit erlebt, keine emotionale Einsamkeit, sondern eher das Gefühl, im Vergleich zum Beginn der Ehe deutlich weniger emotionale Abhängigkeit zu erfahren. So fühlen sich diese Frauen auch deutlich weniger von Enttäuschungen und den Schatten der Vergangenheit bestimmt als die anderen, obwohl sie durchaus die Einschränkungen und Begrenzungen ihrer Lebenssituation thematisieren. Die Auseinandersetzung mit der Zukunft ist allerdings wenig differenziert und konkret und auch das eigene Älterwerden und die in der Zukunft anstehenden Fragen werden tendenziell eher verdrängt. Die Beziehungen zu ihren Kindern werden als konstant gut erlebt. Die Trennung ist für sie begründet in der schleichenden Entfremdung, eskalierenden Konflikten und auch wiederum in den außerehelichen Beziehungen des Partners. Ihr Erklärungsmodell für das eheliche Scheitern verweist darauf, dass die Beziehung von Anfang an durch einen tief greifenden Dissens geprägt war. Sie haben aktuell das Gefühl, jenseits der Lebensmitte letztlich gegen alle Wahrscheinlichkeiten doch noch ein Stück eigenes, autonomes Leben begonnen zu haben, das allerdings sehr im »Hier und Jetzt« verankert ist und Zukunfts- und Altersfragen weitgehend ausblendet.

Kriegskindheiten, Beziehungsgestaltungen und »seelische Gesundheit«

Die Ergebnisse aus den Analysen der Interviews verweisen darauf, dass »späte Scheidungen« sowohl mit erheblichen psychischen Beeinträchtigungen einhergehen können als auch mit dem subjektiven Gefühl der Entlastung und Befreiung von langjährigem Stress und psychischen Beeinträchtigungen. Beide Varianten finden sich bei Männern und Frauen mit relativ gleicher Häufigkeit. Bezieht man dabei das für diese »Kriegskinder« wichtige Faktum der Vaterabwesenheit mit ein, dann ergibt sich allerdings eine Reihe interessanter Besonderheiten. So scheinen die stark »muttergebundenen vaterlosen« Männer weitaus mehr Probleme bei der Auseinandersetzung mit späteren Beziehungsproblemen zu haben als die »muttergeschädigten vaterlosen« Söhne. Erstere stehen häufig den Ansprüchen und Frustrationen ihrer Partnerinnen sehr naiv bzw. unbewusst abwehrend gegenüber. Bei den Töchtern ist die Situation wiederum etwas anders, da die meisten »vaterlosen« Töchter fast alle in gewisser Weise »muttergeschädigt« waren. Dieses »Erbe« scheint bei ihnen nachhaltig in ihre problematischen, mit vielen Demütigungserfahrungen verbundenen Partnerbeziehungen hinein zu wirken, obwohl sie sich am Ende dann zumeist doch mit einer Art Befreiungsschlag aus den belastenden Beziehungsproblemen befreien konnten.

Es gibt somit bei den hier befragten »Kriegskindern« komplizierte Vulnerabilitäten und eine generelle Bestimmung von lebensgeschichtlichen Ressourcen und protektiven Faktoren erweist sich als schwierig.

An dieser Stelle erscheint es sinnvoll, diese Erkenntnisse sowohl mit den Ergebnissen in den standardisierten Fragebögen zur »seelischen Gesundheit« bzw. zum Erleben von »Selbstwirksamkeit« als auch mit den Eindrücken und Verhaltensbeobachtungen der Interviewer während der Interviews in der häuslichen Umgebung der Befragten zu kontrastieren. Hier finden sich wiederum bemerkenswerte geschlechtsspezifische Unterschiede. In den selbstreferentiellen Fragebogenergebnissen beschreiben sich die männlichen »Kriegskinder« als eher »seelisch gesund« und »selbstwirksam«, die weiblichen hingegen als deutlich depressiv und von Selbstzweifeln geplagt. Die unmittelbaren Eindrücke während der Interviews widersprachen allerdings teilweise diesen Ergebnissen. So wurden bei einem Teil der Männer deutliche Anzeichen psychischer Labilität und Formen eines Lebensstils offenkundig, der eher Gefährdung (Alkohol, exzessives Rauchen, Vermüllungstendenzen etc.) signalisierte. Sie scheinen einerseits häufig in narzisstischer Kränkung und emotionaler Abhängigkeit verfangen zu sein, reklamieren andererseits aber gemäß dem traditionellen männlichen Geschlechtsrollenstereotyp »psychische Unverwundbarkeit« für sich (= seelische Gesundheit in den Fragebögen). Ein Teil der Frauen hingegen wirkte deutlich gefestigter, als es den Ergebnissen in den Fragebögen und der Selbstpräsentation in den Interviews entsprach: Sie scheinen ihren Selbstwert mittlerweile aus (leidvoll) erworbener emotionaler Unabhängigkeit ziehen zu können, sind dabei zumeist lebenstüchtig und nicht (mehr) überwiegend »Opfer«. Dennoch elaborieren sie – gemäß dem traditionellen weiblichen Geschlechtsrollenstereotyp – durchaus noch ihre Opferrolle, stellen sich häufiger als abhängig, in ihrem Selbstwertgefühl beeinträchtigt und als »seelisch krank« dar. Die hier befragten Männer und Frauen bleiben somit häufig in ihrem Denken und Erleben in den Kategorien traditioneller Geschlechtsrollenstereotype gefangen. Dieses Phänomen scheint kaum reflexionsfähig zu sein und hängt möglicherweise mit den spezifischen Prägungen dieser »Kriegskinder« zusammen. Im Laufe ihrer frühen Sozialisation wurde ihnen ja häufig »verordnet«, was sie (nicht) zu fühlen und (nicht) zu denken haben. So fällt es ihnen möglicherweise besonders schwer, die grundsätzlich gegebene Ambivalenz der mit biografischen Erfahrungen und intimen Beziehungen verbundenen Affekte und Emotionen zu tolerieren und kohärent in ihren sprachlich-kognitiven Narrativa einzubeziehen.

Diese Deutung wird in gewisser Weise durch eine zusätzlich vorgenommene, differenzierende Analyse der vorliegenden Fragebogen- und Interviewdaten untermauert. Im Interview wurde nicht nur für den Beginn des Trennungsgeschehens nach einem Erklärungsmodell für das Scheitern der Ehe gefragt, sondern auch erhoben, ob sich diese erste Sichtweise möglicherweise nach einer sich allmählich ergebenden Distanz zum Geschehen verändert oder differenziert hat (vgl. Fooken 2004). Insgesamt fand ein solcher Differenzierungsprozess bei nur 38 Prozent der Befragten statt, während die meisten der Befragten ihre anfänglichen Überzeugungen (und Schuldzuweisungen) beibehielten. Bezieht man diese Information bei der Erfassung »seelischer Gesundheit« mit ein, dann wird deutlich, dass Männer, bei denen ein solcher Differenzierungsprozess stattgefunden hat, sich eher als »seelisch beeinträchtigt« beschreiben, während sich die »differenzierenden« Frauen eher »seelische Gesundheit« attestieren. Nimmt man diese Differenzierung der Erklärungsansätze als Ausdruck einer zunehmenden Selbstkongruenz, dann sind bei diesen Befragten möglicherweise »blinde Flecken« aufgehoben worden, oder noch anders gesagt: Diese Männer können vielleicht mittlerweile ihre Trauer und Kränkungsgefühle zulassen, während die Frauen ihre Schritte in die Autonomie mittlerweile als Stärke wahrnehmen können.

Fazit

Die hier befragten »spät geschiedenen Kriegskinder« scheinen noch relativ stark im Bann ihrer früheren, für sie oft sehr wenig durchschaubaren und mit viel Ambivalenz verbundenen Bindungs- und Beziehungserfahrungen zu stehen. Bei den »vaterlosen« Söhnen finden sich zwei Varianten von »Muttersöhnlichkeit«, die die sozioemotionale Entwicklung bis in die Gegenwart beeinflussen zu scheinen. Aber auch bei den »vaterlosen« Töchtern gibt es viele, die im Kontext einer belasteten Mutter-Tochter-Beziehung Vulnerabilitäten und Selbstwertbeeinträchtigungen entwickelten, die sich als ungünstige Startbedingungen in die eigenen Partnerschaften erweisen. Unabhängig von dem Ausmaß der erfahrenen Kriegseinflüsse scheint es sich generell um eine Generation zu handeln, der eine selbstbestimmte Verortung im Diskurs von Geschlechterrollen, Geschlechterbeziehungen und -ansprüchen, von Männlichkeits- und Weiblichkeitsnormen eher schwer fällt. So scheinen die Erkenntnisse aus den Emanzipationsbewegungen der frühen 70er-Jahre die hier befragten »Kriegskinder« oft erst 20 Jahre später eingeholt zu haben. Bei einem Teil der Männer hat das eher zu einem Traditionalisierungsschub geführt (»Die Frauen sind von den Medien aufgehetzt!«) und bei einem Teil der Frauen zu einem Modernisierungsschub (»Ich habe erkannt, dass ich selber über mein Leben entscheiden muss!«). Im Rahmen der vorliegenden Ergebnisse kann man über die aktuelle Bedeutung der Daseinsthemen »Lebensenttäuschungen« bzw. »Endgültigkeit des Daseins« das Ausmaß gelingender oder misslingender Formen der Auseinandersetzung mit der anstehenden Lebensphase Alter am deutlichsten registrieren. Dabei ist die große Resonanz, die die Kriegskindthematik zurzeit erfährt, möglicherweise ein Ausdruck dafür, dass bei dieser Generation der Prozess zur Reflexion und Herstellung lebensgeschichtlicher Kohärenz angestoßen worden ist.

Literatur

Becker, P. (1989). Der Trierer Persönlichkeitsfragebogen TPF. Göttingen u.a.: Verlag für Psychologie/Dr. C. J. Hogrefe.

Bowlby, J. (1979). The making and breaking of affectional bonds. London: Tavistock Publications.

Dorbritz, J. & Gärtner, K. (1998). Bericht 1998 über die demographische Lage in Deutschland mit dem Teil B »Ehescheidungen – Trends in Deutschland und im internationalen Vergleich«. Zeitschrift für Bevölkerungswissenschaft, 23, S. 373–458.

Fooken, I. (1999). Scheidung im »leeren Nest« – Seelische Gesundheit und Eltern-Kind-Beziehung bei »spät« geschiedenen Vätern und Müttern. In E. Sander (Hrsg.), Trennung und Scheidung. Die Perspektive betroffener Eltern (S. 170–193). Weinheim: Beltz/Deutscher Studien Verlag.

Fooken, I. (2002). Wege in die »Lieblosigkeit« – Lebensverlaufsmuster und seelische Gesundheit bei Männern und Frauen im Kontext von Scheidungen oder Trennungen nach langjährigen Ehen. In M. Peters & J. Kipp (Hrsg.), Zwischen Abschied und Neubeginn. Entwicklungskrisen im Alter (S. 157–172). Gießen: Psychosozial Verlag.

Fooken, I. (2004). »Späte Einsichten« bei »späten Trennungen«: Plötzlicher Konsensbruch, trügerische Konsens-Illusion oder langjähriger Dissens? Subjektive Repräsentationen biografischer Verlaufsmuster und Seelische Gesundheit im zeitgeschichtlichen Kontext. Zeitschrift für Familienforschung, 14, S. 289–304.

Fooken, I. & Lind, I. (1997). Scheidung nach langjähriger Ehe im mittleren und höheren Erwachsenenalter. Expertise im Auftrag des Bundesministeriums für Familie, Senioren, Frauen und Jugend. Schriftenreihe des BMFSFJ, Bd. 113. Stuttgart u.a.: Kohlhammer.

Grossmann, K. & Grossmann, K. E. (2004). Bindungen – das Gefüge psychischer Sicherheit. Stuttgart: Klett-Cotta.

Lind, I. (2001). Späte Scheidung. Eine bindungstheoretische Analyse. Münster: Waxmann.

Krampen, G. (1991). Fragebogen zu Kompetenz- und Kontrollüberzeugungen. Göttingen: Verlag für Psychologie/Hogrefe.

Radebold, H. (2005): Die dunklen Schatten der Vergangenheit. Stuttgart: Klett-Cotta.

Entwicklung im Krieg

Empirische Daten zu Einflüssen auf die Kindesentwicklung

Sepp Schindler

Darauf hinzuweisen, dass Grauen, Schrecken und Angst mit kriegerischen Ereignissen untrennbar verbunden sind, mag banal sein. Dennoch wird kaum jemals bedacht, was das für die empirische Forschung in diesem Bereich bedeutet. Nicht nur, dass die Aussagebereitschaft der Betroffenen vielfach eingeschränkt ist; auch die Form der Wahrnehmung wird davon geprägt. Und vielfach ist durch die Verstrickung in solche Ereignisse deren Identität in einer Weise involviert, dass die Verarbeitung des Erlebten sowie des eigenen Verhaltens Jahre dauert. Gelegentlich erinnern spektakuläre Fälle daran, dass in abnormen Situationen abnormales Verhalten »normal« ist, aber in der Öffentlichkeit nicht in diesem Kontext gewertet wird, wie kürzlich bei Günter Grass und früher bei Kurt Waldheim zu beobachten.

Wieweit dies auch auf Kinder und Jugendliche zutrifft, ist umstritten. Jedenfalls sind auch die Forscher (und deren Auftraggeber) in emotionelle Aspekte ihres Untersuchungsgegenstandes einbezogen. Dies ist seit Jahrzehnten bekannt[1], wird aber immer noch kaum beachtet. Der zeitliche Abstand ist ein weiterer Einflussfaktor sowie die Kohortenproblematik für alle entwicklungspsychologisch bedeutsamen Faktoren.

Zur Diskussion des Themas »Geboren im Krieg ...« werden Daten und Interpretationen zweier Untersuchungen vorgelegt, die unter unterschiedlichen Aspekten, jeweils in einem umfassenderen Zusammenhang, erhoben worden sind[2] Für die Veröffentlichung wurden daraus die wesentlichen Ergebnisse zusammengefasst.[3]

---

1 Devereux, G.: From Anxiety to Method in Behavioral Sciences. Den Haag: 1967. Mouton. (Deutsche Ausgabe: Devereux, G.: Angst und Methode in den Verhaltenswissenschaften. München. Hanser.)

2 Schindler, S.: Psychische Nachwirkungen des Krieges bei Jugendlichen. Phil. Diss. Univ. Wien 1948. Schindler, S.: Jugendkriminalität, Beiträge zur Jugendkunde 13, Bundesverlag, Wien 1968.

3 Schindler, S.: Seelische Traumen durch Kriegseinwirkungen als Dauerschädigung der Jugend. Praxis der Kinderpsychologie und Kinderpsychiatrie. 4., (1955) 5/6, S. 113–116. Schindler S.: Kann der Vater ersetzt werden? Zur Genese und Therapie kriminellen Verhaltens männlicher Jugendlicher. Jb. Psychol., Psychother., Med. Anthropol. 15., (1967) 1/2, S. 141–148.

Im Jahre 1948 wurden mittels des Assoziationsversuches nach C. G. Jung 58 Mittelschüler darauf hin untersucht, ob die Ereignisse des vorangegangenen Krieges auch drei Jahre nach dessen Ende noch Spuren in der Reaktionsweise hinterlassen haben. Die Überlegung dabei war, die damals für die wenigen überhaupt angestellten Untersuchungen gebräuchlichen Fragebögen würden der anzunehmenden Verdrängung des affektiven Einflusses nicht Rechnung tragen. Die dadurch gewonnenen Ergebnisse dienten denn auch dazu, in der Öffentlichkeit »Normalität« zu demonstrieren. Eine Methode aus dem tiefenpsychologischen Bereich konnte jedoch auch zu diesem Zeitpunkt noch erhebliche Auswirkungen der Erlebnisse nachweisen, die diese Jugendlichen im Alter von 10/11 bzw. 13/14 Jahren hatten.

Einen anderen Weg geht die zweite Untersuchung: Sie beruht auf einer »Zufallsentdeckung«; nämlich der Parallelität der Entwicklung der Jugendkriminalität nach den beiden Weltkriegen des 20. Jahrhunderts. Erst die Entwicklung eines neuen Maßes (des Zeitreihenquotienten) und weitere Auswertungen der Kriminalstatistiken Österreichs und der Bundesrepublik Deutschlands konnten eine auf die beiden Kriege bezogene Interpretation absichern. Sie betrifft nicht einzelne Jugendliche, sondern die Kriminalitätsgefährdung bestimmter Alterskohorten, und ist somit ein Generationenschicksal: Die Abwesenheit der meisten Väter führte vermehrt zu einem Sozialisationsdefizit.

Bei der Auswertung statistischer Daten der beiden entwicklungspsychologischen Studien zeigten sich somit *erhebliche Störungen* durch kriegsbedingte Einflüsse.

Beide Untersuchungen sind natürlich mit den zu ihrer Entstehungszeit möglichen experimentellen und statistischen Methoden durchgeführt worden. Für ihre neuerliche Veröffentlichung ist lediglich die Rechtschreibung durch das Lektorat an die seit 1. August 2006 verbindliche Form angepasst worden.

Seelische Traumen durch Kriegseinwirkungen als Dauerschädigung der Jugend

Es steht wohl unbestritten fest, dass Kriege und ihre Folgen zu den wesentlichsten Ursachen seelischer Verletzungen gehören. Diese werden – nach der Traumahypothese *Freuds* – durch Erlebnisse verursacht, welche die peinlichen

Affekte des Schreckens, der Angst, der Scham oder psychischen Schmerz hervorrufen.[4]

Ob sich ein solches Erlebnis als Trauma manifestiert oder nicht, hängt neben anderen wichtigen Faktoren auch in hohem Grade von der Empfindlichkeit, der Sensibilität des betroffenen Menschen ab. Nun ist aber gerade die Jugend für alle Erlebnisse in viel höherem Maße empfänglich als die erwachsene Generation. Man müsste daher annehmen, dass sie von den ungeheuer intensiven Erlebnissen, die der Krieg im steigenden Maße auch den Menschen des »Hinterlandes« brachte, in besonders hohem Maße betroffen worden war. Häufig hat es jedoch den Anschein, als hätte gerade die Jugend all dies viel schneller vergessen, und wir könnten von seelischen Kriegsschäden nur bei jenen sprechen, die außerhalb der bürgerlichen Gesellschaftsordnung geraten sind, bei Prostituierten und Kriminellen.

So wurde etwa bei der Beseitigung der Kriegsschäden durch Staat und Wirtschaft in den allermeisten Fällen nur auf den materiellen, wirtschaftlichen und politischen Wiederaufbau Rücksicht genommen und so gehandelt, als ob durch die Neuordnung der Beziehungen in Staat und Wirtschaft, durch den Aufbau wirtschaftlicher und staatlicher Organisationen und durch die Wiederherstellung der Häuser alle Aufgaben erfüllt und alle Kriegsschäden beseitigt wären. So konnte es geschehen, dass ein großer Teil der Presse – unterstützt durch die maßgeblichen politischen Parteien – die abwartende und prüfende Einstellung der Jugend zur Politik als Müdigkeit und Lethargie brandmarkte und dabei nicht beachtete, dass es sich auch um eine seelische Schutzmaßnahme gegen »Reizüberflutung« handeln konnte, bei einer Jugend, die allzu viel Bekanntschaft mit Politik gemacht hatte und die zunächst festen Grund finden muss, um zwischen Schein und Sein scheiden zu können, und erst dann zu zielgerichtetem, verantwortungsbewusstem Handeln kommen kann.

Um diesen Fragenkomplex zu klären, wurde die vorliegende Untersuchung angestellt.

Selbstverständlich kann eine Untersuchung psychischer Traumata nur eine indirekte sein, indem sie von den Folgen eines solchen ausgeht und die Auswirkungen untersucht. Dazu kennen wir derzeit drei Möglichkeiten:

Wir können die Störungen der somatischen Korrelate, vor allem des vegetativen Systems, untersuchen. Wir können aber auch gemäß der behavioristischen Methode die Auswirkungen auf das Verhalten beobachten. Und drittens können wir auftretende Störungen des Bewusstseinsablaufes feststellen.

Die Zusammenhänge der ersten Art hat *O. Kauders* in einer kleinen, mehr

4 Breuer und Freud: Studien über Hysterie, Wien 1895 (Freud, Ges. Werke, London, I, 1952).

allgemein gehaltenen Schrift dargestellt. Darin kommt er zu dem Ergebnis, dass es wohl nicht zu viel gesagt sei, wenn man behauptet, dass kaum ein Mensch von der einen oder anderen vegetativen Störung verschont geblieben sei[5].

Von den äußerlich feststellbaren Symptomen geht *J. Sprung* in ihrer Arbeit über psychische Kriegsschäden aus. Sie stellte jedoch fest, dass diese bei Kindern verhältnismäßig rasch abklingen: Nach Berichten der Lehrer waren Schulkinder im ersten Jahr nach Kriegsende außerordentlich nervös, unruhig und konnten sich nicht konzentrieren. Geräusche, die an das Aufheulen der Sirenen erinnerten, führten noch längere Zeit hindurch zu unwillkürlichem Aufspringen. Sie spricht dabei treffend von einer »Erwartungserregung«. Zur Zeit ihrer Untersuchung – zwei Jahre nach Kriegsende – konnte sie von alledem nichts mehr feststellen[6].

Im Folgenden soll nun ein Versuch, die Störungen des Bewusstseinsablaufes zu untersuchen, dargestellt werden. Diese Störungen werden durch gefühlsbetonte Vorstellungsgruppen (Komplexe) hervorgerufen. Wir können bei geeigneten Versuchsbedingungen ähnliche Störungen im Assoziationsversuch künstlich hervorrufen, freilich erst nach Überwindung gewisser Schwierigkeiten. In diesem Versuch zeigen sich die Komplexe dadurch an, dass jene Worte, welche die Veranlassung dafür bieten, dass ein Komplex ins Bewusstsein tritt, eine beträchtliche Verlängerung der Reaktionszeit aufweisen.

Da der Assoziationsversuch hinreichend bekannt sein dürfte, wird hier nur auf die diesbezügliche Literatur verwiesen, während an anderer Stelle seine theoretischen Grundlagen erörtert werden sollen. Es seien deshalb nur die Bedingungen der Versuchsanordnung und -auswertung kurz angegeben.

Unter den 50 dargebotenen Reizworten waren 26 Worte, welche auf den Krieg Bezug hatten. Diese wurden in vier Gruppen geteilt, und zwar: 6 Worte, die sich auf den Krieg im Allgemeinen beziehen; 6 Worte, die mit Bombenangriffen zu tun haben; 6 Worte, welche die Kämpfe betreffen, und 8 Worte, die auf die Plünderungen Bezug nehmen. Zwischen diese Worte wurden 24 Füllworte eingestreut, bei welchen vor allem darauf gesehen wurde, dass sie ebenso geläufig waren wie diejenigen Worte, die sich auf den Krieg bezogen, und auch in der Regel das Gefühl in gleichem Maße ansprechen.

Auf diese Weise ergab sich folgende Reizwortliste:

Blume	Spinne	braun	Beruf
Land	Krieg	Lehrer	fremd

5 O. Kauders: Vegetatives Nervensystem und Seele, 2. Aufl. Wien 1946.
6 J. Sprung: Über psychische Kriegsschäden, Dissertation Wien 1948.

Leben	Haus	Sirene	Keller
Schön	Gewehr	Hilfe	Soldaten
Versteck	Stille	Kampf	Mozart
Schubert	brennen	Brot	Glück
Furcht	Überfall	Tadel	Trümmer
grün	Buch	Raub	fliehen
Mensch	warm	Granate	Mond
schießen	stehlen	Wiese	Ruhe
Apfel	Lied	behalten	Bombe
Alarm	Flugzeug	Schutz	
Plündern	Drohen	Knall	

Die Versuchsanordnung war, wie üblich, mündliche Darbietung und Zeitmessung mit der 1/5-Sekundenuhr.

Bei der Auswertung kam es für unseren Zweck vor allem darauf an, die Verlängerung der Reaktionszeit und nicht – wie in den meisten Untersuchungen – diese selbst zu messen. Da die Reaktionszeit starke individuelle Verschiedenheiten aufweist, und diese sich für eine statistische Auswertung als höchst störend erwiesen hätten, galt es, ein Maß für die relative Verlängerung der Zeiten bei den komplexekonstellierenden Worten zu finden.

Ein solches Maß ergibt sich, wenn man die Zeit der zu vergleichenden Wortgruppe durch die Durchschnittszeit aus allen Reaktionen des betreffenden Menschen bzw. der zu untersuchenden Gruppe dividiert. Wir schlagen für dieses Maß den Namen »Zeitquotient« vor und drücken ihn kurz aus:

Zeitquotient (ZQ) = Gruppenzeit/Durchschnittszeit

Aus diesem Zeitquotienten können wir den Grad der Verlängerung oder Verkürzung der Reaktionszeit gegenüber der Durchschnittszeit auf den ersten Blick ablesen.

Ist die Gruppenzeit gleich der Durchschnittszeit, so beträgt der ZQ 1,00. Ist die Gruppenzeit kleiner als die Durchschnittszeit, so liegt er unter diesem Wert; ist sie größer, so liegt er darüber. Komplexkonstellierende Wortgruppen müssen also einen ZQ aufweisen, der beträchtlich über 1,00 liegt. Selbstverständlich ist dieses Maß immer relativ zu der verwendeten Wortgruppe bzw. der untersuchten Personengruppe.

Die Versuche wurden an 58 Mittelschülern zwischen 14 und 18 Jahren durchgeführt. Der ZQ wurde grundsätzlich aus dem arithmetischen Mittel der Zeiten nach der Methode von C. G. Jung[7] berechnet.

Die Unterschiede der Reaktionszeiten zwischen Kriegs- und Füllworten erwiesen sich als beträchtlich.

Die durchschnittliche Reaktionszeit betrug für

Kriegsworte je Wort 1,54 Sek.
Füllworte je Wort 1,41 Sek.

Berechnen wir für beide Gruppen das Verhältnis zur Durchschnittszeit (ZQ), so erhalten wir für die

Kriegsworte 1,04 Sek.
Füllworte 0,95 Sek.

Da dieser Unterschied außerhalb der normalen Schwankungsbreite liegt, kann er nicht auf zufällige Reaktionen zurückgeführt werden, sondern lässt sich nur dadurch erklären, dass die Kriegsworte in höherem Maße Komplexe konstellieren als die Füllworte.

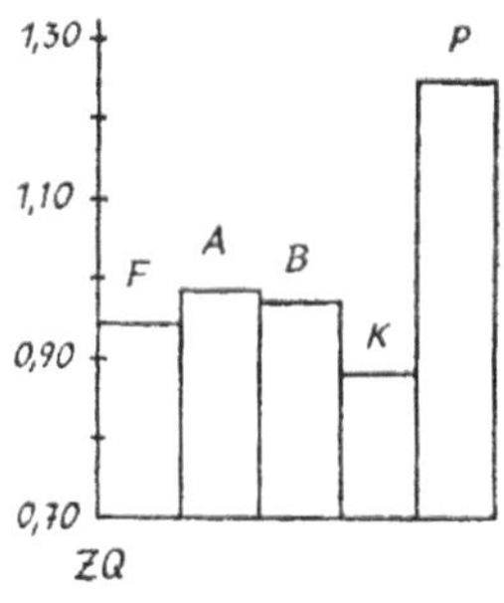

Ein grafischer Vergleich der Zeitquotienten der einzelnen Gruppen macht dieses Ergebnis noch anschaulicher.

F = Füllworte
A = allg. Kriegseinwirkungen
B = Bombenkrieg
K = Kämpfe
P = Plünderungen

Die Verteilung zeigt klar, dass die Kriegserlebnisse in den jungen Menschen

7 C. G. Jung: Die psychologische Diagnose des Tatbestandes, 2.Aufl. Zürich 1941. C. G. Jung: Diagnostische Assoziationsstudien, Leipzig 1913.

auch drei Jahre nach Kriegsende (dem Zeitpunkt dieser Untersuchung) noch lebendig und wirksam waren, obwohl sich vermuten lässt, dass sich die allgemeine Unsicherheit, welche zur Zeit des Versuches noch herrschte, auf die Reaktionen der P-Gruppe auswirkte. Dies wird bei der Erörterung der Ergebnisse der einzelnen Wortgruppen noch eingehender klargelegt.

Aus der obigen Zusammenstellung ergibt sich auch, dass sich die verschiedenartigen Kriegserlebnisse nicht in gleicher Weise auf alle Schüler auswirkten.

Die Bombenangriffe wirkten auf die von ihnen betroffenen Schüler besonders nachhaltig. Um dies zu untersuchen, wurden die Schüler gefragt, ob und in welchem Ausmaße sie Angriffe erlebt hätten und ob sie davon unmittelbar betroffen worden sind. Nach diesen Angaben wurden die Schüler eingestuft.

Stufe 0	niemals Fliegerangriffe erlebt
Stufe 1	wenige (meist 2–3) Angriffe erlebt
Stufe 2	viele und starke Angriffe erlebt (meist alle Angriffe auf Wien)
Stufe 3	Angriffe sehr stark und intensiv erlebt (z. B. eigenes Haus getroffen, Einschlag vor dem Keller auf der Straße u. Ä.)

Die Befragung und Einteilung geschah völlig unabhängig vom eigentlichen Versuch, bei welchem die Schüler keinerlei Kenntnisse hatten, worum es sich handelte, und vor der statistischen Auswertung, so dass eine unbewusste Beeinflussung der Ergebnisse auf diesem Wege ausgeschlossen war.

Die Zusammenstellung der ZQ der einzelnen Stufen erweist eindeutig den unmittelbaren Zusammenhang zwischen der Stärke der erlebten Angriffe und der Reaktion. Die Abbildung 2 zeigt, dass Schüler, die keine Bombenangriffe erlebt haben, einen erheblich unterdurchschnittlichen ZQ (0,74), jene, die unmittelbar betroffen wurden, einen erheblich überdurchschnittlichen ZQ (1,24) aufweisen. Die Zahlen der beiden anderen Gruppen liegen entsprechend abgestuft in der Mitte.

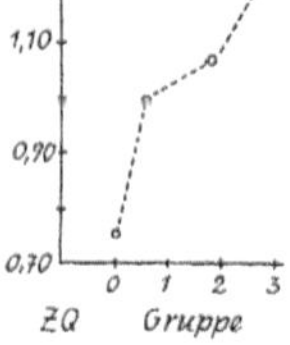

Mit anderen Worten heißt dies, dass man bei jenen Schülern, welche keine Bombenangriffe erlebten, keine diesbezüglichen Komplexreaktionen feststellen kann; bei stark betroffenen Schülern hingegen stören auch drei Jahre nach Kriegsende Komplexe den Bewusstseinsablauf in hohem Maße. Eine weitere Bestätigung dieser Tatsache finden wir, wenn wir die Quotienten bei Schülern, die während des Krieges auf dem Lande waren, mit Quotienten von Schülern, die in der Stadt wohnten, vergleichen:

Aufenthalt bis 1945	ZQ der B-Gruppe
auf dem Lande	0,91
in der Stadt	1,06

Die Stadtkinder, die in wesentlich stärkerem Maße unter dem Bombenkrieg zu leiden hatten, weisen auch die höheren Quotienten auf.

Wir können aus diesen Ergebnissen die Regel ableiten, dass die Intensität der affektiven Nachwirkung mit der Intensität des Erlebnisses wächst; d. h. die beiden sind zueinander direkt proportional.

Zu dem gleichen Ergebnis kommen wir, wenn wir die Reaktionen auf die Gruppe K untersuchen, also jene Worte, welche die eigentlichen Kämpfe betrafen.

Auch für die Auswertung dieser Gruppe wurden Stufen aufgestellt. – Der größte Teil der Schüler hatte keine Kämpfe erlebt. Dieser verbrachte die kritische Zeit entweder daheim im Keller, ohne dass die nähere Umgebung von den Kämpfen in Mitleidenschaft gezogen wurde, oder in den westlichen Bundesländern. – In Stufe 1 wurden jene eingereiht, die nur in geringem Maße Kämpfe erlebt hatten (wenige Stunden Kampf im eigenen Dorf, Bordwaffenangriffe von Tieffliegern u. a.). Die Stufen 2 und 3 wurden in dieser Gruppe zusammengezogen, weil nur ganz wenige Schüler Kämpfe stärker und unmittelbar erlebt hatten. (Einer von diesen wurde selbst beschossen, ein anderer befand sich im Keller eines Hauses, dessen obere Stockwerke in Brand gerieten usw.)

Wie die zahlenmäßige Verteilung der Schüler auf die einzelnen Stufen zeigt, wurden diese von den Kämpfen in weit geringerem Maße betroffen als von den Bombenangriffen:

Stufe 0	30 Schüler
Stufe 1	23 Schüler
Stufe 2, 3	5 Schüler

Dementsprechend waren auch die Nachwirkungen geringer:

Der ZQ beträgt für die	K-Gruppe 0,88
	B-Gruppe 0,98

Trotz dieser verhältnismäßig geringen Nachwirkung zeigt ein Vergleich der ZQ der einzelnen Stufen die gleiche Steigerung wie in der B-Gruppe.

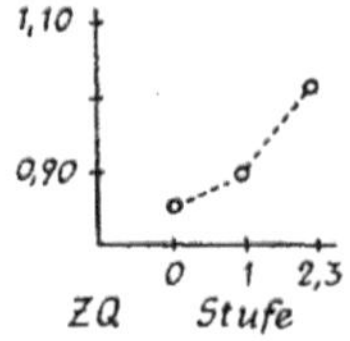

Die Jugendlichen wurden also in der Mehrzahl von den Kämpfen nicht oder nicht stark betroffen und Nachwirkungen sind daher nur verhältnismäßig schwach zu beobachten; ihre Intensität steigt jedoch mit der Stärke des Eindruckes.

In der Gruppe P (»Plünderungen«) wurden all jene Kriegs- und Nachkriegsereignisse zusammengefasst, die mit dem Durchmarsch der verschiedenen militärischen Verbände sowie mit dem Verhalten der Bevölkerung und durchziehender Flüchtlinge zusammenhängen.

Auch für diese Gruppe wurden die Versuchspersonen in vier Stufen eingeteilt, wie dies bereits für die B-Gruppe erfolgte.

Die zahlenmäßige Verteilung auf die einzelnen Stufen ist in dieser Gruppe wieder etwas gleichmäßiger:

Stufe 0	19 Schüler
Stufe 1	20 Schüler
Stufe 2	17 Schüler
Stufe 3	2 Schüler

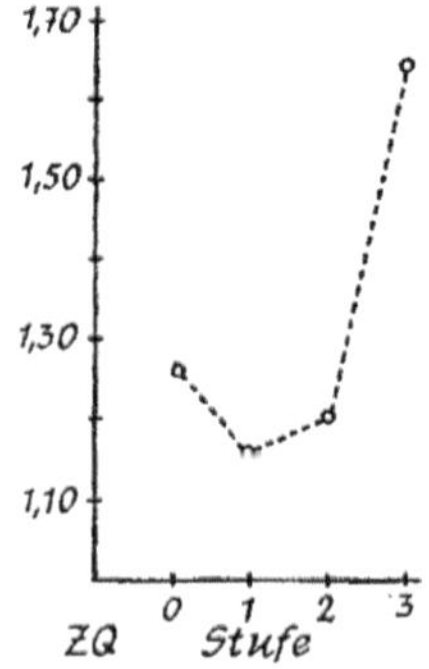

Der ZQ verteilt sich in dieser Gruppe nicht nach der dargestellten Regel; er liegt vielmehr bei Stufe 0 über dem Durchschnitt, während er bei den anderen Stufen der Regel entsprechend ansteigt. Er beträgt:

im Durchschnitt	1,24 Sek.
für Stufe 0	1,27 Sek.

Dies bedeutet, dass jene Schüler, die keine Plünderungen erlebt hatten, mit einer längeren Zeit reagierten als jene, die geringe oder starke Plünderungen erlebt hatten.

Wie bereits dargestellt, waren die Nachwirkungen in dieser Gruppe auch im Allgemeinen sehr intensiv. Auf der Suche nach den Ursachen dieser Unregelmäßigkeiten fiel auf, dass die ZQ für die 17- bis 18-Jährigen nur 1,13, für die 14-jährigen Schüler jedoch 1,28 betrugen. Der ZQ jener 14-Jährigen, die keinerlei Plünderungen und andere Nachkriegsereignisse erlebt hatten, war 1,30 (Durchschnitt 1,24).

Damit steht fest, dass auf die Verlängerung der Reaktionszeit dieser Wortgruppe auch das Alter der Schüler Einfluss ausübt. Wir können dies folgendermaßen erklären: Wenn die Reaktionsweise nicht allein der Ausdruck der länger zurückliegenden Erlebnisse ist, sondern durch ein aktuelles, alle Schüler gleichmäßig betreffendes Ereignis überdeckt wird, ist es möglich, dass dieses die Reaktionsweise stört. Nun können sich die Worte »plündern, Überfall, stehlen, Raub, behalten« auch auf aktuelle Geschehnisse beziehen. Die öffentliche Meinung war zur Zeit der Versuche noch in hohem Grade von Unsicherheit und Furcht beherrscht, die von einer sensationellen Zeitungsberichterstattung noch gesteigert wurden. Täglich konnte man in mehr oder minder sensationeller Aufmachung von Menschenraub, Morden, Einbrüchen und Ähnlichem lesen. Wenn sich nun diese allgemeine Einstellung in den Reaktionen der Jugendlichen auswirkt, erscheint es aus den Entwicklungscharakteristika verständlich, dass sich bei 14-Jährigen erheblich stärkere Nachwirkungen zeigen als bei älteren. Wirken doch in diesem Alter die zum Teil vorhandene kritiklose Übernahme der Einstellung der Eltern und Erzieher, die allgemeine Zuwendung zur Außenwelt und die teilweise noch recht lebhafte Fantasie, die mit einer relativ starken Suggestibilität verbunden ist, so zusammen, dass die Buben leicht Tagessensationen in den Mittelpunkt ihres Interesses rücken und dann auch fantasiemäßig stark und lebendig nacherleben. Dagegen ist der 17-Jährige beträchtlich nüchterner, überlegend und wesentlich selbständiger in seinem Urteil, vor allem aber auch weitblickender als ein Jüngerer. All dies wird ihn die in Frage kommenden Ereignisse in ganz anderer Art aufnehmen und verarbeiten lassen.

Wir können daher im Allgemeinen stärkere Gefühlsbetonung der P-Gruppe zum Teil mit den Auswirkungen der gegenwärtig anhaltenden Unsicherheit erklären, und es erscheint dann selbstverständlich, dass diese bei den 14-Jährigen zu stärkeren Reaktionen führt als bei den Älteren.

Zusammenfassung

Die Erlebnisse der Kriegszeit wirken sich in den Reaktionen der Jugendlichen auch drei Jahre nach Kriegsende häufig mit Komplexcharakter aus, und wir sind daher berechtigt, daraus den Schluss zu ziehen, dass bei sehr vielen Jugendlichen durch den Krieg verursachte Traumata zu mehr oder minder schweren Störungen des Seelenlebens geführt haben.

Die Intensität der Reaktionen ist wesentlich von der Stärke des traumatisierenden Erlebnisses abhängig; dessen Intensität wiederum steht in einem direkten Verhältnis zur Stärke und Unmittelbarkeit des Ereignisses, doch wird sie auch von Einstellung und Stimmungslage des Betroffenen selbst in hohem Grade beeinflusst.

Anhang

Der besseren Verdeutlichung der statistischen Ergebnisse sollen noch Auszüge aus den Versuchsprotokollen einiger typischer Fälle dienen:

Kurt P., 17 Jahre	
Alarm – Kampf	4,0 Sek.
Überfall – Kampf	2,0 Sek.
Kampf – Angst	5,0 Sek.
Schutz – Gewehr	4,0 Sek.

Während der Kämpfe war er im Keller eines Hauses der Wiener Innenstadt, in der Nähe des Donaukanales, wo über längere Zeit heftig gekämpft wurde. Während dieser Kämpfe geriet das Haus in Brand.

Er brauchte für alle Antworten relativ lange Zeit (Durchschnittszeit 1,8 Sek.). Trotzdem sind die Zeiten für die B-Gruppe und die K-Gruppe noch beträchtlich höher (ZQ: B-Gruppe 1,55; K-Gruppe 1,10).

Fritz Z., 18 Jahre	
Versteck – Stadel	8,0 Sek.
schießen – Krieg	1,6 Sek.
drohen – Gewehr	2,2 Sek.
Kampf – Gefallene	2,0 Sek.

Er wurde während der unruhigen Nachkriegszeit Zeuge, wie sein Vater von einem Soldaten mit dem Erschießen bedroht wurde. Es ist selbstverständlich, dass ein solches Erlebnis in dem Jugendlichen noch sehr heftig nachwirkte.

Die langen Zeiten sind bei ihm besonders bedeutsam, weil die Reaktionszeit aller anderen Worte zwischen 0,6 und 1,2 Sekunden liegt.

Heinz M., 17 Jahre	
Versteck – finster	4,0 Sek.
Überfall – Gefahr	1,2 Sek.
Sirene – Flieger	1,6 Sek.
Raub – Krieg	2,2 Sek.
Granate – Geschütz	3,2 Sek.
behalten – unterschlagen	3,2 Sek.
Schutz – Luftschutzkeller	3,0 Sek.

Dieser Jugendliche kam mit allen Arten von Kriegsereignissen in Berührung. Er erlebte einige Fliegerangriffe auf Wien; später wurde in der Nähe seines Aufenthaltsortes in der Tschechoslowakei gekämpft, und schließlich wurde er zwangsweise ausgesiedelt. Er gab an, dass ihn bei alledem am meisten das Leid der anderen Menschen betroffen habe.

Alois H., 15 Jahre	
Versteck – wiederfinden	5,0 Sek.
plündern – Sachen	3,2 Sek.
Schutz – flehen	5,0 Sek.
Ruhe – ausrasten	3,2 Sek.
fliehen – davonjagen	2,4 Sek.

Der Bub wohnte mit seiner Mutter in Südmähren. Als sich die SS zurückzog, wurden die beiden gedrängt, ebenfalls zu fliehen. Nach seiner eigenen Angabe machte es auf ihn den tiefsten Eindruck, dass sie von daheim wegmussten. Dieses Erlebnis findet seinen erschütterndsten Ausdruck in der Reaktion »Ruhe – ausrasten«.

In ähnlicher Weise bestätigen auch viele andere Einzelprotokolle die statistischen Ergebnisse, obwohl die Komplexe nicht immer so klar zu Tage liegen wie in den angeführten Fällen, und auch nicht alle Menschen für diese Untersuchungsmethode in gleichem Maße geeignet sind. Bei einzelnen Jugendlichen jedoch war das durch den Krieg verursachte Trauma noch so wirksam, dass Schockreaktionen eintraten, als die ersten Kriegsworte fielen. Dies wirkte sich in einer beträchtlichen Erhöhung der Durchschnittszeit aus, die in einem Fall 6,7 Sekunden betrug.

Kann der Vater ersetzt werden?

Zur Genese und Therapie kriminellen Verhaltens männlicher Jugendlicher

Aus dem überaus komplexen Problemkreis »Jugendkriminalität« soll im Folgenden eine isolierte Fragestellung herausgegriffen werden. Nach der Meinung des Verfassers ist darin der Schlüssel zum Verständnis und wahrscheinlich auch zur Lösung des Problems »Jugendkriminalität« als Massenerscheinung zu finden.

Der unmittelbare Anlass zur Beschäftigung mit dieser Frage war eine Untersuchung, die der Verfasser im Auftrag des Österreichischen Institutes für Jugendkunde durchgeführt hat. Sie sollte die Frage klären, warum die Jugendkriminalität in Österreich innerhalb eines relativ kurzen Zeitraumes überraschend hoch angestiegen ist.[8]

Die Anzahl der in Österreich wegen einer strafbaren Handlung verurteilten Jugendlichen hat sich nämlich zwischen 1952 und 1957 verdoppelt. Berücksichtigt man, dass die einzelnen Geburtsjahrgänge nicht gleich stark waren, so ist es zweckmäßig, auf die sogenannte »Kriminalitätsbelastungsziffer« zurückzugreifen. Es ist dies jene Zahl, die angibt, wie viele von je 1.000 strafmündigen Jugendlichen tatsächlich durch ein Gericht verurteilt worden sind.[9]

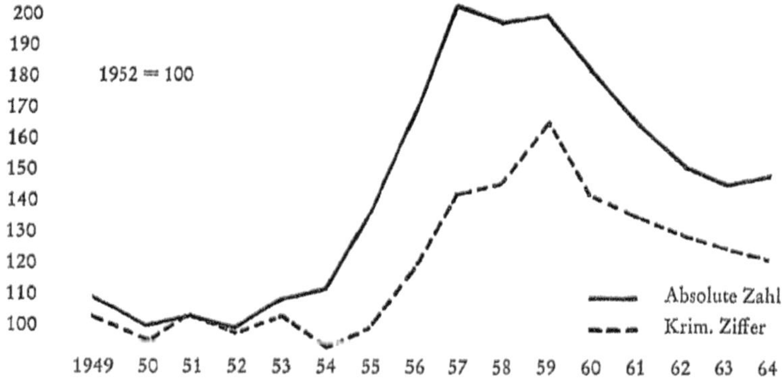

Absolute Zahl der Kriminalitätsbelastungsziffer der in Österreich durch ein Gericht in den Jahren 1949 bis 1964 verurteilten Jugendlichen

8 S. Schindler, Jugendkriminalität in Österreich, Struktur und Trend 1946–1964, Wien 1967.

9 Nach dem österreichischen Jugendgerichtsgesetz 1961 ist »Jugendlicher«, wer das 14., aber noch nicht das 18. Lebensjahr vollendet hat.

Wie aus dieser Tabelle zu ersehen, ist der stärkste Anstieg (um über 60 Prozent) der Kriminalitätsbelastungsziffern zwischen 1954 und 1959 zu verzeichnen. Seit diesem Jahr ist wieder ein kontinuierlicher Rückgang eingetreten.

Unter den zahlreichen untersuchten Zusammenhängen waren einige besonders signifikant: Zunächst ergab sich, dass die Kriminalität der weiblichen Jugendlichen in diesen Jahren nahezu unverändert geblieben ist und alle Veränderungen nur auf das Verhalten *männlicher* Jugendlicher zurückzuführen waren:

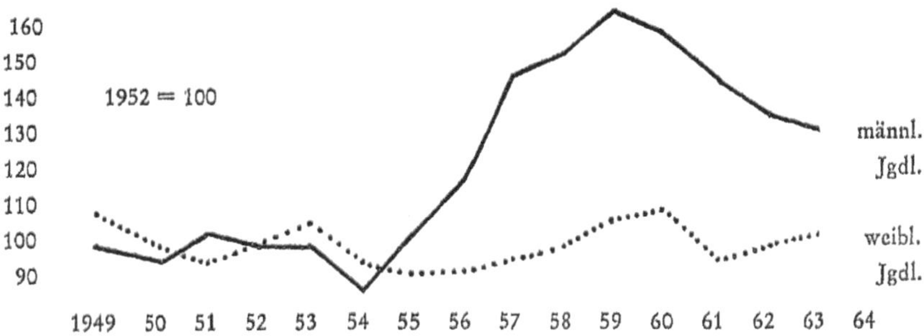

Kriminalitätsbelastungsziffern der in den Jahren 1949 bis 1964 verurteilten Jugendlichen getrennt nach Geschlechtern

Weiter konnte festgestellt werden, dass der relative Anteil der *vorbestraften* Jugendlichen an allen verurteilten Jugendlichen jeweils ein Jahr nach der Kriminalitätsbelastungsziffer und parallel mit dieser gestiegen ist. Daraus kann man schließen, dass die besonders gefährdeten Jugendlichen auch eher dazu neigen, wieder rückfällig zu werden.

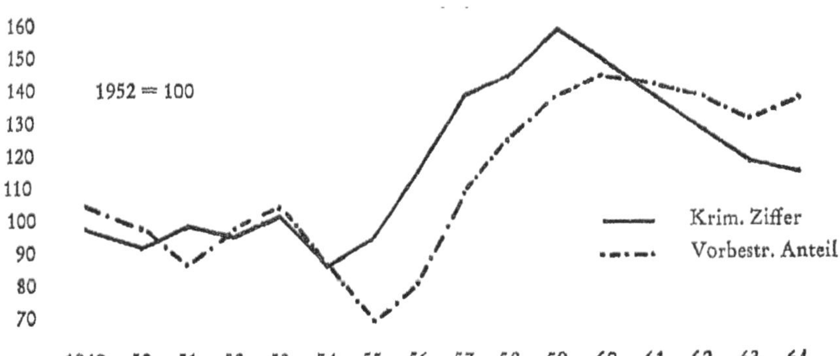

Kriminalitätsbelastungsziffern und Vorbestraftenanteil der in den Jahren 1949 bis 1964 verurteilten Jugendlichen

Besonders überraschend aber war die Feststellung, dass es in Österreich bereits einmal eine ähnliche Entwicklung gegeben hatte. Da sich weder die Kriminalpolitik noch die Rechtslage in diesem Lande wesentlich geändert hatten, ist ein Vergleich dieser beiden Zeiträume möglich: Er ergibt, dass die Verlaufskurven der Kriminalitätsbelastungsziffern der wegen eines Verbrechens verurteilten Jugendlichen der Jahre 1951 und 1960 mit den Jahren 1924 bis 1933 weitgehend parallel gehen.

Die Parallelität dieser Kurven ergibt eine Korrelation von r = 0,57; im aufsteigenden Teil, d. h. in den Jahren 1928 bis 1933 und 1955 bis 1960, beträgt der Korrelationskoeffizient sogar r = 0,96. Es ist offensichtlich, dass ein Faktor wirksam war, der in einer Beziehung zu dem jeweils vorhergehenden Krieg stehen muss: Liegen doch die Tiefpunkte beider Verlaufe im 9., die Höhepunkte im 14. Jahr nach Kriegsende.

Ein solcher Faktor kann wohl nur in der Lebensgeschichte des einzelnen straffälligen Jugendlichen gesucht werden. Er muss aber zugleich eine große Gruppe von Gleichaltrigen betroffen haben, um statistisch wirksam aufscheinen zu können.

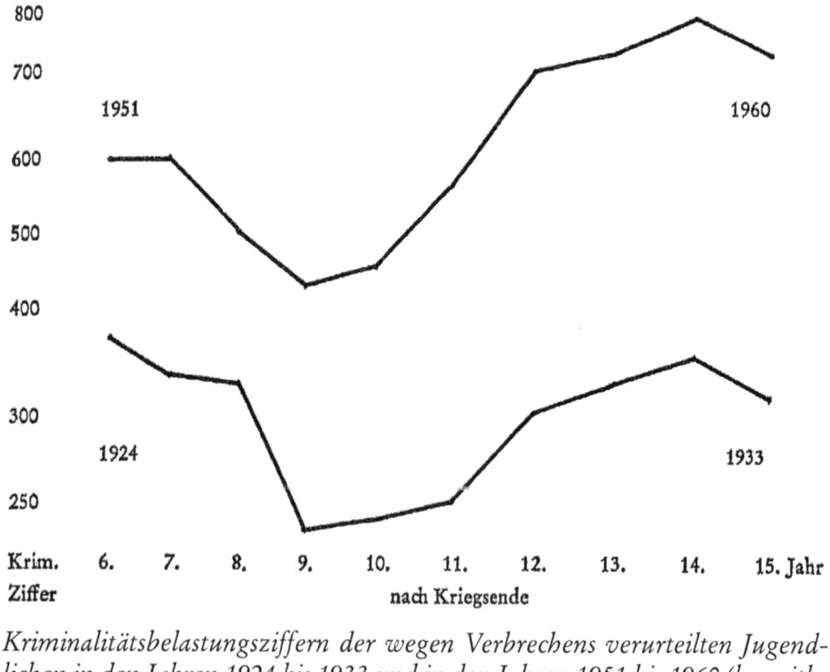

Kriminalitätsbelastungsziffern der wegen Verbrechens verurteilten Jugendlichen in den Jahren 1924 bis 1933 und in den Jahren 1951 bis 1960 (logarithmischer Maßstab)

Diese Annahme wird dadurch bestärkt, dass die Polizeistatistik der Stadt Wien zeigt, dass gerade die gefährdeten Jahrgänge bereits als Kinder (d.h. vor Vollendung des 14. Lebensjahres) häufiger strafbare Handlungen begangen haben als die Kinder anderer Jahrgänge.

Man kann somit mit einem gewissen Recht von einer »delinquenten Generation« sprechen, und damit wird in Österreich und mit einer anderen Methode bestätigt, was L. Wilkins an Jugendlichen in England und Schottland gefunden hatte, dass nämlich Jugendliche bestimmter Geburtsjahrgänge eher dazu neigen, kriminell zu werden als andere.[10]

Die Suche nach weiteren Faktoren brachte nur negative Ergebnisse, so ergab sich, dass auch Geburtsjahrgänge mit einem hohen Anteil an außerehelich geborenen Jugendlichen nicht stärker kriminell gefährdet sind als andere; bzw. ist unter den straffälligen Jugendlichen in keinem Jahr ein größerer Anteil an außerehelich Geborenen festzustellen, als aufgrund der Geburtsstatistik zu erwarten wäre.

Andererseits war in Österreich zwischen den Jahren 1951 und 1961 eine erhebliche Verschiebung in der Berufsstruktur der Bevölkerung festzustellen, von der die Jugendlichen betroffen waren. Die Zahl der in der Landwirtschaft tätigen Jugendlichen hat stark abgenommen, hingegen ist die Zahl der in der Industrie Tätigen gestiegen. Die Berufsverteilung der straffälligen Jugendlichen weist die gleiche Verschiebung auf. Auffallend ist lediglich die geringe Kriminalität der Berufsgruppe »Land- und Forstwirtschaft«[11] und die relativ hohe Zahl der »Lohnarbeiter« unter den kriminellen Jugendlichen.

Ansonsten ist jedoch keine Berufsgruppe besonders kriminell gefährdet, und die Verschiebungen der Berufsstruktur der gerichtlich verurteilten Jugendlichen gehen mit der allgemeinen Entwicklung konform.

Der gesuchte Faktor musste somit einige Voraussetzungen erfüllen:

a) Knaben müssen von ihm wesentlich starker beeinflusst werden als Mädchen.
b) Der Faktor verändert die Persönlichkeit der Jugendlichen so weit, dass die üblichen Methoden der Verbrechensbekämpfung bei dieser Gruppe weniger Wirkung zeigen.
c) Der Faktor wird so früh wirksam, dass er bereits bei einer größeren Gruppe von Kindern zu delinquentem Verhalten führt.
d) Der Faktor hängt mit den beiden Weltkriegen zusammen.
e) Der Faktor ist unabhängig vom Geburtsstatus.
f) Der Faktor ist unabhängig vom Grad der Industrialisierung des Landes.

---

10 L. Wilkins, Delinquent Generations, London 1960.

11 Dazu auch F. *Wurst*, Jugendverwahrlosung im Zeichen der sozialen und wirtschaftlichen Umstrukturierung auf dem Lande. Acta paedopsychiatrica 30., 11/12 (1963), S. 367 ff.

Es wird die Hypothese aufgestellt, dass es sich bei dem gesuchten Faktor darum handelt, dass in der Entwicklung vieler (männlicher) Jugendlicher der Vater bzw. ein anderes männliches Vorbild während einer ganz bestimmten Entwicklungsperiode gefehlt hat.

Eine Zuordnung nach dem möglichen Zeitpunkt der Genese dieser Störung führt in das 3. bzw. 4. Lebensjahr des späteren Rechtsbrechers zurück.

Wie uns sowohl die Entwicklungspsychologie wie auch die Psychoanalyse gezeigt hat, ist gerade diese Periode einerseits für die Bildung der Ich-Identität, andererseits für die Aufnahme und Bildung von Leitbildern und Verhaltensnormen bedeutsam, die von den Personen der Umgebung beeinflusst, aber dann von dem Kind in die eigene Persönlichkeit aufgenommen werden.

Dem Vater als gleichgeschlechtlichem Elternteil kommt hierbei eine entscheidende Rolle zu. Es soll nicht unerwähnt bleiben, dass es eine der genialen Entdeckungen S. *Freuds* war, die Dynamik dieses Prozesses in Verbindung mit dem Verhältnis der Eltern zueinander zu sehen, wenngleich die Benennung als »ödipale Phase« nur eine Seite dieses komplexen Geschehens hervorhebt.

Die Hypothese, dass der Ausfall des Vaters in dieser Periode eine erhebliche Gefährdung des Kindes zur Folge hat und dass dieses später Schwierigkeiten hat, seine soziale Rolle klar zu erkennen und die Normen der Gesellschaft zu beachten, ist auch unter einem anderen Aspekt fruchtbar. Bisher war es unerklärlich, warum die Jugendkriminalität in Staaten, die am Krieg nicht beteiligt waren, gleich hoch war wie in solchen, die daran teilgenommen hatten. Bedenkt man, dass z.B. Schweden lange Zeit hindurch einen Bereitschaftsdienst an seinen Grenzen unterhalten hatte und dadurch auch dort viele Männer nicht bei ihren Familien waren, so erkennt man doch mögliche gemeinsame Kausalfaktoren.

Wenngleich es sicher noch weiterer Untersuchungen zur Klärung näherer Details, wie auch der Bedingungen des Auftretens der Störung – nicht alle Gefährdeten wurden tatsächlich kriminell! – bedarf, so kann doch bereits jetzt ein Hinweis auf eine bedeutsame Folgerung für die Behandlung straffälliger Jugendlicher abgeleitet werden: Sie gipfelt in der Frage, ob es möglich ist, die durch den Ausfall des Vaters in der Kindheit verursachte Persönlichkeitsstörung durch spätere Maßnahmen zu kompensieren und welche Aspekte hierbei zu beachten sind.

Der Verfasser ist aufgrund langjähriger Arbeit in einer Erziehungsanstalt für kriminelle männliche Jugendliche und beim Aufbau der Bewährungshilfe in Österreich zu einigen Aspekten gelangt, die allerdings noch kaum systematisch-wissenschaftlich untersucht werden konnten. Es soll lediglich über eine kleine Studie aus der »Arbeitsgemeinschaft Bewährungshilfe« berichtet werden.

Um den straffälligen Jugendlichen dazu zu bringen, sein Leben nach allgemein anerkannten Normen auszurichten, ist es vor allem notwendig, dass er selbst darin ein erstrebenswertes Ziel sieht. Den Motiven des Jugendlichen wird daher in erster Linie entsprechende Aufmerksamkeit zugewandt werden müssen. Das Vorhaben wird umso leichter gelingen, je weniger Zwang ausgeübt werden muss. Anstalts- oder Gefängnisaufenthalte sind nur dort angezeigt, wo sie entweder wegen der Persönlichkeit des Jugendlichen (etwa bei Neigung zu Kurzschlusshandlungen) oder um der öffentlichen Meinung willen nicht vermeidbar sind. Ansonsten sollte das normale Leben des jungen Menschen zur Erziehung bzw. Behandlung des straffälligen Jugendlichen genützt werden.

Aber auch die Ausgangssituation ist nicht unwichtig: Die durch Polizei, Gericht und Gefängnis repräsentierte Reaktion der Öffentlichkeit auf das strafbare Verhalten ist in vielen Fällen durchaus geeignet, den jungen Menschen zum Nachdenken über sein Verhalten anzuregen, vor allem natürlich nach der ersten Straftat.

Aber nur ein Mensch, dem er Vertrauen entgegenbringt, kann ihn dazu anregen, Einstellung und Verhalten tatsächlich zu ändern. Ob es sich dabei um einen Erzieher, einen Bewährungshelfer, einen Psychologen, einen Arzt oder einen Seelsorger handelt, ist weniger bedeutsam als die Tatsache, dass der Jugendliche sich verstanden fühlen muss.

Die Erfahrung zeigt, dass die stärker von Emotionen bestimmte Pubertät einen solchen Wandel der Einstellung und des Verhaltens vor allem dann begünstigt, wenn die Beziehungsperson zugleich ein Leitbild repräsentiert und dazu stimuliert, sich mit den von ihr vertretenen Auffassungen auseinanderzusetzen. Das heißt aber, dass sie zugleich Achtung und Sympathie erwecken muss. In diesem Sinne müsste die alte Erkenntnis verstanden werden, dass es vor allem auf die Persönlichkeit des Betreuers ankomme, wenn die Resozialisierung gelingen solle.

Wie sehr sich solche Betreuung auf das spätere Leben der Betreuten auswirken kann, mögen einige Zahlen aus der »Arbeitsgemeinschaft Bewährungshilfe«, Wien, verdeutlichen.

Diese Institution wurde gegründet, um durch intensive Betreuung einzelner straffälliger Jugendlicher bei Belassung in der freien Lebenssituation Erfahrungen für den Aufbau einer Bewährungshilfe in Österreich zu sammeln. Die Betreuung wurde von ehrenamtlichen Helfern (Erzieher, Lehrer, Fürsorger, Psychologen, Jugendführer) durchgeführt. Diese versuchten während der zumeist dreijährigen Probezeit, ihre Schützlinge zu einem sozial angepassten Leben zu bringen.

Von dieser Arbeitsgemeinschaft wurden 101 Jugendliche betreut. 30

Jugendliche, um deren Betreuung gebeten worden war, konnten nur deshalb nicht betreut werden, weil keine Helfer zur Verfügung standen. Fünf Jahre nach Betreuungsbeginn bzw. Ablehnung wurden Strafregisterauskünfte eingeholt. Es zeigte sich, dass die Chance, späterhin straffrei zu bleiben oder mit nur einer weiteren Verurteilung ins Leben zu treten, bei den Betreuten wesentlich höher war als bei den Nichtbetreuten.

Von den betreuten (nicht betreuten) Jugendlichen hatten im Verlauf der folgenden fünf Jahre gerichtliche Strafen:

Mitzuteilende Strafe(n)	0	1	2	3	4	5 und mehr	Summe
Betreute	47	22	11	8	8	5	101
Aus Helfermangel Nichtbetreute	11	1	4	4	5	5	30
(in Prozent der jeweiligen Gruppe)							
Betreute	46	22	11	8	8	5	100
Aus Helfermangel Nichtbetreute	37	3	13	13	17	17	100

Es scheint somit, dass eine geeignete Betreuung während der Pubertät straffällige männliche Jugendliche in vielen Fällen zur Bildung von Verhaltensnormen anregen kann und somit ein geeignetes Mittel ist, die Zahl der erwachsenen Verbrecher zu reduzieren.

Qualitative Forschung zu den Auswirkungen der Kriegserfahrungen von Kindern

Psychophysische Auswirkungen des Krieges auf deutsche Kinder des Zweiten Weltkrieges

Herta Betzendahl

I. Befunde an den Kriegskindern anhand von Skizzen

Viele Kriegskinder von damals, geboren 1930 bis 1948, leben heute noch unter uns. Sie stehen an der Schwelle des Seniums, sind noch tätig oder bereits berentet oder pensioniert. Ihre Eltern, geboren 1885 bis 1914, sind größtenteils verstorben, z.T. mit erheblichen Problemen, insbesondere, wenn sie ein hohes Alter erreichten (H. Spranger). Das »Stummsein« der meisten von ihnen machte ihnen das Sterben ausgesprochen schwer, da besonders Männer kaum über ihre Kriegserlebnisse gesprochen hatten. Der letzte Traum meines Vaters 1954, Oberleutnant der Res. im 1. Weltkrieg und Major und Festungspionier im 2. Weltkrieg, träumte in der Nacht vor seinem Tod am dritten Herzinfarkt nach Sturz und Bruch seines kriegsverletzten, linken, steifen Armes, dass er zum Papst nach Rom reisen müsse, um dort sechs Hähnchen abzugeben. Offenbar plagten ihn Schuldgefühle wegen eines »Blutrausches« im Stellungskampf des 1. Weltkrieges, den er mir gegenüber nur ein Mal beiläufig erwähnt hatte.

Als ich mich als alte Zeitzeugin vor zwei Jahren daran machte, die Kindheit der »Kriegskinder« intuitiv nach meinem Erleben aufzuarbeiten (H. Betzendahl 2004), fand ich natürlich viele Unterschiede bei ihnen; dies versuchte ich, skizzenhaft darzustellen. Es war vor allem wichtig zu wissen, in welchem Alter Kinder vom Bombenkrieg, der Flucht, Vertreibung oder dem Kriegsende an Ost- und Westfront betroffen wurden. Besonders arm dran waren sozial und gesundheitlich vorgechädigte Kinder und solche, die ein oder beide Elternteile verloren hatten und als Stief-, Adoptiv-, Pflege- oder Heimkinder dem Kriegsgeschehen ausgeliefert waren. Die Intelligenz auf der einen Seite und Ressourcen in Gestalt besonderer Begabungen oder gut vermittelter Glaubensansätze andererseits waren beim Überleben wichtig; desgleichen unterstützte sie dabei eine Beziehung zur Natur oder zu Tieren. Die damaligen Schäden waren komplexer Art. Sie boten anfangs vor allem regressive Züge der Entwicklung sowie häufig schwere Erkrankungen. Die Auswirkung auf die nachfolgenden Generationen – so es sie denn gab – sind unverkennbar; wir sprechen heute von der transgenerationalen Weitergabe von Kriegsschäden.

Ich ging in meiner Rückschau zunächst von der normalen geschlechtsspezifischen, idealtypischen Entwicklung in Friedenszeiten aus: Jeder Mann trägt aus der ersten Identifikation mit der Mutter einen weiblichen Anteil in sich (kleiner gepunkteter im großen gestrichelten Kreis). Jede Frau hat einen männlichen Kern in sich aus der Beziehung zum Vater: (kleiner gestrichelter im großen gepunkteten Kreis):

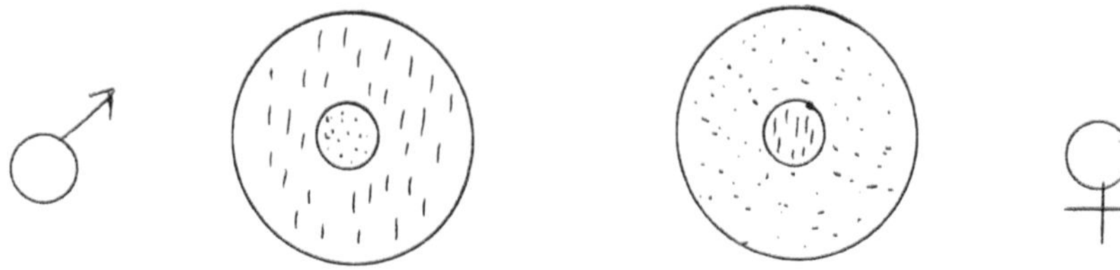

Die normale Entwicklung der Selbstsicherheit, der Intelligenz, der Bindungsfähigkeit und Selbstwertschätzung ihrer Kinder ist relativ ausgewogen und lässt diese wiederum zum Mann und zur Frau heranreifen.

Ich benutze ferner kleine Wellen für regressive Unreife und Schwarz für schwere Folgen nach kindlichen Todeserfahrungen. Nun gibt es bereits in Friedenszeiten Abweichungen in der kindlichen Entwicklung, wie wir sie als Fachleute gut kennen. Um sie darzustellen, lockere ich die gestrichelte und die gepunktete Grundstruktur durch kleine Wellen auf. Die gegengeschlechtliche Mitte entleert sich meistens dabei, womit ich gewisse Unsicherheiten in der Geschlechtsidentität als Folgen andeuten möchte. Nach starken Todeserlebnissen bleibt ein destruktiver Anteil, der als schwarze Mitte dargestellt wurde. Schwarze Pfeile als destruktive Impulse gehen von ihr aus. Psychosomatische Störungen deute ich jeweils mit Randpfeilen der Grundstruktur an. Sowohl beim Mädchen wie beim Jungen zeigen sich zwei besondere Tendenzen: Das gestörte Mädchen entwickelt sich entweder zur hilflosen Kindfrau oder zur starken Frau, dank ihrer Abwehr auch mit erheblichen männlichen Zügen. Beim entwicklungsgestörten Jungen zeigt sich entweder eine Tendenz zum Macho oder in Richtung Softie, wobei beide stärkere weibliche Anteile in sich *tragen*, beim Macho versteckt und beim Softie deutlich – aber alles sehen wir immer neben vielen normalen Zeitgenossen.

Bei den Kriegskindern gab es zunächst Unterschiede; sie waren zum einen örtlich bedingt, zum anderen zeitlich. Kinder auf dem Land blieben länger vom fast sechsjährigen Bombenkrieg verschont. Zwar hatten die meisten von ihnen durch die Einberufung der Väter zum Kriegsdienst früh einzuspringen bei der Arbeit auf dem Feld oder bei den Tieren. Die »Hitlerjugend« erfasste sie vielleicht weniger als die Stadtkinder, die z. T. anfangs noch Freude daran hatten, auf Fahrten zu gehen wie vor dem Krieg. Aber alle kindlichen Freuden wurden im Krieg alsbald abgewandelt in ernsthafte Einsätze bei der Ernte, beim Luftschutzdienst, beim DRK, der NSV. Viele Kinder litten unter Trennungsproblemen durch die »Kinderlandverschickung«. Nach Beendigung der Schulzeit hieß es: helfen beim Trümmerbeseitigen, Gräbenausheben und der Flak gegen Kriegsende. Der Reichsarbeitsdienst wurde als Vorstufe zum Militär früh massiv herangezogen.

Dies alles traf die älteren Jungen, die größtenteils eine Kindheit mit normaler Triangulierung hinter sich hatten – es sei denn, sie stammten teilweise noch von Eltern, die durch den 1. Weltkrieg geprägt waren, Inflation und die Krisenzeit um 1927 hinter sich hatten (H. H. Muchow).

Aber bereits den vor 1942/43 geborenen jüngeren Landkindern fehlte der Vater zur Triangulierung (H. Radebold), die Jungen blieben teilweise in der ersten Identifikation zur Mutter stecken. Beim Vergleich zwischen den älteren Jungen auf dem Land und den Jungen in bereits früh bombardierten Städten wurde deutlich, dass die Letzteren erhebliche Todeserfahrungen in sich trugen. Bei den Landjungen war vielleicht eine Entwicklung wie in Friedenszeiten mit einem machoähnlichen Bild zu sehen oder ein Softiebild, bedingt durch die frustrierende, überforderte Mutter.

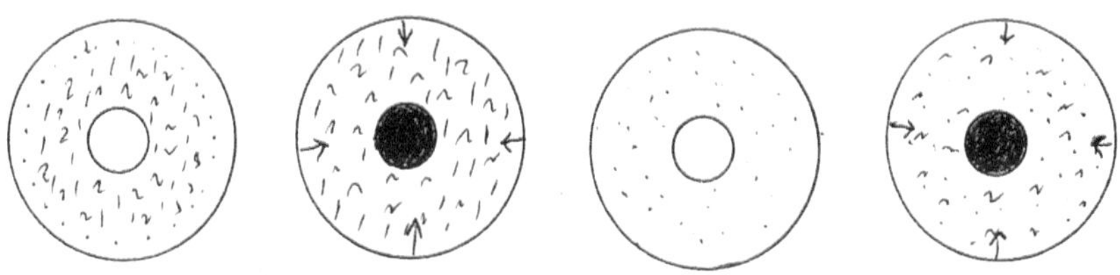

Bei den älteren Landmädchen, vor 1942/43 geboren, hatten wir noch fast normale Strukturen, ganz im Gegensatz zu den älteren Stadtmädchen in den bombardierten Städten, die ähnlich wie die Stadtjungen geschädigt wurden durch erste Todeserfahrungen, vor allem in den großen Städten.

Bei den während des Krieges geborenen Jungen wie Mädchen sahen wir Schäden in erheblichem Maß, weil sie bereits als Föten dem schädigenden Stresseinfluss des Bombenkrieges durch Schlafentzug der Mütter und deren Ängste ausgesetzt waren.

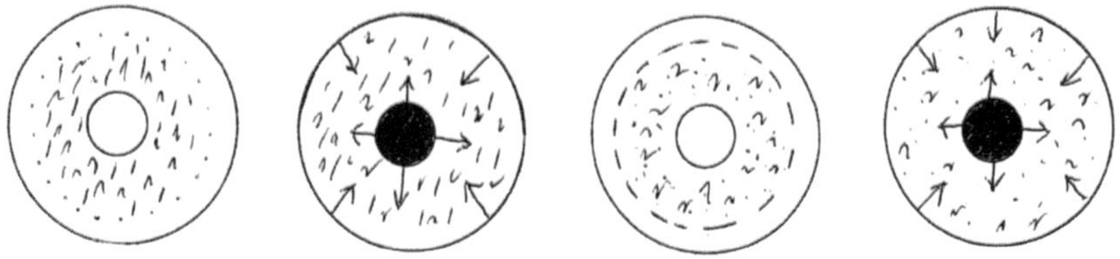

Beim Vergleich der Skizzen sehen wir eine leere Mitte bei den jüngeren Landmädchen, doch in deren Grundstruktur sind etwa seit 1943 häufiger regressive Einflüsse durch die auf dem Land erheblich beanspruchten Mütter zu sehen. Die jüngeren Stadtmädchen dagegen zeigten die schwarze Mitte mit von ihr ausgehenden Pfeilen als Ausdruck selbstdestruktiver Folgen sowie psychosomatische Randpfeile wie die jüngeren Stadtjungen.

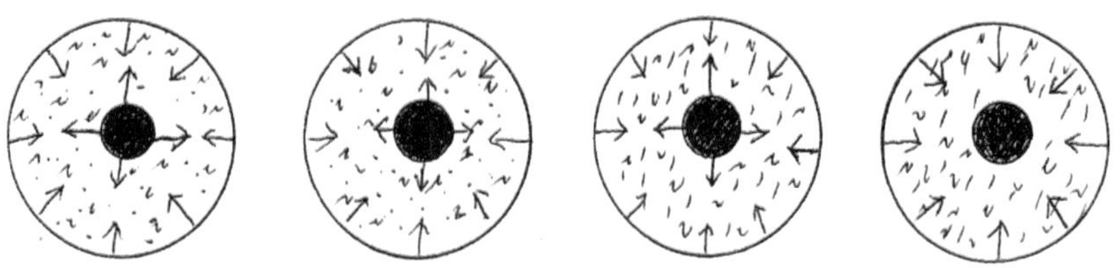

Fast alle Kinder wurden von dem Näherrücken der Fronten gegen Kriegsende in Ost und West betroffen und boten ein ähnliches Bild wie die jüngeren Stadtkinder. So zeigten viele Kinder deutliche Anfälligkeiten und leider eine hohe Sterblichkeit, wie mir aus dem Ein- und Ausgangsbuch der Kieler Universitätskinderklinik ersichtlich wurde, das mir kürzlich zufällig in die Hände kam durch einen deutschen, jetzt in London lebenden Kollegen, der das Buch bei Kriegsende auf einer »Trümmerhalde« entdeckt und an sich genommen hatte. Bei einem Gespräch mit mir über die Kriegserfahrungen erinnerte er sich dieses seltenen Schatzes, den ich inzwischen zurückgeben durfte. Die Eingangs- und Ausgangsdaten der aufgenommenen Kinder waren durch ihr Sterben seit 1944/45 immer näher zusammengerückt.

II. Krankheitserscheinungen und Entwicklungsstörungen nach dem Krieg bei den Kindern

Bei Kriegsende hatten die überlebenden Kinder eine erheblich geschwächte Konstitution. Das zeigte sich in der Anfälligkeit für Komplikationen bei den üblichen Kinderkrankheiten, in der Zunahme von Ernährungsstörungen der Neugeborenen, in der Anfälligkeit für Tuberkulose, Kinderlähmung, Ruhr, Typhus und Hauterkrankungen wie Scabies, Pyodermien und Furunkulose durch Läuse und Flöhe, besonders in den Massenunterkünften und Lagern. Die überlebenden Kinder gingen in teilweise provisorische Schulen mit Schichtunterricht und hatten keine Schulbücher. Sie beendeten zum Teil mit erheblichen Lücken die Grund-, Mittel- und Oberschulen. Viele fanden keine Lehrstellen und gerieten sozial öfter auf die schiefe Ebene. Sie landeten später als Hilfsarbeiter am Bau, dem größten Arbeitgeber seinerzeit, oder kamen in freiwillige Erziehungshilfe oder Fürsorgeerziehung. Das Strafmündigkeitsalter der jungen Nachkriegsgeneration musste heraufgesetzt werden, da zu häufig Probleme mit den Gesetzen passierten (H. Betzendahl 2004).

Aber ein großer Teil der gestressten Kriegskinder schloss Lehren und Berufsausbildungen, oft unter erschwerten Bedingungen in den zerstörten Städten und dezimierten Restfamilien, erfolgreich ab. Doch jeder Erfolg geschah nur dank der gelungenen Abwehrmechanismen den durchgemachten Kriegserfahrungen gegenüber und trotz des begleitenden Hungers noch über drei Jahre später und der jahrelang nachwirkenden Flieger- und Sirenenängste, die bis heute nachweisbar sind.

Den damaligen Kindern wurde man allgemein nicht gerecht, auch wenn Eltern, Schulen, Erziehungs- und Eheberatungsstellen das Ihre versuchten; es fehlte einfach am Wissen um die Frühe und Schwere der Kriegsstörungen. Eine Traumatherapie (G. Fischer und P. Riedesser) gab es damals noch nicht. Die üblichen Erziehungsstile erreichten die Kinder kaum, sondern bedeuteten u. U. noch weitere Trauma-tisierungen für sie, besonders bei Heimkindern (D. Schäfer 2003).

Das Leben ging trotz allem weiter, und heute stehen diese Kriegskinder an der Schwelle zum Senium. Doch jetzt gibt es Erfahrungen, wie auf vielfältige Weisen auch den alten Traumen beizukommen ist, anders als es für ihre Eltern möglich war (S. Baschek, H. Betzendahl, L. Reddemann).

III. Die alten Kriegskinder heute und ein Beispiel

Aus meinen ab 1968 begonnenen Psychotherapien erfuhr ich, dass die Stressfolgen des Krieges viele Lebensläufe belasteten. Sie wurden auch von mir anfangs nicht immer auf den Krieg bezogen, aber meine bewusste Kriegserfahrung als Zeitzeugin ließ mich eher auf diese Zusammenhänge stoßen, wobei mir Tilmann Moser in seinen anfangs keineswegs gewürdigten Selbstdarstellungen eine erhebliche Ermutigung bedeutete. Entsprechend meiner Ausbildung und den Richtlinien für die Begutachtung zur Kostenübernahme steckte ich indessen in den üblichen diagnostischen und psychoanalytischen Zuordnungen. Für die Patienten war es lange eine erhebliche Belastung, sich zu einer Psychotherapie zu bekennen, denn die Nachwirkung des Dritten Reiches mit ihrer selektiv negativen Bewertung aller psychischen Schwierigkeiten ist fast bis heute zu spüren, vor allem auch bei den Angehörigen. Die damaligen staatlichen Maßnahmen mit Sterilisation und Euthanasie der Geisteskranken wurden gefürchtet. Von daher erklärt sich, dass es erst spät die psychosomatische Medizin und die Gerontologie waren, die allmählich deutlich an die kriegsbedingten Ursachen heranführten. Ganz allgemein sprachen die Menschen lieber von einer Organstörung als von Ängsten und Panikattacken. So dauerte es lange, bis auch schwere Pathologien und selbstdestruktives Verhalten aus dem Umfeld der Psychopathien und der endogenen Psychosen herausgelöst wurden. Erst mit der Kenntnis der Frühstörungen sowie mit dem Begriff der Posttraumatischen Belastungsstörung (M. J. Horowitz) fanden diese Kriegsfolgen allmählich Eingang in die Begutachtung und Behandlung. Es tauchten auch jetzt erst im allgemeinen Bewusstsein Fragen auf, wie denn die deutschen Kriegskinder ihr Leben bis zur Altersgrenze hatten bewältigen können. Selbst ein so bekannter Autor wie Heinrich Böll fand keinen Verleger für seine persönlichen Aussagen über die Kriegszeit, und erst 2003 konnte sein Buch *Kreuz ohne Liebe* erscheinen.

Welches sind des Genaueren die Ressourcen und Entwicklungsmerkmale der trotz allem später erfolgreichen Kriegskinder? Ihre Eltern waren diejenigen, die nach dem ersten Lähmungsstadium nach 1945 anfingen, die zerbombten Städte, deren Infrastruktur und die daniederliegende Wirtschaft wieder aufzubauen. Dabei hatten deren eigene Kriegsbeschädigungen durch Verwundungen, Kriegsgefangenschaft und Verstrickungen bei der Entnazifizierung einen weiteren negativen Einfluss auf ihre eigenen Kriegs- und Nachkriegskinder. Die so genannte 68er-Generation wehrte sich nicht von ungefähr heftig gegen vieles Herkömmliche, was die Kriegseltern gerade durch erlittene Verluste besonders hochschätzten und des Weiteren in einer übernommenen

Rollenhaftigkeit zu tradieren versuchten. Aber die meisten Protestler gelangten schließlich auch in ruhigere Bahnen (Laufbahnen), oder sie landeten in den roten Zellen oder z.T. tragischerweise in der außerparlamentarischen Opposition. Es war also ihr Protestverhalten, vor allem ihre Überlebensstrategie, zum Kummer der Eltern, und es war das Bedürfnis aller, nach der Sinnlosigkeit des Krieges wieder etwas Sinnvolles zu beginnen.

Ich möchte Ihnen zwei Dinge zeigen: 1.) ein Selbstbild, das ein damals 40-jähriger Studienrat malte, als er sich nach dem Zerbrechen seiner Ehe allein mit seiner Kriegskindheit beschäftigt hatte. Außerdem fotokopierte er in Bibliotheken aus Zeitschriften und Büchern Bilder und Texte, die es damals noch nicht so reichlich wie ab 2000 gab, einfach alles, was auf ihn selbst Bezug haben könnte. Er selbst besaß nämlich keine Fotos aus der Vergangenheit. So war ein für ihn allein gültiger neuer Bildband entstanden, den ich lieber daheim ließ, weil ich schon einmal in Not geraten war mit dem mir anvertrauten Buch, um es bei einer Tagung auszustellen, da es ja ein Unikat ist.

Dieser Mann, der kaum Fehlzeiten in seiner Schularbeitskarriere bot, wurde kurz vor der Pensionierung von panikartigen Luftmangelzuständen überfallen, nachdem er seine alte Tante nach einem Besuch bei sich zum Bahnhof begleitet hatte. Ihn überkam das Gefühl, in den Zug könne er um keinen Preis einsteigen. Der Zusammenhang wurde deutlich, weil er mit dieser Tante und ihren Kindern weiterfliehen musste, nachdem seine Mutter bei einem Tieffliegerbeschuss von ihnen getrennt worden war für vier Wochen. Sie fanden sich in Danzig doch noch wieder. Außerdem berichtete er, dass er bei langen Wanderungen nicht in der Lage war, ein Gasthaus zu betreten, weil ihn dann das Gefühl überkam, dass dieses Haus zusammenstürzen könnte. Also vermied er tunlichst solche Gelegenheiten. Bei der Suche nach der Mutter in Danzig hatte er erstmalig zerstörte Häuser gesehen, in denen er aber bei Fliegeralarm Zuflucht nehmen musste. Er hatte als Erwachsener mehrere Psychotherapien durchlaufen, die aber nur an aktuellen Konflikten orientiert waren, den Kassenrichtlinien entsprechend, ohne dass er an seine traumatische Kindheit gelangt war. Ich überwies ihn auf seinen Wunsch in eine stationäre Psychotherapie, damit er der Aufarbeitung seiner Geschichte gewachsen sein konnte.

2.) brachte er mir kürzlich einen Bild-Gedichtband mit dem Titel *Ganzheitliches Wachsen*, den er in zwei Teilen mit einem Freund zusammen verfasst hatte (D. Goerke, N. Kruse). Seine Ressourcen waren neben einem religiösen Erleben von früh auf eine starke Naturverbundenheit, in die er sich bereits als dreijähriges Kind vor seiner kühlen, tüchtigen Mutter, einer Gutsherrin mit 30 Angestellten in Ostpreußen, flüchten konnte. Nach mehrfachem Tieffliegerbeschuss während der Flucht sagte er sich, fünfjährig:

»Der liebe Gott muss mich doch sehr lieb haben, weil er mich so beschützte in allen Gefahren.« Dieses Bewusstsein trug ihn als Kind noch weiter in seiner langen, schlimmen, dänischen Gefangenschaft, auch als die Mutter schwer nierenkrank wurde und schließlich daran starb. Dieses Grundgefühl hat er sich bis heute bewahren können.

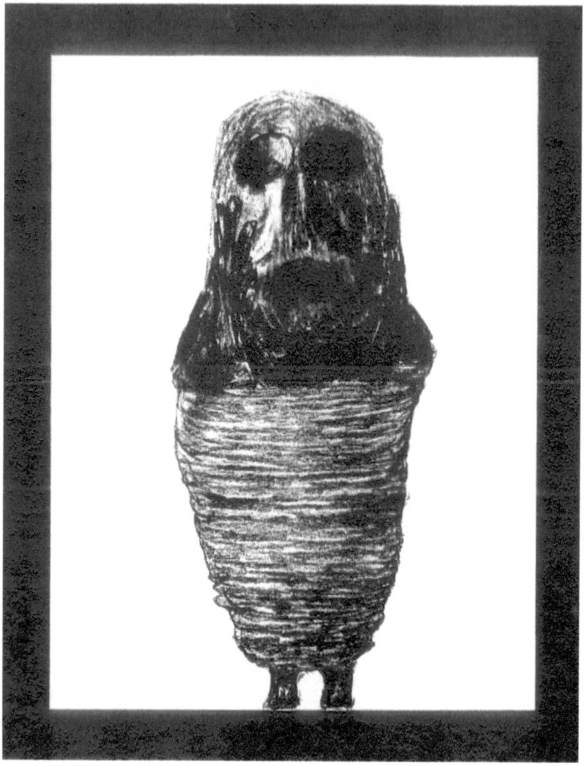

IV. Psychotherapieerfahrungen

Ich möchte zum Schluss noch einmal reflektieren, welches kriegsbedingte Abweichungen, besonders im generativen Zusammenhang (H. Betzendahl 2005), waren. In den Ehen der Kriegskinder hatte sich vieles verändert im Vergleich zur Elterngeneration. Wurden nach dem Krieg häufig Früh- und Frühstehen geschlossen wegen eines gezeugten Kindes, so war dahinter unschwer das große Defizit der Kriegskinder an entgangener Zärtlichkeit deutlich im Verein mit ihrer Unaufgeklärtheit zu erkennen. Aber aus den vielfachen Nöten der ungewollten Schwangerschaften wurde oft abgetrieben, so dass der Gesetzgeber eine Begutachtung zwischenschaltete. Trotzdem wurden noch häufig genug in Holland und London Schwangerschaften unterbrochen.

Wenn inzwischen die Scheidungsraten an die 50 Prozent heranreichen, so ist darin ein weiterer kriegsbedingter Faktor zu vermuten, und zwar durch eine bleibende, geringe Frustrationstoleranz, die üblich ist bei früh gestörten Kindern. Eine weitere Beobachtung nannte ich das »Alles-oder-nichts-Gesetz« dieser Generation, weil sie bei Beziehungsstörungen keine Geduld aufbrachte. Weitere, noch tiefer gehende Faktoren sind Misstrauen und eine Vorsicht, sich überhaupt auf Beziehungen einzulassen (H. Betzendahl 2005). Die Zunahme der Singles in unseren Städten dürfte sich damit erklären. Auch die Häufigkeit sadomasochistischer Spielarten im Ehe- oder Partnerleben bei gleichzeitiger Verklammerung der Partner, die unfähig erschienen, sich aus unerträglich gewordenen Situationen zu lösen, gehört hierher. Dabei hatte die betonte geschlechtliche Rollenhaftigkeit eine hohe Bedeutung. Hinter ihr steckte die Parentifizierung besonders der Männer (H. Radebold), die mit den abwesenden Vätern eine Idealvorstellung von Väterlichkeit verbanden, welche sich höchst nachteilig auf deren Kinder auswirkte. Auch die Zunahme von Homosexualität gehört in diesen Zusammenhang; der alte § 175 StGB wurde gestrichen.

Die Tatsache, dass unsere Kinderarmut ein so hohes, zukunftsgefährdendes Ausmaß erreichte, lässt sich unschwer mit auf Kriegsfolgen zurückführen. Es wird zwar noch ein Kind gewünscht, weniger um der natürlichen Fortpflanzung des eigenen Lebens wegen, sondern weil der intensive, unbewusste Wunsch der Mütter dahintersteht, das eigene frustrationsreiche Leben im Kind in der altruistischen Abtretung noch einmal besser zu erfahren. Dieses wirkt sich meist nicht zum Vorteil auf diese Kinder aus, denn sie werden manipuliert und verwöhnt, was nach Schultz-Hencke im Grunde härteste Härte bedeutet.

Gegen die erlebte Unsicherheit dem Leben gegenüber stellte das oft hohe Leistungsstreben der alten Kriegskinder im Verein mit einer erheblichen Zwanghaftigkeit eine Kompensation dar, die wesentlich mit zum so genannten Wirtschaftswunder beigetragen hat, das bereits die Kriegseltern begonnen hatten. Das hält aber nicht mehr, wenn das Lebensende sich nähert (S. Baschek, H. Betzendahl). Darum stellen die dann auftretenden Symptome eine echte Chance für diese alte Kriegsgeneration dar, durch Bewusstwerdung ihrem Lebensabend anders zu begegnen, als das ihren Eltern möglich wurde.

Literatur

Baschek, S.; Betzendahl, H.: »Wo sind meine Schuhe?«, Verlag Ellert & Richter, Hamburg 2005.

Betzendahl, H.: »Psychophysische Auswirkungen des Krieges an den deutschen Kindern des WW II (1. Fassung vom 30.X.04, 1. Kriegskindtagung Kiel), in: »Internationale Begegnungstagung des Frauenverbandes im BdV, 2005.

Betzendahl, H.: »Die Bedeutung der transgenerationalen Weitergabe seelischer Kriegsschäden.«, Kiel, 21.II.05, 2. Kriegskindtagung. Unveröffentlicht.

Betzendahl, H.: »Entstehung psychischer Störungen und alte unerwartete Perspektiven bei deren Überwindung«, in: »Die Wüste als Symbol in der Psychotherapie heute«, Betzendahl, H. (Hrsg.), Verlag BOD, Norderstedt 2003.

Betzendahl, H.: »Psychotherapie von pränatal Gestörten«, in: Janus, L. (Hrsg.), »Erscheinungsweise pränatalen und perinatalen Erlebens in den psychotherapeutischen Settings«, Textstudio Gross, 1991.

Betzendahl, H.: »Psychotherapie lange zurückliegender Traumen«, in: Tagungsband, »Damit Europa blühe …«, Bad Boll, 2003.

Böll, H.: »Kreuz ohne Liebe«, Verlag Ki-Wi, Köln 2002.

Fischer, G.; Riedesser, P.: »Lehrbruch der Psychotraumatologie«, UTB-Verlag, 3. Aufl., München, Basel 2003.

Goerke, D.; Kruse, N.: »Ganzheitliches Wachsen«, G+K-Verlag, Kiel 2002.

Horowitz, M. J.: »Stress-reponse syndromes«. A review of posttraumatic stress and adjustment disorders, in: Wilsons, J. P.; Raphael, B. (Eds.), International handbook of traumatic stress syndromes, New York, Plenum press (1993), S. 49–60.

Muchow, H. H.: »Sexualreife und Sozialstruktur der Jugend«, Verlag rororo, Hamburg 1959.

Radebold, H.: »Abwesende Väter«, Verlag Vandenhoeck & Ruprecht, Göttingen 2000.

Reddemann, L.: »Imagination als heilsame Kraft«, Pfeiffer bei Klett-Cotta, Stuttgart 2001.

Schultz-Hencke, H.: »Der gehemmte Mensch«, 2. Auflage, G. Thieme Verlag, Stuttgart 1947.

Schäfer, D.: »Vergebliche Einladung«, 1.–3.IV.05 zur Arbeitstagung: »Eltern sind Schicksal, manchmal auch Schicksalsschläge«, Tagungsband: »Damit Europa blühe«, Bad Boll 2003.

Spranger, H.: »Du darfst reden meine Seele und weinen«, Vortrag, Wuppertal 2003.

Das Amfortas-Syndrom

Nicht befragte Kriegskindschicksale

Helga Spranger

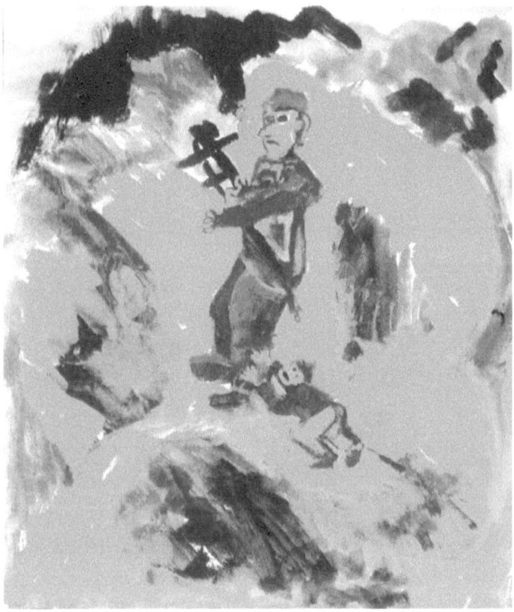

Ich träume vom Frieden
Vater, gehe nicht in den Krieg
Ratko 14, vertrieben aus Lipik

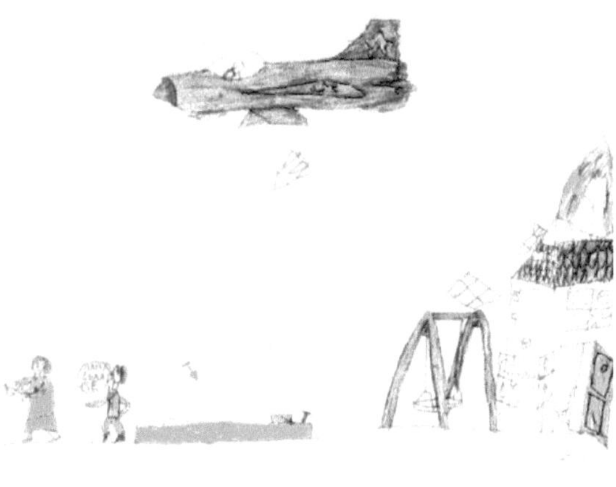

Ich träume vom Frieden
Mama, warte auf mich
Hrvoje 11 Jahre
aus Zagreb

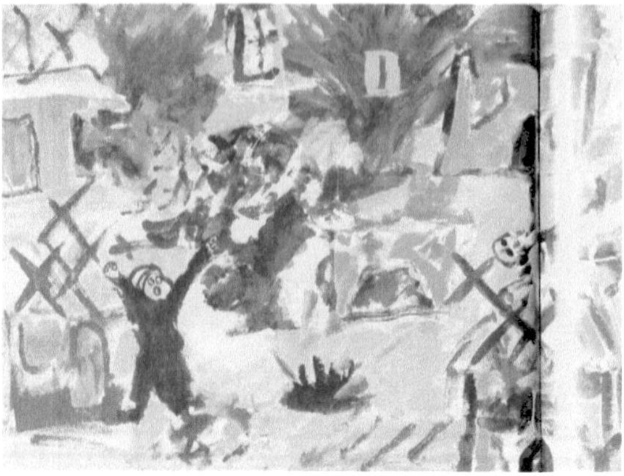

Ich träume vom Frieden
Schrecken und Schrei
Dinko 12 Jahre aus Pozega

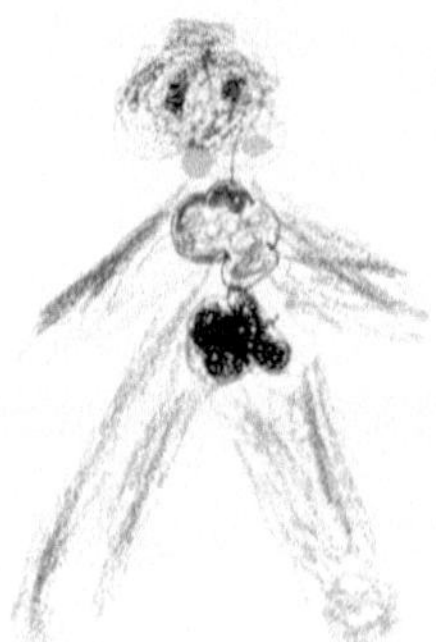

Ich träume vom Frieden
Angst vor mir
Jowana 6 Jahre aus Belgrad

Vor wenigen Tagen erhielt ich den Anruf einer Frau nach einem Beitrag von Prof. Heufft und Prof. Brähler im Seniorenblatt der *Apothekerzeitung*, in dem auch unsere Adresse kriegskind.de genannt worden war unter »Hilfe finden Sie«.

> »Dass ich das noch erleben durfte, dass sogar ein Professor [Heufft] darüber spricht, wonach mich bisher niemand gefragt hatte.«

Das bestätigte mich noch einmal, mich dem Phänomen des Nicht-gefragt-worden-Seins oder -Werdens von kriegstraumatisierten Kindern zuzuwenden.

Meine Kenntnisse über Folgen von Kriegstraumatisierungen des Zweiten Weltkriegs beruhen auf langjähriger klinischer Tätigkeit im psychiatrischen und psychotherapeutischen Bereich, der ambulanten psychotherapeutischen

Behandlung von kriegstraumatisierten Patienten der 1. und 2. Generation, auf brieflichen, telefonischen, elektronischen und direkten Kontakten mit Betroffenen, die sich besonders nach Darstellung unserer Arbeit in den Medien bei uns meldeten, und eigenen achtjährigen Erfahrungen in großen Nachkriegs-Flüchtlingslagern, in denen vorwiegend Frauen, Kinder und alte Menschen untergebracht waren.

Im Vergleich dazu habe ich mit Betroffenen der derzeitigen Kriege nur wenig direkte therapeutische Erfahrungen. Allerdings haben die Gründung und meine Mitarbeit in der AG »Standards zur Begutachtung Psychotraumatisierter Menschen (SBPM)«, deren Ergebnisse Eingang in die Entschließung des diesjährigen Deutschen Ärztetages gefunden haben, mich immer wieder gezwungen, mit der aktuellen Problematik zu arbeiten.

Methodisch-theoretisch gehe ich von der Existenz einer vollständigen Primärfamilie »Vater – Mutter – Kind« vor der Traumatisierung und zu Beginn des Zweiten Weltkriegs aus. Das Alter des Kindes sei variabel. Seine situationsgemäßen Reaktionen vor und nach dem Trauma entsprechen seiner persönlichen Reife, dem Zustand seiner prätraumatischen Gesundheit, also auch seiner pränatalen, intrauterinen Verfassung. Die spätere posttraumatische Entwicklung unterliegt bekanntlich den hinzutretenden hinderlichen oder fördernden noch vorhandenen familialen, sozialen und politischen Gegebenheiten.

Auf die neurobiologischen Abläufe gehe ich in diesem Zusammenhang nicht ein.

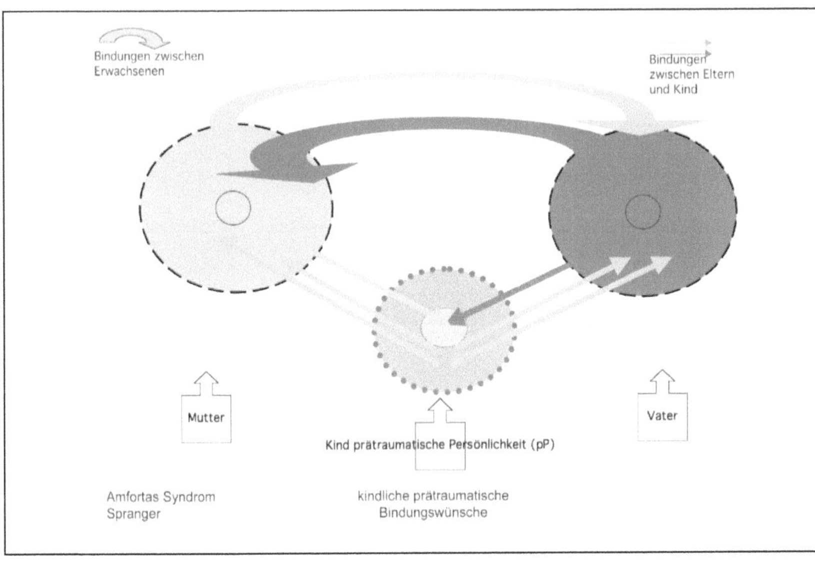

Die intakte Primärfamilie lebt in unterschiedlichen Bindungen:

Eltern	⇔	Eltern
Eltern	⇔	Kind
Kind	⇔	Eltern
Familie	⇔	Umwelt

Die ICH-Grenzen der Eltern sind zugunsten einer intensiven interfamiliären Kommunikation durchlässig, ohne eine gefährliche Instabilität anzunehmen. Die partnerschaftlichen Bindungen zwischen den Eltern unterscheiden sich grundlegend von den elterlichen Bindungen zu ihrem Kind. Sie beinhalten idealerweise die nötige, auch sexuelle, Kompetenz.

Das Kind lebt mit derart kompetenten Eltern in der Gewissheit seiner unverletzlichen Integrität und fantasiert sie als omnipotent. Die Eltern haben mit ihren Bindungen das Kind gewissermaßen zwischen sich in einem sich stets austarierenden Gleichgewicht eingebunden.

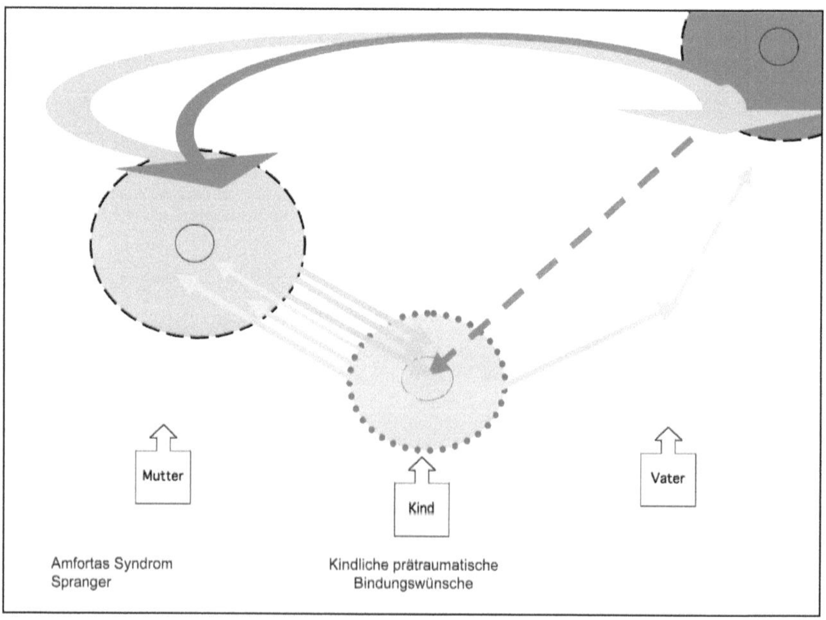

Der Vater wird in den Krieg eingezogen. Er entfernt sich zunächst nur körperlich von Mutter und Kind. Er muss sich anderen, ihn selbst emotional belastenden Aufgaben zuwenden. Er ist aus dem Erlebnisfeld der Zurückbleibenden herausgerückt. Im Rahmen *seiner* Fähigkeit zur halluzinatorischen Wunscherfüllung[1] erhält er sich die Vorstellung der inneren Bilder seiner Partnerin und des Kindes durch sprachlichen Ausdruck in Briefen. Etwa die gleiche Entwicklung findet bei der Mutter statt. Die partnerschaftliche Bindung kann aber nicht umfassend gelebt werden, da körperliche Berührung und Sexualität fehlen. Die Bindungen fangen an auszudünnen und sich qualitativ zu verändern, je länger die Trennung des Paares anhält.

Die kindliche halluzinatorische Wunscherfüllung, immer abhängig vom Lebensalter, verringert sich sehr schnell, da die sprachliche Einbindung zum Vater fehlt.

Kinder, die zu jung sind, um innere Bilder des inzwischen abwesenden Vaters über Monate zu speichern, sind von den eintretenden Änderungen in der sozialen und emotionalen Symmetrie besonders betroffen: Die Bindung zum Vater lockert sich. Stattdessen wird das gleiche oder größere Bindungspotential zur Mutter übergeleitet, um den asymmetrisch emotionalen Stabilitätsverlust auszugleichen. In dieser Phase unterbricht das Kind die weitere (real begründete) Internalisierung väterlicher Identifikationskerne.

1 »Lacan behauptet, dass die primäre (›paradiesische‹) Mutter-Kind-Beziehung erst durch das Auftreten bzw. den Namen des Vaters beendet werde. Fortan muss sich das Kind der symbolischen Ordnung der Sprache unterwerfen und bedienen, um seine ›Bedürfnisse‹ als ›Verlangen‹ formulieren zu können. Gleichzeitig mit der Sprache entstehe das Unbewusste als ›Begehren‹ des ›Anderen‹, als ›Urverdrängung‹ des Mangels, der mit dem Austritt aus der ›paradiesischen Bedürfnisbefriedigung‹ in der Mutter-Kind-Beziehung entstehe. Die halluzinatorische Wunscherfüllung des Begehrens – das Unbewusste – tritt nunmehr dem Subjekt als Sprache des Anderen nicht allein in Träumen, Fehlleistungen und Symptomen (wie Freud Zeigt) entgegen, sondern artikuliere sich grundsätzlich bei jedem Sprechen in latenter Form, somit auch in poetischen Texten.«
© pflug: www.uni-essen.de/literaturwissenschaft aktivVorlesungen/methoden/lacan.htm

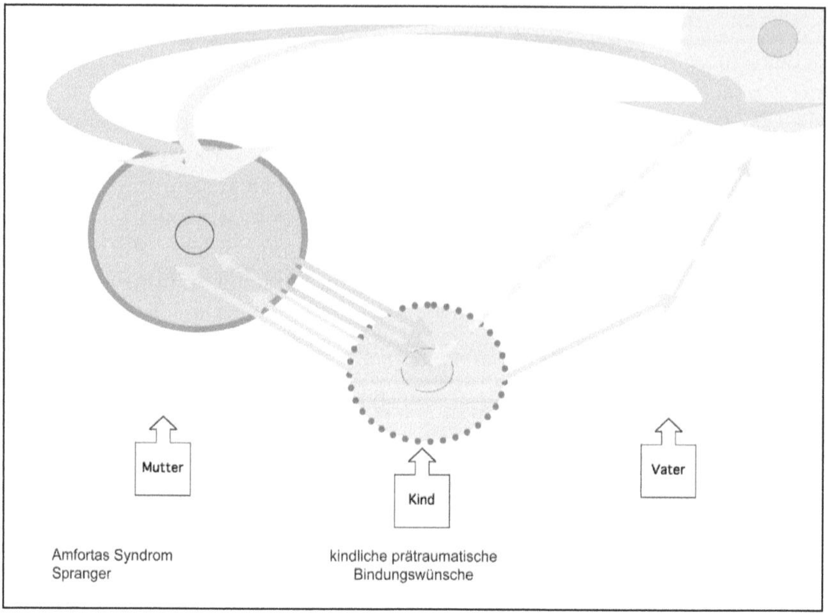

Die mütterlichen ICH-Grenzen verändern sich. Die für das Kind allein zuständige Mutter beginnt, ihre ICH-Grenzen zu verstärken als Reaktionsbildung auf rigidere soziale und gesellschaftliche Belastungen sowie Veränderungen der Lebenssituation. Sie entwickelt unter den neuen Aufgaben eine bedeutende Steigerung ihrer bisherigen Handlungskompetenz. Sie findet aber definitiv keine Unterstützung mehr durch ihren Partner. Auch ihre Bindungen zu ihm verändern sich zunehmend. Sie entwickeln sich irrealer, emotional minimierter, rationalisierter, werden vielleicht sogar verdrängt, einfach nicht mehr wahrgenommen oder in der Fantasie idealisiert.

Auch in der inneren Wahrnehmung des Kindes verblasst das Bild des Vaters zunehmend, gelingt nur noch unlebendig und virtuell und scheint in diesem Erlebensstadium psychodynamisch kaum noch relevant. Die einzig entscheidende, zur Identifikation geeignete Person ist nun die Mutter. Auf sie richtet das Kind sämtliche Tentakel aus. Sie führt das Kind alleine.

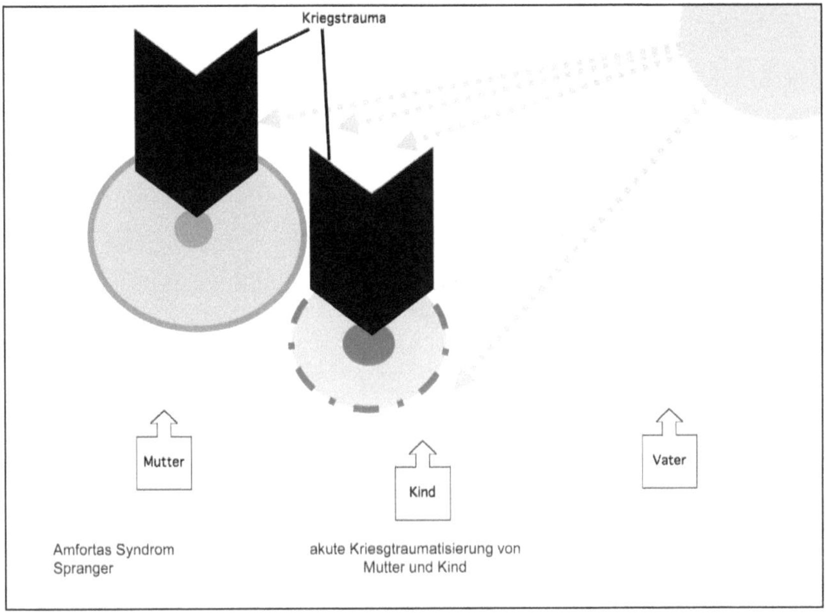

Mutter und Kind werden beide durch dasselbe Kriegstrauma getroffen. (Die Misshandlungen der Frauen sind hierbei bewusst ausgenommen.) Auf beide wirkt die gleiche Gewalt des Traumas ein: technisches Kriegsgerätetrauma oder »man-made desaster« oder beides simultan.

Wichtig ist, dass wir uns klarmachen, dass ein Krieg für Kinder mit »kleinen« Seelen keine kleineren Traumen im Angebot hat, sondern die Traumen für alle Generationen gleich sind; für Erwachsene wie Kinder. Beide Gruppen unterliegen in derselben Weise neben den körperlichen Verletzungen den maximalen Sinneseindrücken und psychovegetativen Reaktionen darauf. Der unbewusste, befreiende atavistische Impuls, sich durch Flucht vor Gefahr zu retten, kann wegen der aktuellen Situation nicht ausgelebt werden.

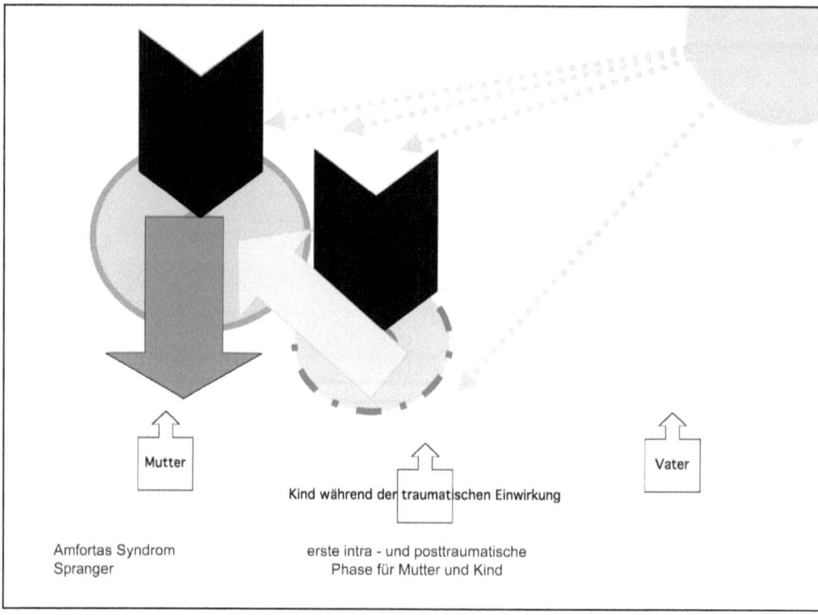

Die Mutter verfügt eher über kognitive Fähigkeiten, die Gesamtzusammenhänge einzuordnen. Dennoch reagiert sie möglicherweise mit den typischen Traumaerstreaktionen[2]: Bestürzung, Aufschrei, Konfusion, Furcht, Wut und Orientierungsverlust. Sie kann völlig überwältigt sein von dem Geschehen, andererseits sich in der Phase der Verleugnung befinden (denial phase). Aber so günstig letztere Situation möglicherweise für die Mutter sein kann, so schädigend kann sie sich auf das Kind auswirken. Die Mutter negiert das eigene Entsetzliche, sieht aber dadurch auch nicht das Entsetzliche im Kind. Sie beantwortet nicht ausreichend und adäquat dessen Bedürfnisse. Sie muss, um sich selbst zu schützen, weiter verleugnen, abschalten, ausblenden und einkapseln. Sie schottet sich, so weit das möglich ist, gegen weitere emotionale Überschwemmungen ab. Diese unbewusste Reaktion richtet sich auch unbewusst gegen das eigene Kind!

Das Kind dagegen ist vom Zeitpunkt des Traumas an orientierungslos und

2 Posttraumatische Entwicklungsverläufe nach Horowitz, zitiert nach Gavranidou:

a) Phase des Aufschreis	(outcry phase)
b) Phase der Verleugnung	(denial phase)
c) Einbruchsphase	(intrusion phase)
d) Phase des Durcharbeitens	(working out)
e) Phase des Abschließens	(completion phase)

völlig wehrlos. Es versteht weder seine innere noch seine äußere Welt, kann auch nicht einordnen, warum die bis dahin potent erschienene Mutter diesen Zustand nicht beenden oder verändern kann. Es ist vollständig auf den buchstäblichen *Bei-Stand* der Mutter angewiesen.

In dieser Situation treffen zusätzlich zwei grundlegende, aber isolierte, jeweils von Angst getriggerte Impulse von Mutter und Kind aufeinander: einerseits der mächtige eigene Impuls der Mutter, sich durch *innere und äußere* Flucht der Gefahr zu entziehen unter Mitziehen des Kindes, andererseits der sich aus Todesangst ableitende Impuls des Kindes, sich an die Mutter zu klammern, weil sie die einzig »Greifbare« ist.

Aus vielen Berichten von Betroffenen habe ich erfahren, dass in diesen Phasen dem Kind eine Einsicht für die Abwesenheit des Vaters völlig fehlte. Er wurde gebraucht, war aber nicht da, konnte weder helfen noch neutralisieren. In dieser psychodynamischen Phase der unbewussten Speicherung väterlicher Introjekte in Verbindung mit dem eigenen Trauma wird das Gefühl der väterlichen Unzuverlässigkeit, des Verrats, »er hat mich nicht geliebt, sonst wäre er doch gekommen«, eingekapselt. – In der späteren Entwicklung des Kindes und nach der Rückkehr des Vaters kann genau dieses eingesperrte Gefühl (z. B. auch Aggression) zu erheblichen Schwierigkeiten im Bindungsbegehren zu ihm und anderen Männern führen.

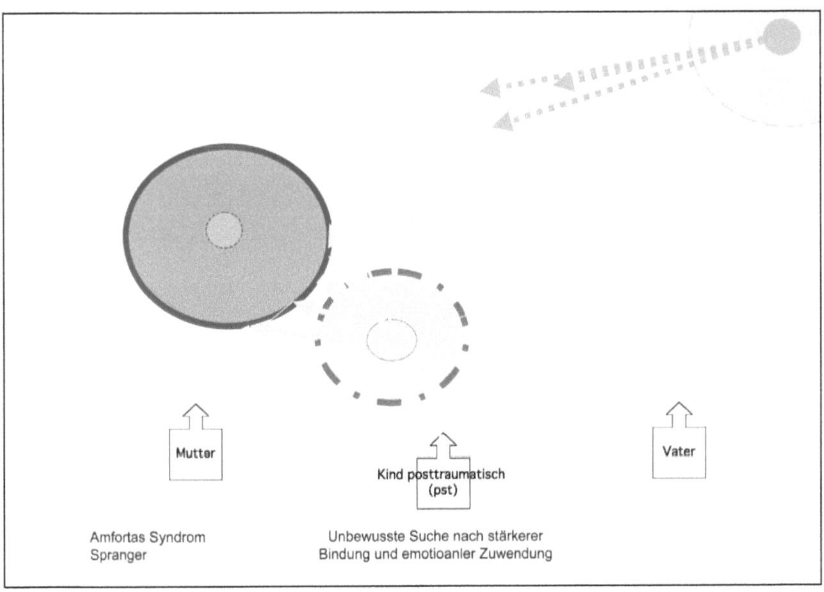

Während der Kriegsmonate, in denen es zu schweren Traumatisierungen von Teilen der Bevölkerung kam, haben sich, gruppenpsychodynamisch und gruppensozial gesehen, Menschengruppen wie Tiergruppen verhalten. Sie lebten nach den Regeln: fliehen, Beute machen, Lager und Schutz suchen unter dem allseits verbreiteten Gefühl der Angst und dem Wunsch, in der Gruppe zusammenzubleiben. Feinere Regungen waren zunächst nicht möglich. Die Erwachsenen waren stark beschäftigt damit, für das Überleben ihrer Angehörigen zu sorgen.

Von den Kindern wurde angenommen, dass sie die traumatisierenden Umstände nicht mitbekamen oder schnell vergaßen oder ein einfaches Zuhalten der Augen und Ohren als Verschluss der optischen und akustischen Sinneswahrnehmung ausreichen würde, um Eindrücke von ihnen fern zu halten. Dass dies ein fundamentaler Irrtum war, stellte sich erst in unseren Tagen heraus. Damals jedoch hatten Härteparolen der Naziideologie viele Erwachsene verführt, für sich und ihre Kinder Weichheit, wenn sie denn möglich gewesen wäre, nicht zuzulassen.

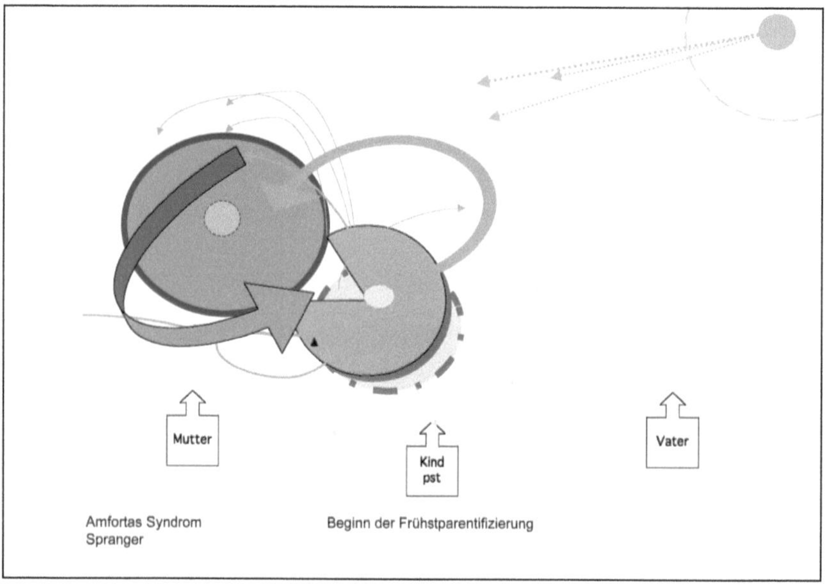

Mutter und Kind leben nun mit einer in sich erschütterten Persönlichkeit, einer bleibenden Persönlichkeitsänderung. Auch die Mutter versucht, eine größere Stabilität zu erreichen, sendet nun ihrerseits an das Kind unbewusst partnerschaftliche Signale nach Unterstützung aus: »Du bist doch mein großes Mädchen/großer Junge und kannst das und das, der Mami geht es nicht so gut« usw. Der Mutter ist in diesen Situationen nicht zugänglich, dass sie sich nicht *weniger*, sondern *mehr* um ihr Kind kümmern muss. Stattdessen überträgt sie defizitäre Wünsche an ihren Partner, die sich in diesen Situationen meist im asexuellen Raum bewegen, auf ihr Kind. So kehren sich die Verpflichtungen um: Das Kind wird zum Lebenselixier für die Mutter.

Während der eigenen Versuche, irgendwo in seiner Umgebung Halt, Trost oder Mitgefühl zu finden, entwickelt es gleichzeitig in der Beantwortung der mütterlichen Hilfssignale eine Pseudo-Erwachsenenebene im Sinne einer Schnellreifung und Frühstparentifizierung, von der aus es versucht, die Wünsche der Mutter zu erfüllen, um diese nicht gänzlich zu verlieren. Diese Kinder geraten in andauernde schuldhaft durchwirkte Stresssituationen. Sie müssen kindliche Bedürfnisse zurückstellen. Es kommt partiell unweigerlich zu frühreifem Verhalten.

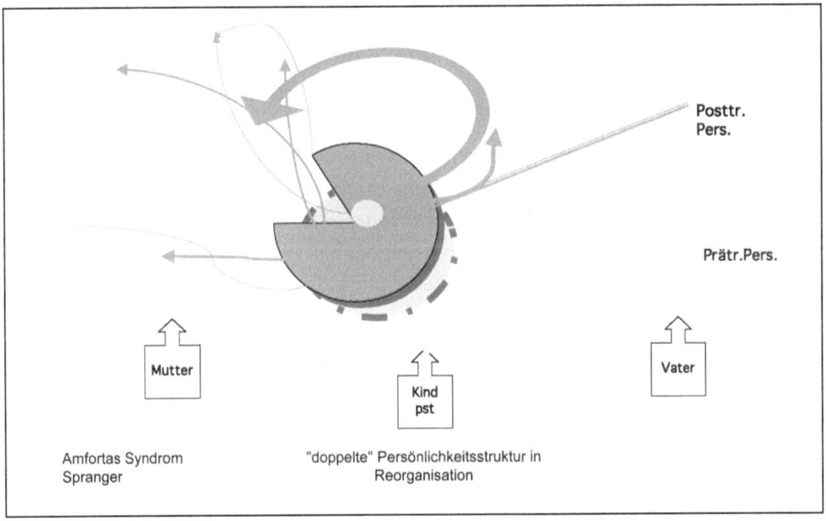

Das sind die Strukturbilder, die wir bei unseren älteren Patienten nach kriegsbedingten Maximaltraumen noch heute aufspüren können: eine prä- und eine posttraumatische Struktur; letztere ist verletzt, teilweise fragmentiert, aber mehr oder weniger gut gekittet.

Das damalige Kind war im Innersten erschüttert und durchlebte gerade die 1. Phase der »andauernden Veränderung nach Extrembelastung« (F62.0). Die ersten intra- und posttraumatischen Erfahrungen wurden nun zu bleibenden

Begleitern seiner zukünftigen Entwicklung und zur Quelle späterer neurotischer Fixierungen wie z.B.: nie Aggressionen zeigen, sich kümmern um die stets erschöpfte Mutter, ständige Angst, sich nicht mehr entspannen können, unbehaust sein und Hunger. Oder es erfuhr später gerade die Schwierigkeit, Bindungen auf der Erwachsenenebene nicht leben zu können, weil der Hunger nach Kindsein nicht gestillt wurde, und suchte letztlich sein Heil (von »heil machen«) in der Flucht in die Sucht. Das Kind hatte auch gelernt: Ich muss alleine fertigwerden, weil ich erfahren habe, dass meine Bedürfnisse nicht von anderen befriedigt werden. Meine Wünsche und Klagen werden nicht gehört, vielleicht geht es *mir* ja auch gar nicht so schlecht!

> Diese Phase der Entwicklung ähnelt sehr der Interaktion zwischen Kindern und psychisch kranken Müttern mit Falschinterpretation oder Doppeldeutigkeit der Signale und Umkehrung der parentalen Kompetenz.

Wir finden Monate oder Jahre später typisch veränderte posttraumatische Persönlichkeiten. Einige Facetten sind nicht mehr zu finden, z.B. spielerisches Umgehen mit Situationen, auch Spielen als Beschäftigung (kein Glücksspiel), mit Erotik, gelebter Sexualität mit einem Partner oder mit gewachsener Selbstsicherheit ohne den Zwang, sich immer wieder abzusichern, mit dem selbstverständlichen Umgang mit Eltern und Großeltern. Eigentlich fehlt das Selbstverständliche überhaupt. Stattdessen erleben wir Menschen, die auf die Frage, wie es ihnen eigentlich geht, noch heute keine Antwort kennen. Sie können sich nicht entscheiden.

Zum Abschluss möchte ich noch einmal auf die entscheidende posttraumatische Phase in der Mutter-und-Kind-Interaktion eingehen: die denial phase, Phase der Verleugnung des Traumas. Wenn die Mutter für sich selbst die äußere Realität verleugnet, bedeutet das auch, das Kind als Teil der äußeren Realität nicht mehr emotional annehmen zu können. Eigentlich ist das eigene Erleben dann psychotisch verändert und auf das überlebensschwache ICH reduziert, damit einem dialogischen DU nicht mehr zugänglich.

Unter einer einmaligen Traumatisierung würde sich die Starre möglicherweise schnell wieder lösen. In Kriegszeiten wie damals kam es jedoch über Monate zu kumulativen und sequenziellen Traumatisierungen.

Die Versteinerungen und nachfolgenden Krankheiten lösten sich erst im Flüchtlingslager, nachdem der Krieg beendet war.

Das habe ich selbst als Kind erlebt. Allerdings zeigte sich das in einem eigenartigen Phänomen: Die Erwachsenen konnten sich lange über ihre Erlebnisse unterhalten, die Kinder standen dabei und sagten nichts. Nie habe ich von einem Kind eine Schilderung eigener Erlebnisse gehört. Dieser Platz war augenscheinlich von Erwachsenen besetzt.

Auch hier hatte sich offensichtlich der Eindruck festgesetzt, man müsse sich um die Kinder nicht besonders bemühen. (Erstaunlicherweise bin ich auch während meiner Ausbildung zur Psychotherapeutin nicht nach meinen Kriegstraumatisierungen gefragt worden.)

Die Bilder der jungen Kosovo-Kinder, die ich Ihnen zum Beginn zeigte, lassen uns viel verstehen. Sie können sehen, wie stark die Gefühle der Kinder bewegt waren. Aber wir können sicher sein, diese Kinder sind befragt worden und konnten antworten und werden ihre Trauer schneller durchgearbeitet haben. Was aber noch bedeutsamer ist: Sie fühlten sich sicher ernst genommen und verstanden ihre Wahrnehmungen in dem Sinn, dass sie ihre Gefühle mit den Erwachsenen dialogisieren und wieder in ein Gleichgewicht bringen konnten.

Insofern, um in Anlehnung an Herrn Bohleber zu sprechen: Das ICH ist zwar zunächst auch dort »immer zu spät« gekommen, konnte aber wieder zu sich zurückkehren.

Bildernachweis

»Ich träume vom Frieden« Bilder vom Krieg, von Kindern aus dem ehemaligen Jugoslawien, Unicef. C. Bertelsmann 1993.

Literatur

Bauer, J., Das Gedächtnis des Körpers, Eichborn 2003.

Deneke, F. W., Psychische Struktur und Gehirn, Die Gestaltung subjektiver Wirklichkeiten, Schattauer 1999.

Friedman, M. J., Acknowledging the Psychiatric Cost of War, The New England Journal of Medicine Vol. 351:13–22 July 1, 2004, Number 1.

Gavranidou, M.,Trauma und Entwicklung: Möglichkeiten der Behandlung, Evangelische Akademie Bad Boll, Dokumentation zur Tagung Kriegskinder gestern und heute 2000.

Gavranidou, M., Rosner, R., Psychologische Probleme von Kindern und Jugendlichen nach dem Krieg in Ex-Jugoslawien. Das Ende der Geborgenheit, Pabst Science Publisher 2003, S. 435 ff.

Gruen, A., Der Verrat am Selbst, dtv 2000.

Hartje, W., Poeck, K., Klinische Neuropsychologie, Thieme 2002.

Hau, T., Frühkindliches Schicksal und Neurose, Verlag für medizinische Psychologie 1968.

Heuft, G. et al., Lehrbuch der Geronto-Psychosomatik und Alterspsychotherapie, UTB 2000.

Hoffmann, D. D., Visuelle Intelligenz, dtv 2003.

Hoge, C. W. et al., Combat Duty in Iraq and Afghanistan, Mental Health Problems and Barriers to Care, The New England Journal of Medicine Vol. 351:13–22, July 1, 2004, Number 1.

Kaplan-Solms, K., Solms, M., Neuro-Psychoanalyse, Klett Kotta 2000.

Kirsch, A., Trauma und Wirklichkeit, Kohlhammer 2001.

Mahler, M., Symbiose und Individuation, Klett Kotta 1968.

Mattussek, M., Die vaterlose Gesellschaft, rororo 1999.

Pert, C. B., Moleküle der Gefühle, rororo 1997.

Piontelli, A., Vom Fetus zum Kind, Ursprünge des psychischen Lebens, Klett Kotta 1992.

Powell, St., Posttraumatic Growth after War. A Study with former refugees and displaced people in Sarajevo, Clinic al Psychology, Ludwig-Maximilians-University Munich and University of Sarajevo, Bosnia-Herzegovina, Thieme 5. A. 2002.

Radebold, H., Kindheit im II. Weltkrieg und ihre Folgen, Psychosozial-Verlag 2003.

Richter, H. E., Wanderer zwischen den Fronten, Kiepenheuer und Witsch 2000.

Richter, H. E., Umgang mit der Angst, Econ Taschenbuch-Verlag 2000.

Rohen, J. W., Funktionelle Neuroanatomie, Schatthauer, 6. Auflage, 2001.

Rosner, R., Editorial: Psychosocial consequences of the war in the region of former Yugoslavia, Journal of Clinical Psychology, 59 (1), 2003, S. 1–8.

Rosner, R., Gavranidou, M., Psychische Erkrankung als Folge von Flucht und Vertreibung. Das Ende der Geborgenheit, Pabst Science Publisher 2003, S. 386 ff.

Rosner, R., Powell, St., Butollo, Posttraumatic Stress Disorder three years after the Siege of Sarajevo, Journal of Clinical Psychology, 59 (1), 2003, S. 41–55.

Spranger, H., Es ist nicht zu spät, Evangelische Akademie Bad Boll, Dokumentation zur Tagung Kriegskinder gestern und heute 2000.

Spranger, H., War-traumatised persons in conflict areas between government authority, medical supervisors and therapists, Referat zur Fachtagung VERFOLGUNG – FLUCHT – SPRACHLOSIGKEIT am 18. November 2002 in der Evangelischen Akademie Bad Segeberg.

Spranger, H., Retraumatisierungen der Eltern und Kindergeneration des 2. Weltkriegs Psychotraumatologie 2002.

Spranger, H., Überlegungen zu Trauma, Traumaverarbeitung und deren transgenerationaler Folge; dazu einige neue Forschungsergebnisse, Evangelische Akademie, Bad Boll, Dokumentation der Tagung vom 26.-29.11.2003.

Spranger, H., Die Überlebenden und ihre Erinnerungen, Verarbeitung der Traumata des Zweiten Weltkriegs, in: Flucht und Vertreibung, S. 246 ff., Ellert & Richter Verlag 2004.

Berichte über Kindheitserfahrungen aus dem Zweiten Weltkrieg

»Ich lebe mein Leben in wachsenden Ringen« (R. M. Rilke)

Wie in Übertragung, Reinszenierung, Farbe, Form, Körperempfindung und Bewegung die früheste Vergangenheit allmählich wieder Gestalt gewinnt

Rose Drescher Schwarz

Ich könnte diesem Beitrag auch den Titel »SUCHEN« geben, denn auf eine Suche möchte ich Sie mitnehmen – dorthin auf den Weg, wo das Finden noch nicht vorstellbar ist. Da hieße es dann: Wie kann ich das Vergessene, Verformte, in alle Richtungen Explodierte wieder finden und wieder zu einem sinnvollen Ganzen zusammenfügen? In mir selber Verbindungen wieder herstellen zwischen Körper, Geist und Seele – und zu andern Menschen?

Dr. Janus hat mich gebeten, von diesem Prozess zu erzählen. Ich will es tun in Form von Bildern, Träumen, von Übertragungssequenzen und Texten, die in verschiedenen Therapien entstanden sind. Es wäre spannend, mit Ihnen auch theoretisch über die einzelnen therapeutischen Konzepte nachzudenken, die mir bei der Suche behilflich waren. Ich will hier jedoch dem Erlebten mehr Raum geben als der Theorie, wie z.B. den neurophysiologischen Entsprechungen von Gedächtnis, Fragmentierung, Dissoziation, Reinszenierung, Physioneurose. Ich nehme an, Sie sind auf dem Laufenden in Bezug auf die neuesten Konzepte – was Trauma und Schock, besonders wenn sie ein Ungeborenes oder Kleinkind, über längere Zeit und ohne ausreichenden Halt in festen Bindungen, überwältigen, in dem sich gerade entwickelnden Leben anrichten können.

In einem Artikel im PESSO-Bulletin Nr. 6, Februar 2002, habe ich theoretische Überlegungen zu dem, was folgen wird, angestellt; 2007 wird dieser Artikel in etwas veränderter Form in der Reihe »Körper und Seele«, SGBAT, Band 7, über Prä- und Perinatale Psychotherapie, herausgegeben von Herrn Dr. Peter Schindler, erscheinen.

Es wird also nicht wissenschaftlich, sondern persönlich sein, was ich Ihnen erzähle; darüber zu schreiben fällt mir nicht leicht, mein Organismus reagiert noch immer auf diese Themen.

Als Jugendliche war ich fasziniert von der Josephsgeschichte von Thomas

Mann. Da gab es den Brunnen, in den die Brüder Jakobs Lieblingssohn steckten. Und es gab auch den »Brunnen der Vergangenheit«: Je weiter hinab man vordringe, desto mehr wichen die Anfänge des menschlichen Seins ins Unermessliche, ins Bodenlose. Eine Art foppendes Spiel:

> »(...) es bietet dem [Forschenden] Scheininhalte und Wegesziele, hinter denen, wenn sie erreicht sind, neue Vergangenheitsstrecken sich auftun, wie es dem Küstengänger ergeht, der des Wanderns kein Ende findet, weil hinter jeder lehmigen Dünenkulisse, die er erstrebt, neue Weiten zu neuen Vorgebirgen vorwärtslocken.«
> (Aus: Thomas Mann, Joseph und seine Brüder, S. Fischer 1964, S. 7)

So habe ich mich vorwärtslocken lassen vom Schmerz und vom Wissenwollen, so ähnlich fühlen sich meine vielen Therapiejahre an.

Ich erinnere mich gut, im Wartezimmer meines ersten Analytikers hing ein Bild, ungefähr so:

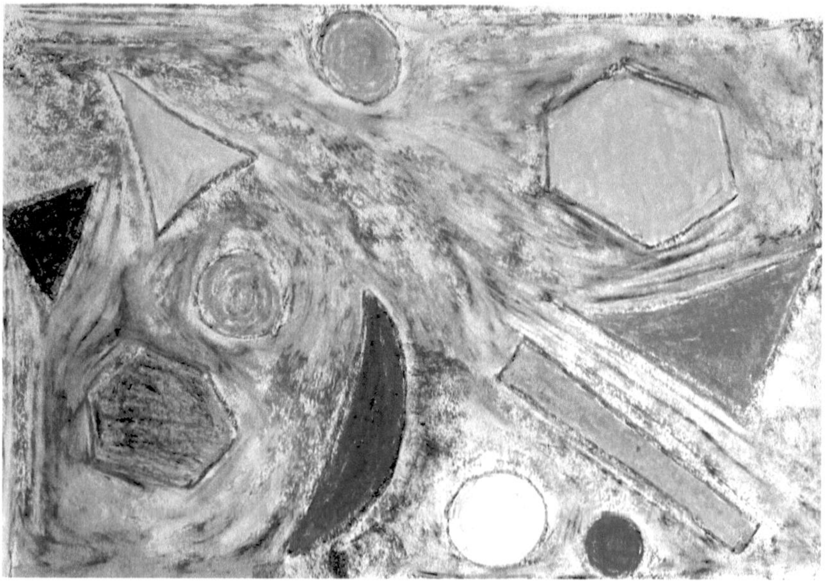

»Sog«, R. D. S. 1970

Ich war gefesselt, als ob es mich etwas anginge: Die einzelnen geometrischen Elemente schienen zu wirbeln und zu versprechen, dass in der nächsten Sekunde daraus etwas Ganzes würde.

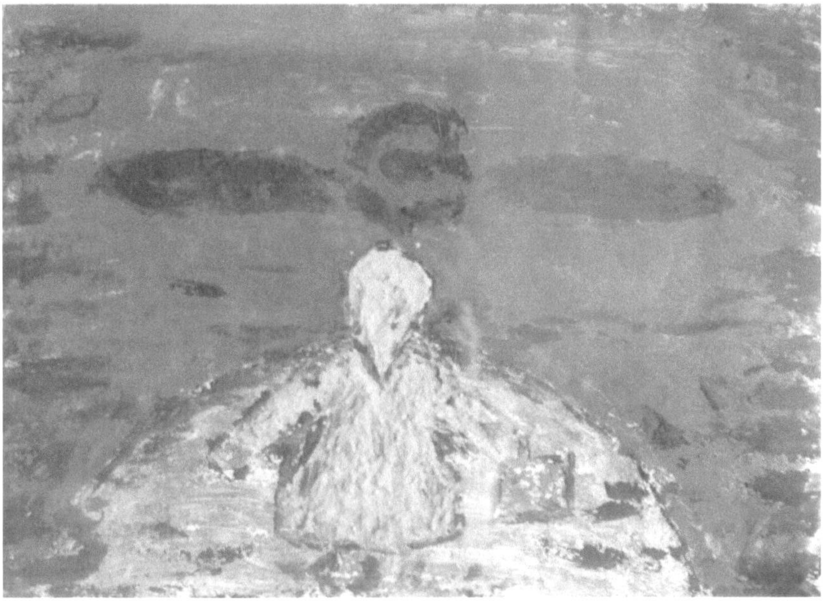

»Ausgesetzt«, R. D. S. 1988

Dieses Bild entstand im Verlauf einer zweiten Analyse. Da war ich schon dabei zu begreifen, dass vielleicht all das, was ich mir jahrelang vorgeworfen hatte, was mich beschämte und mich von andern Menschen verschieden fühlen ließ, nicht bedeutete, dass ich schlecht war, dumm oder verachtenswert; zu begreifen, dass vielleicht Erlebnisse aus den allerersten Anfängen dieses kleinen Mädchens, das sich mit seinem kleinen Köfferchen allein den Bombern ausgesetzt fühlt, dazu beigetragen haben könnten, dass es sich in seiner Haut, mit andern Menschen, auf der Erde, nicht zu Hause fühlte.

Mit Schuberts *Winterreise* (»Fremd bin ich eingezogen …«) und der *Matthäus-Passion*, die mein Vater nach Kriegsende stundenlang hören konnte, bin ich aufgewachsen. Er muss sich ähnlich fremd gefühlt haben – und schuldig –, aber gesprochen haben wir in der Familie über seine Erlebnisse, sein Handeln, nicht.

Geboren bin ich im August 1940 in Mannheim – im Auto auf dem Weg in die Klinik, unter Flakbeschuss. In den ersten Lebensjahren gab es wohl kaum ausreichend Raum und Zeit, mich Kind aufmerksam zu beobachten; von außen bemerkte man offenbar während der Kleinkinderzeit nicht viel Auffälliges an mir – außer heftigen Allergien. Ich lernte schnell, mich leise einzufügen.

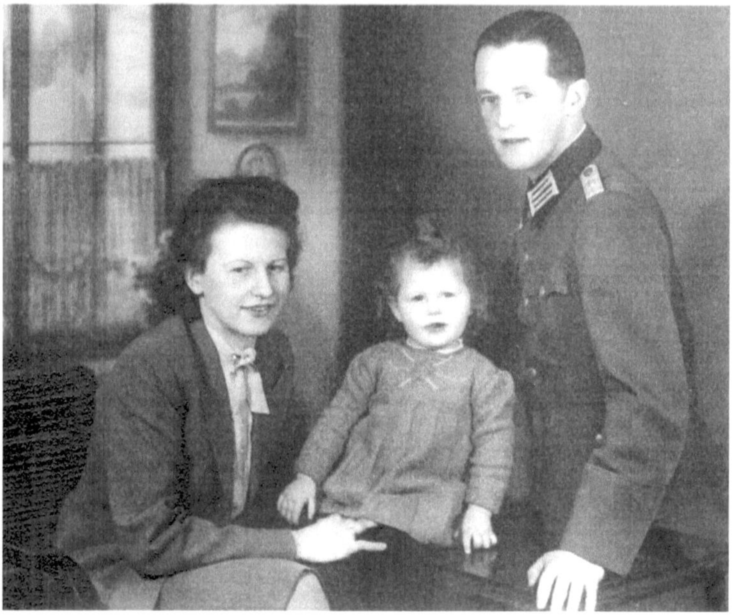

Familie Dr. Drescher-Detzner 1941

Ich war in der Schule, an der Uni, im Beruf erfolgreich; ich hatte während des Staatsexamens geheiratet und brachte zwei gesunde Kinder zur Welt. Allerdings war ich auch schon bald wieder geschieden. Ich wanderte aus Deutschland in die Schweiz aus und brachte die Kinder und mich alleine durch. Es gab Kolleginnen, Kollegen, Menschen, die mich für manches bewunderten; nur fühlte sich das, was ich in den Augen der anderen leistete, von innen heraus unecht an, nicht ganz wahr, wie unter der dauernden Drohung: »Jederzeit kann dir jemand auf die Schliche kommen, aufdecken, dass alles nicht stimmt – und dann bist du verloren! Dann bricht alles zusammen!« Mit 35 Jahren begannen eine starke Migräne und quälende Schlafstörungen. Morgens zwischen vier und sieben war es am schlimmsten: ein tiefes Gefühl, falsch zu sein, aber nicht eigentlich zu wissen, warum; nicht dazuzugehören; eine dunkle, unklare Schuld zu tragen; eigentlich nicht leben zu dürfen; schon längst zum Tode verurteilt zu sein – warum? Trauer, Scham, keine Zukunft – durchhalten!

In dieser Zeit, zwischen 30 und 35, war ich in einer ersten, klassischen, vierstündigen Analyse. Ich lag auf einer schicken, schwarzen Ledercouch und mir war dauernd eiskalt am Rücken; ein kleiner Text fasst die Sehnsucht und die (Übertragungs)Erfahrung zusammen:

Enttäuschung

Alles,
was in mir ist,
strömt zu Dir hin
Kannst Du sehen,
was sich Dir zeigen möchte
von mir?
Aber Du sagst:
Sieh mich!

R. D. S.

Ich träumte viel, u. a. auch dies:

Traum vom ägyptischen Sarkophag

Es wird mir ein großes Paket zugestellt, es ist schwer zu öffnen, weil es so riesig ist. Drinnen finde ich einen ägyptischen Sarkophag mit einigen Innensärgen, ein paar Schichten sind schon aufgesägt. Ich kann mich selber darin liegend erkennen, wie erstarrt, über Bauch und Herz sind breite, starke Holzbänder gespannt. Ich muss mich heraussägen … Bei den Füßen liegen einige kleine, ungeöffnete Päckchen.

Während dieser Analyse blieb ich, wie im Traum, eingesargt, und die vielen Päckchen blieben ungeöffnet. Es gab v. a. Spuren von Erziehungsvorstellungen, denen ich später in Sigrid Chamberlains Buch *Adolf Hitler, die deutsche Mutter und ihr erstes Kind* wiederbegegnete. Das ödipale Instrumentarium griff nicht; die vielen Träume, die von Krieg handelten oder von Wassern, blieben unverstanden. Immerhin aber hatte ich verstanden, dass es da in mir verschiedene Gesichter gab, die begannen, sich zu differenzieren:

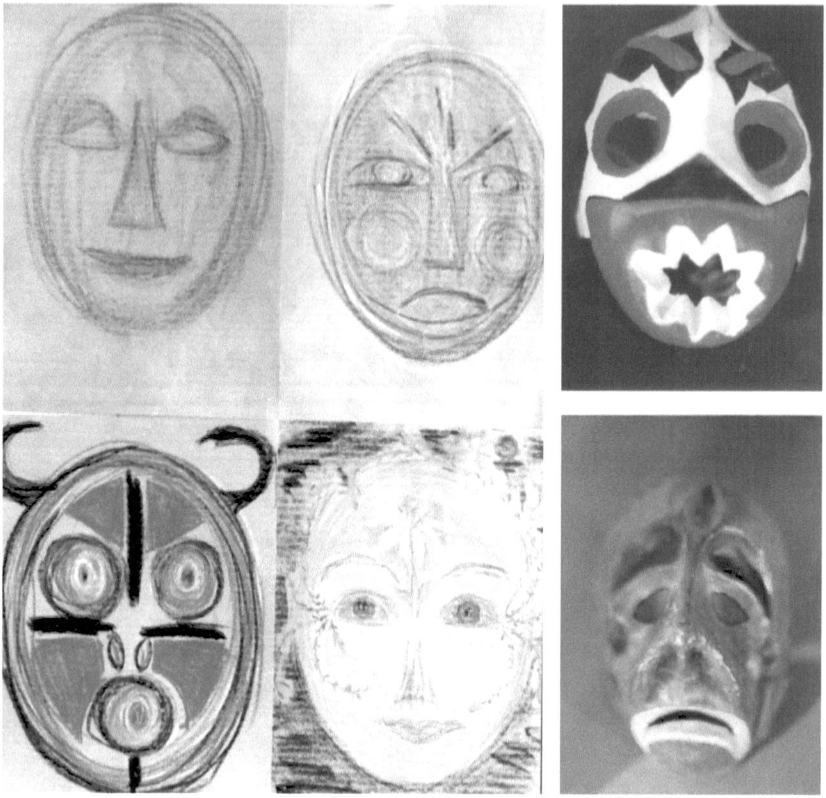

»Masken«, R. D. S. 1979

In der Übertragung/Gegenübertragung verfestigte sich ein Selbstbild, das von Wertlosigkeit und Scham handelte. Die tiefe Sehnsucht nach Gesehen- und Verstandenwerden erscheint pervertiert in einer Schlussbemerkung dieses Therapeuten – nach fünf Jahren vier Mal in der Woche auf der Analytikercouch:

> »Sie waren meine Bahnhofpatientin, ich habe nichts verstanden.«

Ich nahm das auf mich. Ich war ja überzeugt, ich sei »falsch«; so überlebte ich weiter – die Kinder mussten sicher und gut durch die Schule gebracht werden.

Ich brauchte zehn Jahre, um noch einmal eine Einzeltherapie zu wagen – nach dem Tod meines Vaters, als ich 46 Jahre alt war – nach den Ereignissen von Tschernobyl und Schweizerhalle bei Basel. Diese haben mich tief verstört und Erinnerungen an die Oberfläche gerissen: damals, als mich die Sirenen mitten in der Nacht aus dem Bett stürzen ließen, Kinder, Bettzeug, Geld und Papiere zusammenpacken und mit dem Auto davonjagen.

Doch das ist vorgegriffen. In der Zwischenzeit lernte ich bei meiner Arbeit als psychoanalytisch ausgebildete Kinderpsychiaterin/Psychotherapeutin, mit gestalterischen Therapien wie Malen, Tonen, Dramatisieren etc. umzugehen, und fand auch verschiedene Formen von Gruppentherapien wie z. B. die Gestalttherapie. Vermittelt wurde mir die Gestalttherapie v. a. durch Hildegund Heinl, die mit ihren Seminaren »Krieg, Flucht, Vertreibung« schon in den 70er-Jahren die Thematik unserer Tagung aufgenommen hatte. Mit Hildegund Heinl bekam ich einen ersten »Geschmack« davon, wie es sich anfühlte, im Keller während eines Bombenangriffs oder zusammen mit der Mutter mit Scharlach in Quarantäne oben in der Wohnung, während alle andern in den Keller gegangen waren und die Flugzeuge heranbrausten.

Mit Cary Rick erhielt ich Einblick in die bewegungsanalytische Tanztherapie; von George Downing lernte ich die psychoanalytisch eingebettete Körpertherapie, von Albert Pesso seine spezifische Form von Gruppentherapie. Und überall stieß ich auf neue Facetten meiner selbst.

Bevor ich davon mehr erzähle, zunächst ein Traum aus dieser intensiven Zeit des Suchens:

Initialtraum

Eine kahle Gebirgslandschaft, weiter Blick. Eine altmodische Kanone, Hitler am Abzug, ich in der Nähe. Hitler zündet die Waffe, ich weiß, sie ist voll Gift; er wird die ganze Welt vergiften. Menschen rennen zu einem Brunnen, der auch ein Turm ist, alt, gemauert, und stürzen sich hinein. Auch ich muss hinunter. Ich finde einen spiraligen Weg und komme heil unten an. Der Weg führt über nackte, tote Menschen. Dann beginnt eine schier endlose Wanderung durch Trümmerlandschaften, in fahlem Licht, immer weiter, Trümmer, Trümmer. Manchmal bin ich mutterseelenallein, manchmal sind Menschen da, viel zu viele Menschen. In einem dunklen, unheimlichen Raum spüre ich in der linken Lende einen heftigen Schmerz. Es ist wie ein Infiltrat, ich weiß, jetzt habe ich die Kontaktkrankheit. *Ich stoße auf meine Mutter, sie entfernt aus meinem Hals etwas Erstickendes. Nach einer Ewigkeit des Wanderns komme ich zu einer kleinen gotischen Kapelle. Neben der Äbtissin sitze ich am dunklen Refektoriumstisch. Es erklingt überirdische Musik – aus meinen Armen kriechen Würmer. Ich weiß, ich bin erlöst.*

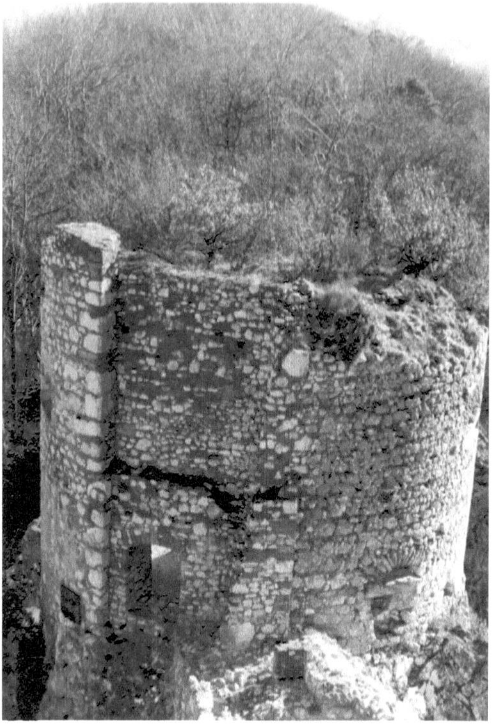

»Der Brunnen, der auch ein Turm ist«, R. D. S. 1980

Dieser Traum hat mich durch die Jahre begleitet, stückchenweise habe ich mehr davon verstanden – aber ganz am Ende des Verstehens, der *Erlösung*, bin ich noch nicht angelangt. Doch er eröffnete mir den Zugang zu den (Körper)Erinnerungen an den Krieg, zu den auseinander gerissenen Empfindungen, Gefühlen und Bildern.

Angesichts der unvorstellbaren Verbrechen der Nazizeit und der grausamen jüdischen Schicksale war es damals – Ende der 70er-Jahre – fast nicht möglich, öffentlich davon zu sprechen oder gar anzuerkennen, dass auch Deutsche, deutsche Kinder, Opfer geworden waren, u.a. Opfer eines grauenvollen Luftkriegs. Heute kann ich in dem gewandelten öffentlichen Raum von mir erzählen – lange Zeit fühlte ich mich mit diesen Themen schuldig und beschämt und sehr, sehr allein.

Noch immer habe ich keine inneren visuellen Bilder. Ich kann mir auf meinem inneren Bildschirm keine Farben vorstellen, und ich träume schwarz-weiß. Umso erstaunter war ich, als ich – für mich – anfing zu malen, und plötzlich Bilder – gleichsam an der inneren Blindheit vorbeigemalt – auf dem Papier erschienen; oder wie fasziniert ich war von irgendwelchen Trümmerlandschaften außen, die den verborgenen Bildern innen entsprochen haben müssen – sie waren unmerklich zu einem zentralen fotografischen Motiv geworden. Hier ist eine der Ansichten aus der damaligen Mannheimer Realität, wie sie mir wohl auf dem Weg in den Kindergarten begegnet sind:

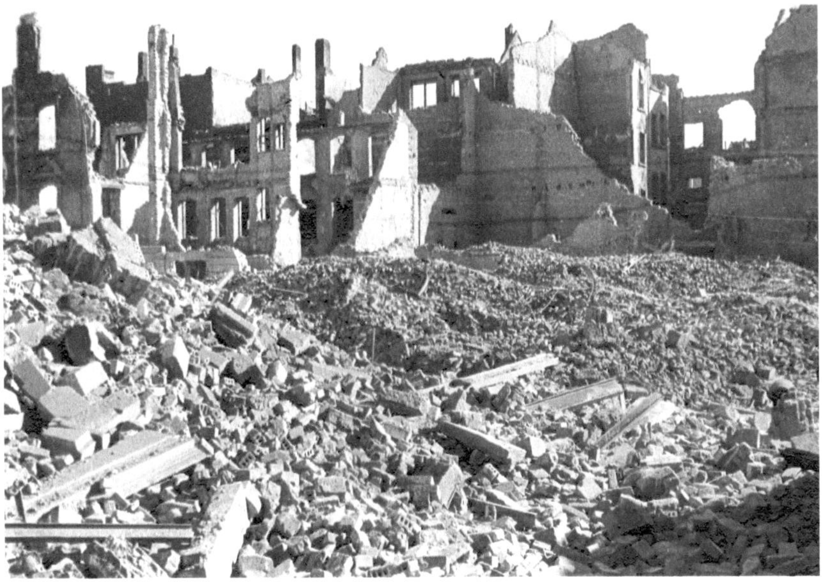

Mannheim im Zweiten Weltkrieg: 1939–1945, edition quadrat 1993, S. 96a

»Meine Trümmer- und Aschenwelt« nannte ich das, was dann jahrelang von meinem Leben Besitz ergriff. Es färbte meine Gedanken, Gefühle, Empfindungen, mein In-der-Welt-Sein bzw. eben Nicht-Teilhaben an der Welt der andern. Hatte nur ich diese verletzte, zertrümmerte Welt? Die Annäherung war jetzt so viel bewusster und schmerzhafter.

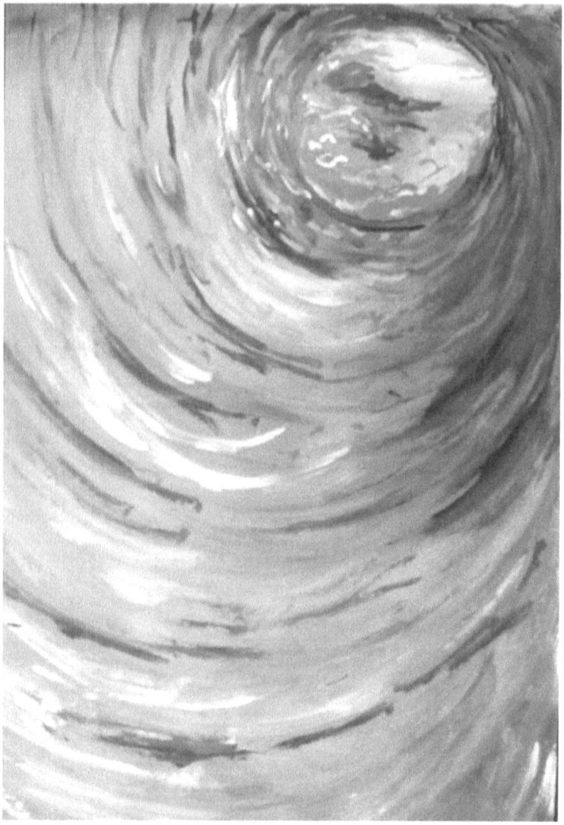

»Annäherung – Blick durch eine Röhre«, R. D. S. 1984

Das ist eines der ersten Bilder – wie durch eine Röhre sehe ich einen roten (brennenden) Hintergrund.

Damit taucht eine Erinnerung vage wieder auf: Menschen stehen auf der Straße, ich, sehr klein, auf einem Arm. Die vertraute Straße, alle Häuser brennen, auch die beiden Kirchtürme, riesengroße Fackeln gegen den Himmel.

In einem Traum erscheint es so:

Traum

Ich weiß, ich muss schnell hinaus. Ich renne die Treppen hinunter und aus dem Haus – vom Himmel regnet es Phosphor. Da ist nirgendwo Schutz.

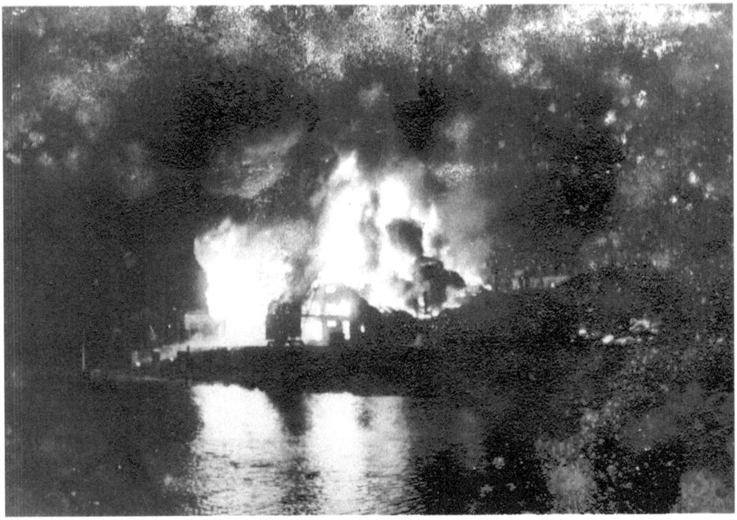

Mannheim im Zweiten Weltkrieg: 1939–1945, edition quadrat 1993, S. 79a

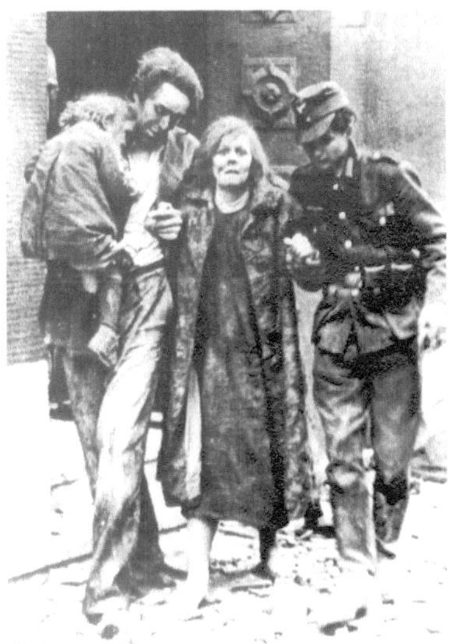

Mannheim im Zweiten Weltkrieg: 1939–1945, edition quadrat 1993, S. 111

Hat es sich so angefühlt? Aber Vater war nicht da – wo war er?

Ein Übertragungstraum

In der Praxis des Analytikers steige ich eine Wendeltreppe hinauf. Dort, wo einmal seine Tür war, gähnt Leere, draußen ein rotes, fahles Licht, überall Feuer. Ich renne durch die brennenden Trümmerkorridore und schreie: »Papi, Papi, wo bist du?«

Oder zum Gefühl von Allein-gelassen-Sein und ins Leere zu schauen:

Warum sieht sie mich nicht?

Eine Szene aus einer Übung im Tanz: Wir sollen unsere Elternbeziehungen räumlich darstellen. Ich, als »Kleinkind«, in einer Regression, bitte die Rollenspielerin meiner Mutter, ihre linke Hand auf meinen Kopf zu legen und mich leicht zu streicheln. Die Hand fühlt sich abwesend und unangenehm an. Der Blick meiner »Mutter« schweift weit weg über ihren ausgestreckten Arm hin, in dieses Niemandsland, dort, wo vielleicht der Vater noch lebt? Mich zieht es an dem ausgestreckten Arm der »Mutter« entlang ebenfalls dorthin, ins Nichtwissen, ins »Niemandsland«. Vielleicht sieht sie mich dort endlich?

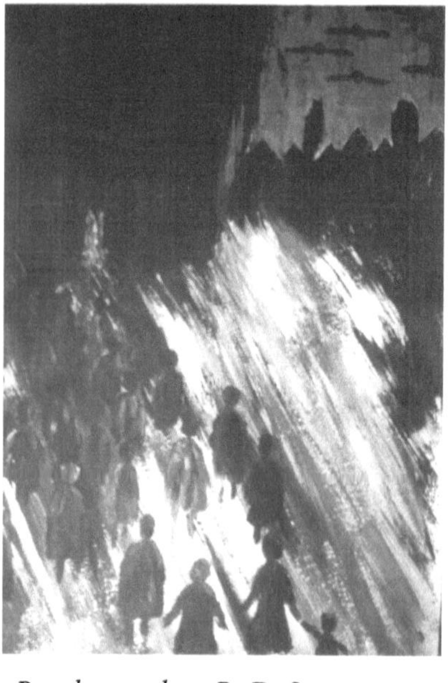

»Bombennacht«, R. D. S. 1984

Ein anderes Bild, eine andere Erinnerung, die wieder auftauchte: Es ist eiskalter Winter, Glatteis, Alarm, viele Leute fliehen Richtung Bunker, eine schwangere Frau dabei. Ich an der Hand meiner Mutter. Sie haben Christbäume als Markierung am Himmel aufgehängt. Es ist spät, es ist glatt, wir hören das Dröhnen. Eine Luftdruckwelle reißt mich von der Hand meiner Mutter los – schleudert mich an den Bunkereingang. Ich weiß nichts mehr (später ist diese Erfahrung als selbstdestruktiver Impuls, d.h. als Drang, den Kopf an die Wand zu schlagen, wieder aufgetaucht).

Am Morgen ist die vertraute Umgebung fremd geworden:

Vogelnest

Jetzt
Gehe ich an Euren Händen
Wege
Alleen
An Häuserreihen entlang
Vorgartensträucher
Da, ein Vogelnest in der Hecke
Ihr lasst mich auf dem Brunnenrand laufen
Licht tanzt auf dem Wasser
Ich gehe mit Euch
Vertraute Wege
Hin zu vertrauten Zielen
Ist es vorbei?

Jetzt kommt es wieder
Der Lärm
Laufen, rennen, atemlos irgendwohin
Fahlroter Himmel
Warten drinnen

Schwankender Boden, Staub
Gerinnende Zeit
Jetzt wieder draußen
Schächte, Löcher
Schwarze Höhlen
Schutt
Zersplittertes Glas
Menschen unter Trümmern
Schreie
Stinkend kohlende Balken

Fremd

Das Vogelnest? R. D. S.

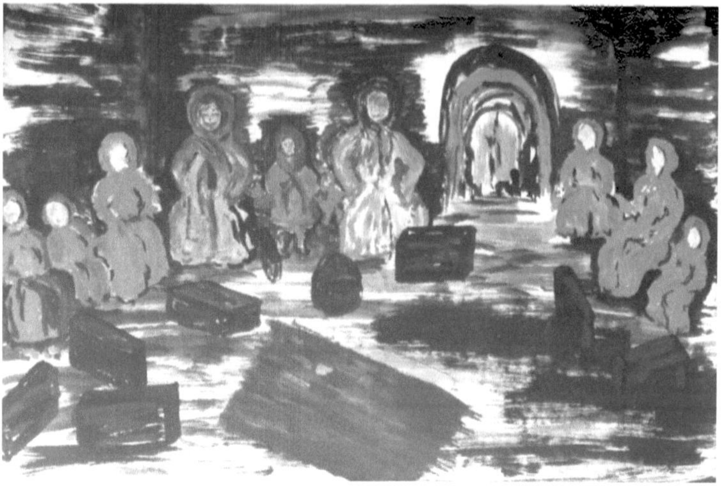

»Bunker«, R. D. S. 1982

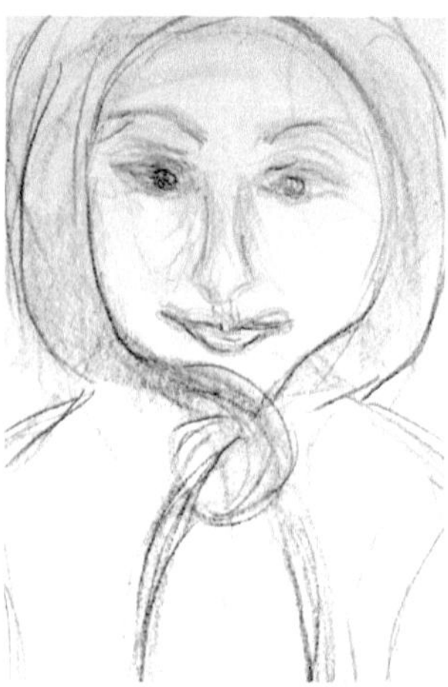

»Kopftuchfrau«, R. D. S. 1982

Das sind starre Bilder, da gibt es, außer in den Träumen (und später in therapeutischen Regressionen) keine Gefühle. Ich bin dankbar um jeden Traum, so schlimm er auch sein mag – die Bilder der Nacht lassen mich zurück mit dem Gefühl, mir selbst näher zu sein, eine Tiefe berührt zu haben, wo ich wirklich bin. Wo etwas zusammenhängt. Wo nicht nur die Persona der

Außenschicht handelt. Wo ich mich zwar sehr bedroht, doch lebendig fühle: eine Art von Überwachheit und Gefühlsintensität, die ich sonst nur in lebensgefährlichen Situationen gespürt habe.

Sonst waren die Gefühle oft stumpf, oder ihr plötzliches Auftauchen nicht einzuordnen. Warum Angst? Jetzt? Es gab doch keinen wahrnehmbaren Grund? Warum Wut, jetzt? Verzweifelte Isolation? Verlassenheit?

Oder es tauchten Körperempfindungen auf – nicht nur die Migräne:

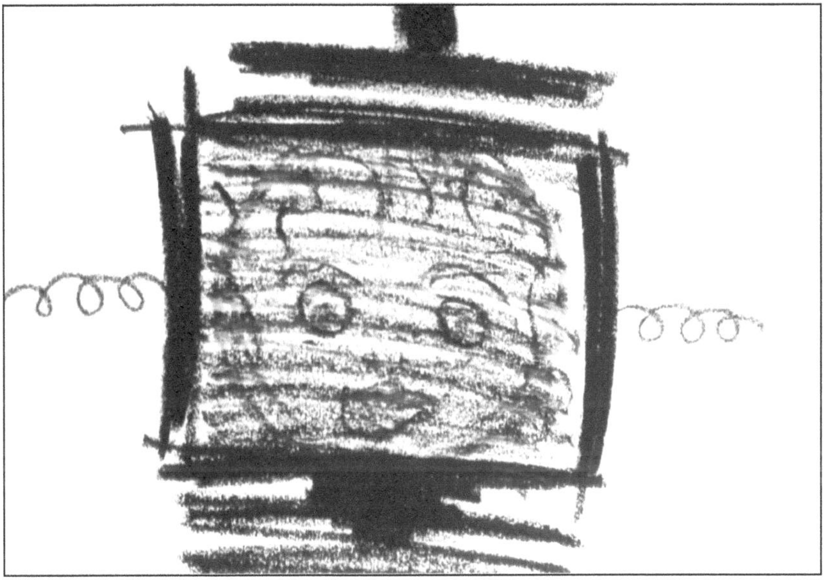

»Migräne«, R. D. S. 1987

Dazu kommen vegetative und kognitive Plagen: Herzstolpern oder -rasen; lange vor der Menopause Schweißausbrüche; neue, sich verstärkende allergische Reaktionen; Verdauungsstörungen. Ich vertrage immer weniger Nahrungsmittel, schlafe immer schlechter. Manchmal habe ich Mühe, klare, zielgerichtete Gedanken zu fassen oder Handlungen zu planen, bin zerstreut – freilich nur, wenn es mich selbst betrifft: Die Kinder oder die Patienten scheinen davon ausgenommen – warum? Es macht Angst.

An dieser Stelle möchte ich kurz über eine Form von Gruppentherapie sprechen, die Al Pesso zusammen mit seiner Frau in den 60er-Jahren in Boston entwickelt hat.

Als ich ihn Anfang der 80er-Jahre in Basel kennen lernte, spürte er – hellsichtig wie ein Magier – innere Dramen auf und half, sie wieder zu inszenieren. Er unterstützte die Auseinandersetzung mit schwierigen, traumatischen Inhalten und half in Einzelsitzungen innerhalb der Gruppe, diese Inhalte zu verarbeiten und zu integrieren mit Hilfe von für die jeweilige Situation entwickelten *Idealen Figuren*; ein imaginatives Verfahren, das die therapeutische Regression nutzt, um auf ganz verschiedenen Entwicklungsebenen neue, synthetische, sensorisch erlebbare, symbolische Erinnerungsbilder zu schaffen. Dort kann das, was er »basic needs« nennt – nämlich Platz, Schutz, Nahrung, Unterstützung und Grenzen – symbolische Erfüllung finden. In Maggie Scarfs neuem Buch ist diese Methode sehr eindrücklich dargestellt (Maggie Scarf: Secrets, Lies, Betrayals – The Body Mind Connection – How the Body holds the secrets of a life, and how to unlock them [2004]. New York. Random House.)

In meinen Strukturen, wie Al Pesso die Einzelarbeiten innerhalb der Gruppe nennt, hat er mit Hilfe der andern Teilnehmer Szenen aus meinen Erinnerungen oder Träumen vom Krieg oder auch aus dem Reservoir der Körperinformationen sensorisch wieder auf die Bühne geholt: Er ließ die Mitglieder der Gruppe das Dröhnen der herannahenden Bomber imitieren, das an- und abschwellende Geräusch der Tiefflieger, das harte Marschieren der Soldatenstiefel u. a. Und mein Körper reagierte, er krümmte sich zusammen, versuchte sich zu schützen, wurde heiß und eiskalt, aus meiner Kehle kamen Töne, in denen ich mich selbst nicht wiedererkannte, Töne des Horrors, eine hohe Kinderstimme. Es waren erschöpfende Gefühlsstürme, die im schützenden Halt »Idealer Elternfiguren« sein durften; manchmal war die ganze Gruppe damit beschäftigt, die regressiv auftauchenden ganzkörperlichen Abwehrreaktionen eines »Säuglings«, eines »Kleinkindes«, das keinen Kontakt ertrug und zulassen konnte und ihn doch so dringend brauchte, sicher zu halten und zu begrenzen. Körperlich fühlte sich das zwar erschöpfend an, doch auch warm und sicher, und oft gab es Erfahrungen von Repatterning. Z. B. konnten sich Bondingszenen einstellen wie im intensiven Blickkontakt eines »Neugeborenen« mit seiner »Idealen Mutter«; oder es tauchten spontan frühe Reflexmuster wieder auf, z. B. das Suchen nach der Brust oder der Wunsch zu saugen. Heute spielt auch in dieser Therapieform das Auffinden und Nutzen von Ressourcen eine wichtigere Rolle als Katharsis. Mir half sie damals, Vergessenem zu begegnen und Zersplittertes zusammenzufügen – oder zumindest damit zu beginnen: Manche bisher isolierten Empfindungen, Bilder, Gefühle fanden zueinander. Und: Ich entdeckte Identifikationen mit dem Aggressor in mir, die mich erschreckten.

Identifikation mit dem Aggressor

Im Zustand kurz vor dem Einschlafen »sehe« ich mich in einem angreifenden Tiefflieger sitzen. Ich ziele mit dem Maschinengewehr auf alles, was sich unten bewegt.

Gerade so, wie ich es in den letzten Kriegstagen – da war ich viereinhalb Jahre alt – eben hier in Heidelberg zusammen mit den Frauen meiner Familie erlebt habe. Im Winter 44/45 waren wir aufs Land geflüchtet und hatten viele Tage im Wald verbracht – dort im Schutze der hohen Buchen waren wir sicherer vor den MGs der dauernd präsenten Tiefflieger. Wir suchten Deckung unter den Bäumen – und Bucheckern gegen den Hunger. In diesem Zusammenhang entstand das nächste Kinderbild:

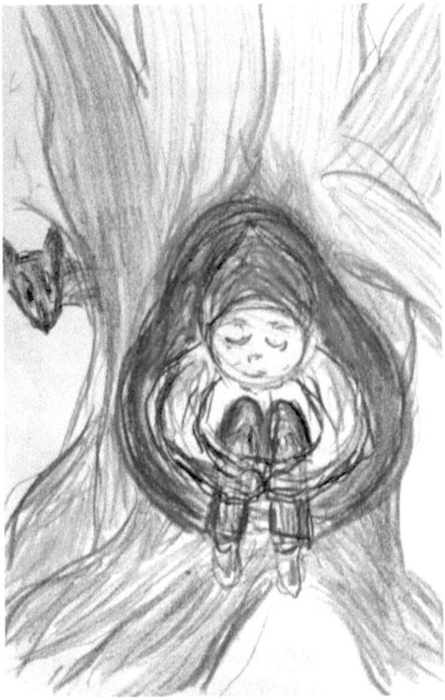

»Schutz im Baum«, R. D. S. 1979

Wegen meiner hochschwangeren Tante mussten wir Ende April 1945 aus Neckargemünd in die Stadt. Wir wanderten alle – immer wieder unter Eisenbahnunterführungen Deckung suchend – Richtung Heidelberg und landeten erst einmal in einem Bunker im Berg (der Karbidgeruch von dort drängt sich gelegentlich als olfaktorische Erinnerung ins Bewusstsein zurück); dann ging es weiter, zusammen mit vielen anderen, über die schöne alte Brücke zum Marktplatz, wo das Haus meines Großvaters stand. Auf der Brücke waren wir – das wurde wieder zu einer lebendigen Erinnerung – in großem Gedränge ungeschützt einem plötzlichen Tieffliegerangriff ausgesetzt. Sie kamen mit ihrem unverkennbaren Geräusch herangebraust und schossen, schossen, schossen ...

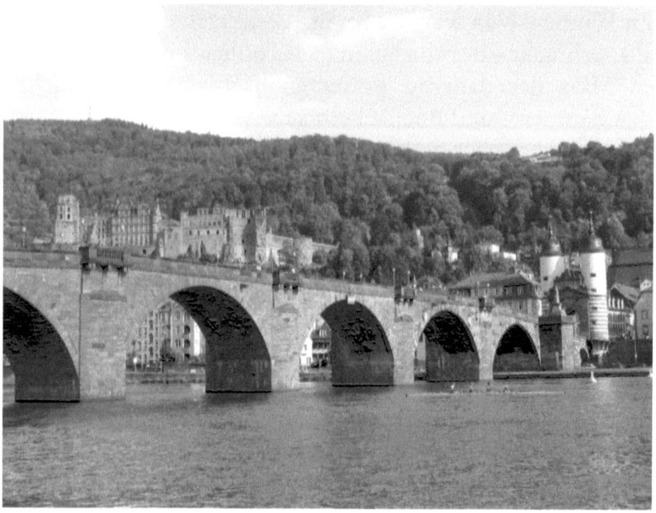

»Heidelberger Brücke«, Ilka Maria, Juni 2005

Trotz vieler wichtiger, neuer Informationen und guter Erfahrungen blieb ein tiefes Misstrauen mir selbst gegenüber: »Was trage ich da in mir? Kann es für mich irgendetwas Verlässliches, Gutes geben auf dieser Welt? Freude? Ist das nicht nur für die andern?« Dissoziative Prozesse trennten mich oft noch von mir selbst und andern, und das Gefühl »Ich weiß nicht« blieb quälend präsent.

Aber es war auch eine neue Welt aufgebrochen, von der ich nichts geahnt hatte. Als ich nach den Ereignissen von 1986 – ich habe vorhin davon gesprochen, Tschernobyl, Schweizerhalle – nicht mehr auf die Straße gehen konnte, ohne Angst zu haben, ich könnte etwas zertreten, eine der vielen Schnecken nach dem Regen oder sonst etwas Lebendiges – als mir die Zerbrechlichkeit, die Verletzlichkeit, die Kostbarkeit des Lebendigen dauernd in der Seele brannte, begann ich noch einmal eine Einzeltherapie. Ich hatte den Analytiker lange beobachtet, ehe ich ihn fragte: bei Vorträgen, in Supervisionen. Mein Selbstwertgefühl war so gering, dass ich im Grunde nicht glaubte, dass überhaupt jemand mit mir arbeiten wollte. Was mich schließlich anzog, waren seine Einfühlungsfähigkeit und seine Aufgeschlossenheit körpertherapeutischen Ansätzen gegenüber – ich wusste inzwischen, dass mein Körper viel mehr erinnerte als mein verbales Gedächtnis. Am wichtigsten aber schien mir seine sympathische Bescheidenheit – vor allzu narzisstisch auftretenden Therapeuten musste ich mich schützen.

Verstärkt tauchten in der Wartezeit Träume auf, die Kleinkinder, Babys zum Thema hatten. Oft werden Kinder und ihre Familien aus der Luft bedroht:

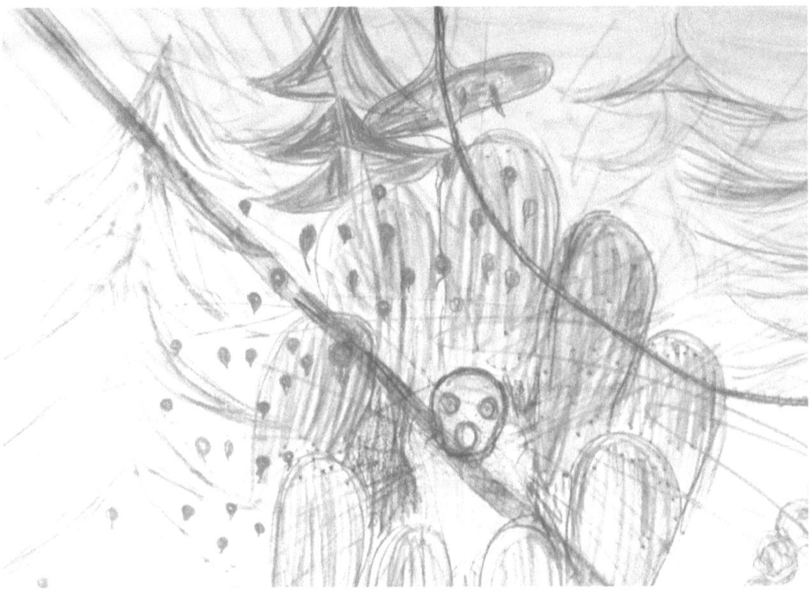

»Da gibt es keinen Schutz«, R. D. S. 1979

Oder es muss sich ein kleines Mädchen um einen noch kleineren Buben kümmern (ich wurde – wenn denn schon ein Kind zu Kriegsbeginn – als Junge erwartet); Babys werden in den Träumen liegen gelassen oder vergessen; Babys ertrinken; Säuglinge erscheinen in Verdoppelung, oft ein wohlgenährtes zusammen mit einem verhungernden, von dem ich weiß, es ist jüdisch. Später werde ich verstehen, dass mein Unbewusstes das Ausgeliefert-Sein, die Ohnmacht, die Entwürdigung, alle Erfahrungen des Überwältigtseins, des Mich-nicht-wehren-Könnens mit der Vorstellung des Jüdischen verschmolzen hat und die innere Bedrohung sich im verdoppelten Schuldspruch traf: »Du bist – als Teil des Jüdischen – wie wertloses Ungeziefer auszurotten!« Und: »Du bist – als Teil eines verbrecherisch handelnden Volkes – zum Tode verurteilt!«

Als ich endlich mit der zweiten Analyse beginnen kann, stellt sich in einer der ersten Sitzungen sehr überraschend und befremdend eine intensive Körperempfindung ein, von außen etwa so:

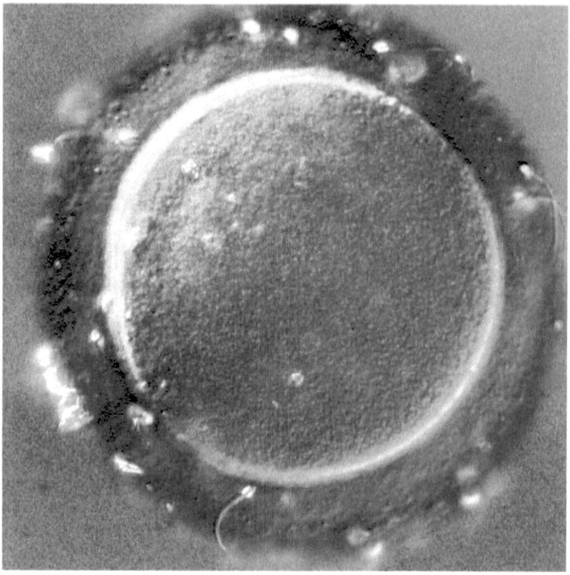

Eizelle, aus: Lennart Nilsson, Ein Kind entsteht, Mosaik 2003, S. 56

Ich erlebe mich als große runde Eizelle, deren Membran sich gerade geschlossen hat und undurchdringlich wird für jede weitere Spermzelle.

Der Raum des Analytikers war von Anfang an wichtig – das Einnisten, mein Platz darin; für verschiedene Zustände gab es sogar verschiedene Orte. Das Alltagsgeschehen blieb nebensächlich, zum Zentrum wurden die Interaktionen: Atmosphäre, Körperwahrnehmung, Stimme, Ohr, Auge. Manchmal gestalteten sich zu Beginn beglückende Zustände von Nähe:

Wärme

Dir sagen, ich hab Dich lieb
Ist wie der Schatten der Fülle
Die mich durchströmt
Wenn Dein Gesicht
Über mir aufgeht.

R. D. S.

Oder ich erfuhr, wie sich väterlicher Schutz hätte anfühlen können:

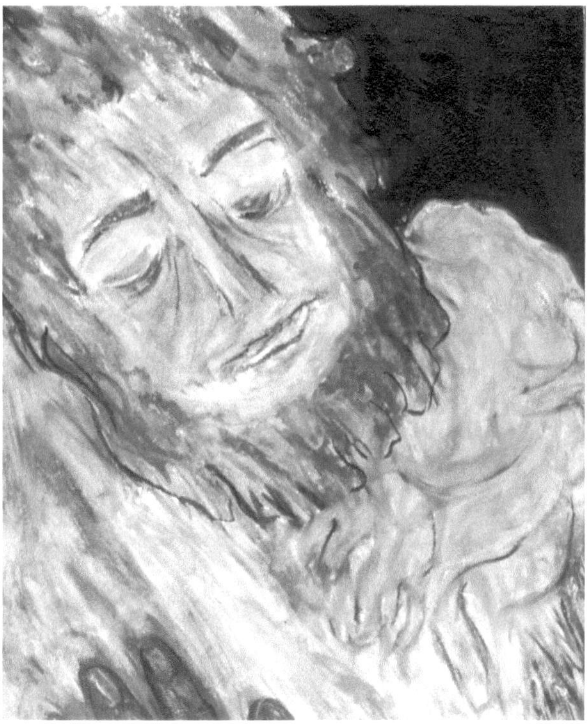

»Gehalten«, R. D. S. 1989

Der Therapeut und ich hatten (mit Pesso und Heisterkamp) Erfahrung im Umgang mit Rollen, d.h. dem klaren Übernehmen und auch dem klaren

Wiederabgeben einer Rolle, die auch Berührung mit einschließen mochte. Dennoch: In der Einzelsituation konnte das recht verwirrend sein – ich selbst lernte für mein eigenes körpertherapeutisches Arbeiten, mit Berührungen sehr sorgfältig umzugehen. Misstrauen lag immer auf der Lauer, es schien sich aus einer frühen Missbrauchserfahrung zu nähren, die ich hier nicht weiter ausbreiten möchte; vielleicht aber hatten derartige Empfindungen und Bilder mehr mit der permanenten Reizüberflutung und hormonellen Überschwemmung des Organismus in meiner allerersten Lebenszeit zu tun. Wir wagten verschiedene Formen von haltendem, beruhigendem, begrenzendem Körperkontakt im Sinne von Al Pessos »Idealen Eltern«; oder auch das, was Pesso »Akkommodation« nennt, d.h. eine antwortende Reaktion von außen auf eine Körperempfindung oder einen Bewegungsimpuls. Z.B. gab es wechselnde Schmerzzustände: Migräneschmerzen im rechten Scheitelbein; Schmerzen in der rechten Schulter, im Nacken. Oder Empfindungen von Bewegungen, die von außen über den Körper hinwegzugleiten schienen. Ein neues Bild von Mich-eingehüllt-Fühlen entstand:

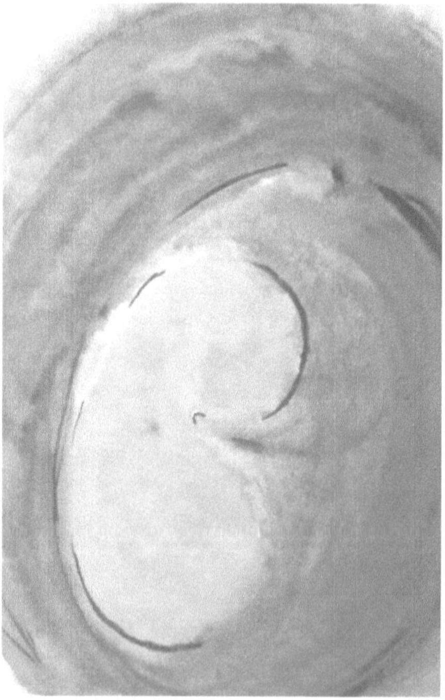

»Eingehüllt«, R. D. S. 1990

Bei einem leichten Handkontakt von außen, zunächst konkret und erst viel später auch in der Vorstellung (innere Bilder zu entwickeln blieb für mich schwierig), konnten daraus Bewegungen entstehen, z.B. so, als ob Kopf, Hals, Schultern darum kämpften, vorwärts-, hindurchzukommen. Das war schon in den Pessogruppen aufgetaucht und hatte sich angefühlt, als ob ich aus einem geschlossenen Innenraum, einer Höhle, manchmal auch einer Hölle, die sich unendlich bedrohlich anfühlte, in großer Panik in einem heftigen, kaum zu haltenden ganzkörperlichen Erregungszustand hinausmüsste; dann aber wie gelähmt und »ohne Bewusstsein« liegen blieb, mit Zeichen parasympathischen Schocks. Es fühlte sich leer an, dunkel, nichts, verloren. War so vielleicht meine Geburt gewesen?

Ich befragte meine Mutter, die damals noch antworten konnte: Sie ist erst 19, als sie sich am Vorabend des Krieges verloben und bald danach heiraten. Vater ist 17 Jahre älter. Sie müssen sofort wieder auseinander, weil er, wie sein Vater im Ersten Weltkrieg, als Truppenarzt an die Front einberufen wird. Sie fühlt sich sehr allein und voll Angst während dieser Schwangerschaft, die für beide überraschend kam. Sie drängt darauf und schafft es, ihn in Polen zu besuchen im vierten, fünften Monat. Zur bevorstehenden Geburt bekommt er ein paar Tage Urlaub. Als die Wehen heftig einsetzen, fährt er sie zusammen mit seiner Praxisvertreterin in die Klinik, Mutter hinten im Auto. Unterwegs Sirenen, Bombengeschwader, Flak. Panik. Sie spürt, dass auf den kalten Autoledersitzen etwas geschehen ist; die vorne möchten beruhigen: »Das kann nicht sein! Beim ersten Mal geht es nicht so schnell! Das ist nicht möglich!« Diese Sätze scheinen sich in mich eingebrannt zu haben – es ist bekannt, Menschen im Schockzustand sind extrem suggestibel, sie identifizieren sich mit dem, was zur entsprechenden Zeit gesagt wird oder präsent ist. Trotz aller gut gemeinter Beruhigung war mein Kopf da, im Auto, geboren, die Schulter, der Rest, steckte fest und kam erst auf der Trage des Krankenhauses mit Unterstützung zum Vorschein. Der Familienmythos machte daraus: »Wie eine Prinzessin bist du mit Böllerschüssen begrüßt worden!« In den therapeutischen Regressionen, von innen, fühlte es sich sehr anders, sehr überwältigend, an.

Es gelang über eine lange Zeitspanne, solche Erfahrungen in der sicheren, haltenden und Begrenzung gebenden Beziehung aufzulösen, in einer Übertragungsbeziehung, die teils väterlicher, teils mütterlicher Natur schien.

Doch oft zerriss die Kontinuität. Traumatische Beziehungsfragmente drängten sich in den Vordergrund des Übertragungs-Gegenübertragungsgeschehens mit der Intensität und Destruktivität von Trauma- und Schockerfahrungen; alte Identifikationen, Schlüsse, Glaubenssysteme brachen sich – wiederbelebt – Bahn. Einige davon habe ich hier aufgeschrieben:

Identifizierungen, Schlüsse, Glaubenssätze

»Ich bin unwillkommen!«
»Ich bin ein schmutziges, wertloses Bündel!«
»Ich sollte nicht auf dieser Welt sein, niemand hat mich gewollt!«
»Ich bin falsch, weil ich ein Mädchen bin!«
»Ich muss mich schämen, ich bin nicht wert, dass ich geliebt werde!«
»Ich muss böse sein, sonst würden sie doch nicht so mit mir umgehen!«
»Ich bin zerstört!« (Ruinen, Schutt, Asche)
»Ich bin zerstörerisch!« (Feuer, Bomber, Tiefflieger)

Das Letztere, die Vorstellung, in mir so etwas wie die tötende Kraft der Bomben zu tragen, machte es später unendlich schwer, mein Ressentiment, meinen Groll, meine Wut, meine eigene Aggression in Kraft zu verwandeln und wieder zu mir zu nehmen.

In der Therapie tauchten schwierigste Beziehungsmuster auf, misslingendes Tuning – In oder Matching häuften sich; dazu mich nicht mehr verstanden fühlen, sich gegenseitig nicht mehr verständlich machen können, immer wieder zerbrechende Kontinuität und kaum erträgliche Isolationszustände, so wie sie sich in Schock und Trauma einbrennen und nur auflösen lassen, wenn sie empathisch und liebevoll angenommen und respektvoll gespiegelt werden. Dann müssen sie sich nicht in Zerstörung oder Selbstdestruktion verwandeln.

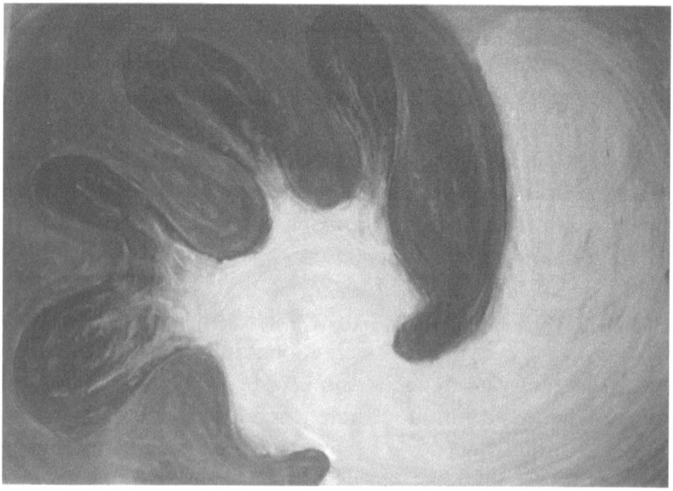

»Verbindung«, R. D. S. 1991

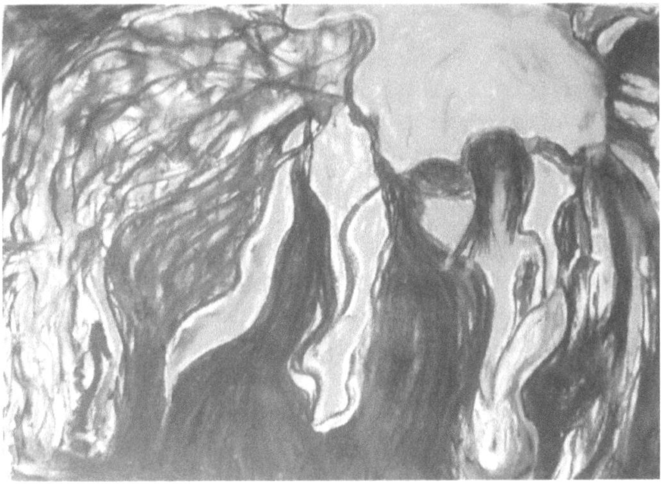

»Zerrissen«, R. D. S. 1991

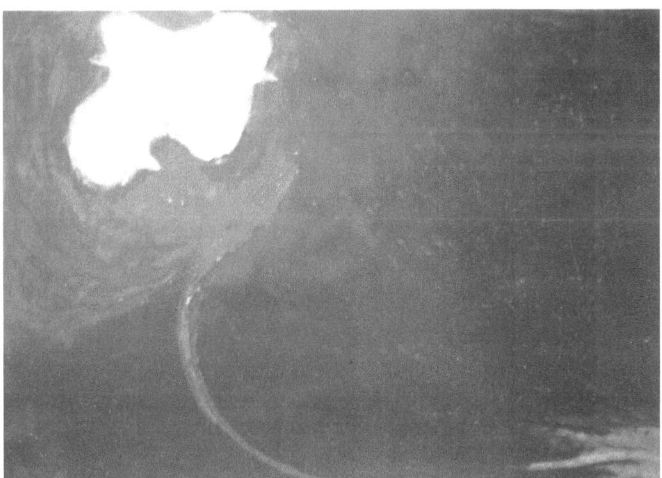

»Verworfen«, R. D. S. 1991

Die drei Bilder gehören zusammen, sie entstanden aus solch schwierigen Therapiesequenzen. Es gestalteten sich darin Körperzustände, die – obwohl inzwischen sehr vertraut – nur schwer auflösbar waren und somatisch schnell wieder ansprangen. Und es steckt viel seelischer Schmerz darin: Die Bilder drücken ein anfängliches Gefühl von Geborgensein aus, dann – durch irgendeinen Trigger ausgelöst – das Zerreißen, und am Ende das verzweifelte Gefühl von Ausgesetzt- und Verworfensein, während die anderen im roten Runden geborgen sind. Die Überzeugung, die sich daraus gebildet hat, ließe sich so formulieren: »Es gibt Gutes, aber nicht für mich!« Die Bilder spiegeln auch das: »KEIN EINTRITT« vor dem mir lange verschlossenen Tor zum Spirituellen: ich kann die Schöpfung tief bewundern, mich vom Geschaffenen faszinieren lassen, aber irgendwie gehöre ich nicht dazu. Da muss ich manchmal den alten Initialtraum mit Hitlers Kanone, dem Turm/Brunnen und der Äbtissin in der Kapelle zu Hilfe holen …

Narben der Gewalt

»Traumatische Ereignisse erschüttern zwischenmenschliche Beziehungen in den Grundfesten … [sie] vernichten die Vorstellungen … von Geborgenheit, das Bewusstsein [des] eigenen Wertes und die Überzeugung, dass der Schöpfung eine sinnvolle Ordnung zugrunde liegt …«
(Aus: Judith Hermann: Narben der Gewalt (2003), Junfermann Verlag, S. 77)

In dieser zweiten Analyse habe ich den Schmerz der Konstellationen um Trauma und Schock bis zur Neige erfahren:

Erstarren

Wenn
heute Nacht der
Schnee kommt
Lasse ich mich
Hinaustreiben in dieses
Stetige Fallen
Und falle
In die Geborgenheit
Des wirbelnden Weiß
In das allmähliche Erstarren
Des nie gelebten Lebens

R. D. S.

Neben klaren Situationen aus der Kleinkindzeit und den sich entfaltenden Teilaspekten der Geburt gab es auch immer wieder Hinweise auf Prä- und

Perinatales, was mein Analytiker und ich aber nicht recht verstanden, damals. Die merkwürdigen zellhaften Körperempfindungen machten in ihrer Fremdheit Angst und waren höchstens unter *Psychose* in das psychologische Weltbild einzuordnen: die gerade geschlossene Zellmembran der befruchteten Eizelle; eine Empfindung, als ob »ich Zelle« anschwellen würde; nach innen gleitende Zellströme; eine große, dunkle Offenheit über Brustkorb und Bauch. Dazu verdichteten sich in der Übertragung/Reinszenierung intensive, verzweifelte Gefühle von Nicht-gewollt-Sein und Zurückgewiesen-Werden. Ich spürte mich wehrlos unklarer Destruktivität ausgesetzt, spürte, dass ich nicht sein, dass ich »abgetrieben« werden sollte. Und schließlich wuchsen die Verzweiflung des Therapeuten oder einer »Mutter«, die ihr Kind nicht beruhigen oder stillen kann, und die Verzweiflung und Verlorenheit der Analysandin oder des »Kindes« in seiner Frustrationswut am Ende zum Horrorbild einer vergiftenden Nabelschnur mit dem unausweichlich als tödlich erlebten Dilemma: Sie offen zu halten hieße, das Gift ungehindert einströmen zu lassen, sie zuzuhalten bedeutete den Tod im Mangel.

Diese Erfahrungen ließen sich zwar erkennen und benennen, aber der Therapeut und ich konnten sie nicht zusammen auflösen. Wir beide kämpften mit Ausdauer, Sympathie und großem Engagement darum und mussten am Ende doch aufgeben.

Die Zeit danach wurde schwierig für mich; mein Körper revoltierte mit einer Autoimmunkrankheit. Ich hatte mit hohem Einsatz gesucht und keine fühlbare Erleichterung gefunden; im Gegenteil. Aber viele Informationen und Erfahrungen über Abgründe hatte ich gesammelt und war eine empathischere Therapeutin geworden. Schlimm war, dass ich inzwischen so gut gelernt hatte, meine eigenen Bedürfnisse zu spüren und nicht nur die der andern zu befriedigen. Doch hatte ich mich über Jahre so in meinen Innenräumen eingeigelt, dass es draußen wenig Menschen gab, mit denen ich diese neuen Erfahrungen teilen konnte – oder wollte. Und ich war nicht mehr die perfekt Funktionierende, Schnelle, Effiziente. Alte Freundschaften und Beziehungen lösten sich, andere bahnten sich nur zögernd an.

Inzwischen war ich auf David Chamberlain, Ray Castellino, William Emerson mit ihrer langen Erfahrung rund um Schwangerschaft und Geburt aufmerksam geworden – oft schon bin ich zur richtigen Zeit auf das für mich Wichtige gestoßen. Mit ihnen begannen Erlebnisse, sich mit Sinn zu füllen, für die ich vorher keinen richtigen Ort in mir gefunden hatte – auch wenn vieles von dem, was ich da erlebte, zunächst aus dem herkömmlichen medizinisch-psychologischen Denken herausfiel. Das war Mitte der 90er-Jahre. Immerhin hatte ich Sätze wie diese gelesen:

»Ich nehme meine Umgebung von Beginn des Lebens an wahr, mit der ersten meiner Zellen. Was den ersten ein oder zwei meiner Zellen wiederfährt, vibriert durch alle nachfolgenden Zellgenerationen.« (Aus: R. D. Laing 1978, Tatsachen des Lebens)

Dieses Bild entstand – wie alle – zunächst ohne Überlegung:

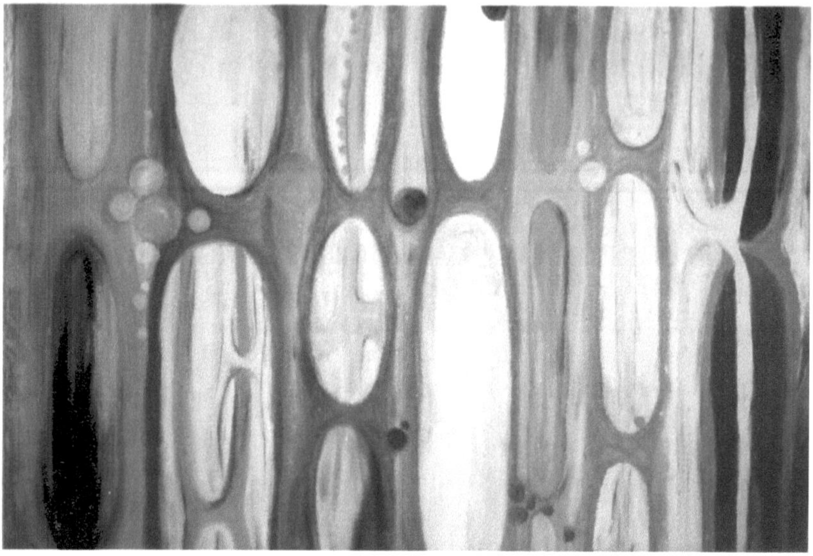

»Interzellularlandschaften«, R. D. S. 1988

Inzwischen ist die wissenschaftliche Entwicklung weitergegangen. Es wurden ausgeklügelte Untersuchungsanordnungen entwickelt zum intrauterinen Wahrnehmen, Gedächtnis, Sprachverstehen und Verhalten (mich faszinieren v.a. die Fragen zur Genexpression im Verlaufe der Ontogenese und die Fragen zur Organwahl bei Erkrankungen im späteren Leben; und auch die Forschungen zu Informationsaustausch und -speicherung im extra- und intrazellulären Raum – Erkenntnisse zu einem flüssigen Intelligenzsystem nicht nur im Gehirn, sondern im ganzen Körper).

Aus verlässlichen experimentellen Regressionen Erwachsener ergaben sich vielerlei Daten, die z.T. später wissenschaftliche Entsprechungen fanden, z.B. durch elektronenmikroskopische Beobachtungen von Ovulation und Konzeption im Zusammenhang mit In-vitro-Fertilisation.

Frank Lake schloss aus den Regressionserlebnissen Erwachsener, dass die bedeutsamsten und verhaltenswirksamen Einflüsse aus *mütterlichen* Erfahrungen stammten: Heftige negative Emotionen der Mutter (auch des Vaters und der Umwelt, vermittelt durch die Mutter) und deren Schattenaspekte infiltrieren das werdende Kind. Was die Mutter erlebt, erlebt es auch, denn seine Abwehrmöglichkeiten sind noch sehr beschränkt. Überlebensstrategien, die es früh entwickeln muss (z.B. wenn es unerwünscht ist; bei Abtreibungsfantasien oder -versuchen der Eltern; bei äußerer Gewalteinwirkung), werden zu Aspekten seines Selbst, zu wirksamen Implikationen über sein Zuhausesein in dieser Welt, über seinen Wert, sein Richtig- oder Falschsein.

> »We *marinate* in the shadow, i. e. the denied aspects of the unconscious of our parents« (nach William Emerson 1996, Trainingsunterlagen Prä-/Perinatale Psychotherapie).

In den Trainings und Process Groups mit William Emerson, Marjorie Rand und später mit Karton Terry tat sich gleichsam von innen heraus noch einmal das Geburts- und das vorgeburtliche Universum auf; für mich wurden es Räume, Atmosphären voll Angst, Schmerz, Vernichtungsgefühl, Lähmung, Schock, Eiseskälte. Wie meine Geburt gewesen war, zeigte sich präziser: nicht wie bei der »Prinzessin, die mit Böllerschüssen empfangen wurde« – von innen eher wie ein Todeskampf. Es brauchte viele Regressionssitzungen, bis es gelang, eine differenzierte und zusammenhängende Vorstellung des ganzen Geburtsvorgangs zu gewinnen. Während der ersten Male überwog ein hohes Tempo, ungestümes Vorwärtsdrängen, Trauer, Schmerz, Panik, Todesangst, Drehungen und Wendungen hin und her, eine Art Bewusstseinsverlust mit Lähmungsgefühl in den Beinen; dann plötzliches Durchbrechen und heftiges Zittern (d.h. Schockentladungen) am Ende. Mit den Wiederholungen verlangsamte sich der Prozess, die einzelnen Phasen, die Schock- und traumatischen Einwirkungen stellten sich in immer ähnlichen Abläufen klarer dar – der Körper erinnerte seinen Weg.

Aus einem Sitzungsprotokoll

Die Therapeutin hält fest: *»Erschrocken – Gefühl von zunehmendem Druck – eng, eng – da ist kein Ausweg – etwas will mit viel Kraft vorwärts – liege auf der rechten Seite – etwas unter meinem Bauch stört mich – ich kann nicht weiter – das rechte Knie ist im Weg – der rechte Arm auch – es tut so weh – es geht nicht weiter, es ist so eng – jetzt dreht es meinen Kopf – mir ist schlecht, schwindelig – ich muss vorwärts – es drückt meinen Kopf zusammen – wohin, in welche Richtung? – nein, die andere, oder doch nicht? – entsetzlicher*

Druck im Kopf – was ist da draußen? – so laut, es tut weh – da zerreißt etwas an meiner linken Seite, unten, ich hänge da fest – Panik, ich muss weiter – wo sind meine Beine, ich spüre sie nicht mehr – ich kann nichts mehr tun – alles wird dunkel, still, reglos ... jetzt ist mein Kopf woanders, ein anderer Druck – kalt – meine linke Schulter tut weh – geht nicht weiter – etwas greift nach mir – hilft mit der Schulter – Stimmen, anders, laut – die Augen tun weh, alles tut weh – es ist kalt – nicht anfassen, geh weg – ich zittere überall – nicht anfassen, weg – ich bin weit fort – nein, nein – ich will nicht da sein.«

Die Geburt wird durch pränatale Schocks und Traumata beeinflusst: Einmal wird sie schon aus der emotionalen Perspektive pränataler Erfahrungsspuren wahrgenommen. Zum andern ist die Wahrscheinlichkeit von Geburtskomplikationen umso größer, je größer der pränatale Stress war. Das prä-/perinatale Milieu beeinflusst die Genexpression und die Einstellung des Stressthermostaten. Schwierigkeiten in dieser Zeit können einen globalen, unbewussten Einfluss auf unsere Motivationen, unser Verhalten, auf unsere Gesundheit und Krankheiten haben. Prä- und perinatale Komplikationen beeinflussen auch die Bindungsvorgänge: Durch eine Art Selbstanästhesierung aufgrund der hormonellen Veränderungen während des Schocks oder des Traumas (zur Differenzierung vgl. William Emerson 2000) sind Körper, Seele und Geist abgeschirmt vom Geschehen. So gedämpft kann der kleine Mensch kaum den zur Bindung nötigen, intensiven Kontakt aufnehmen zum Außen, zu den Eltern. Das beeinflusst zirkulär auch wieder die Eltern, die die erschwerte Beziehungsaufnahme beunruhigt, traurig und ohne verstehen zu können wahrnehmen. Ein traumatisiertes Neugeborenes kann vielleicht über längere Zeit die elterliche Fürsorge gar nicht wahr- oder annehmen. Und häufig werden Traumatisierungen nach der Geburt gar nicht erkannt, was den Bindungsprozess zusätzlich stört. Weinen, das nach Befriedigung der Grundbedürfnisse verlangt, und »Traumaweinen«, das v. a. als das gehört und anerkannt werden will, können oft nicht unterschieden und angemessen beantwortet werden.

Es gibt eine kritische Periode, während der das Neugeborene (aber auch ein Erwachsener im Schock) die Anerkennung des Durchlittenen braucht – auch sprachlich, Verständnis und Mitgefühl, um körperlich und seelisch wieder heil werden zu können. In der Babytherapie ist es manchmal eines der schwierigsten Dinge, den Eltern behilflich zu sein, das Schreien ihres Kindes für eine Weile ertragen zu können und die einzige ihm mögliche Sprache entziffern zu lernen, sie zu lehren, wirklich zuzuhören und den Gefühlsausdruck des Babys bestätigend aufzunehmen.

Mit viel Skepsis bin ich in den Regressionssitzungen selbst in das pränatale Universum eingetaucht, und so befremdlich es *Ihnen jetzt* erscheinen mag, was ich erzähle, so befremdlich war es *mir* zu Beginn: dass ein Ungeborenes seine Sinne und seine Motorik intrauterin entwickelt und übt, war ja inzwischen erstaunt und zögernd anerkannt. Doch dass es für die Erfahrungen, die es in diesen Entwicklungsmonaten macht, Bewusstsein und Gedächtnis geben sollte, war fast undenkbar. Die Forschung darüber ist spannend, ich kann hier nur auf mein Literaturverzeichnis verweisen.

Ich selbst glaubte erst einmal an Fantasiebildungen. Mit der Zeit aber erfuhr ich so viel Erstaunliches, Bewegendes, Überzeugendes, Evidentes, was ich später im Kriegsbriefwechsel meiner Eltern z.T. wiederfand, dass ich diesen Möglichkeitsraum in mir zulassen musste. Dazu nun einige

Pränatale Impressionen

In den Regressionen zum Spermium erlebe ich die verzweifelte Traurigkeit meines Vaters – die Eltern empfingen mich während seines Fronturlaubs – seine Angst, seine Scham, seine Schuldgefühle, das Gewahrwerden des Zusammenbruchs einer Welt. Es tauchen intensive, z.T. klare Bilder oder Träume von Krieg auf, von Gefangenenlager, von Mord, Folter und KZ.

Mordtraum

Auf einer Art Lore fahre ich in Begleitung meines Vaters durch einen langen Tunnel; wir sind auf dem Rücksitz, der Fahrer vorne sieht teuflisch aus, in einem Mantel wie Gründgens im Mephisto, weit und rot gefüttert. Wir landen in fahlem Licht auf einem weiten Platz. In der Mitte gibt es ein von Säulenbogen begrenztes Rund. Menschen mit Gewehren zwingen andere Menschen, der Reihe nach, ihre Vorgänger zu erschießen; dann werden sie selbst vom dazu mit der Waffe gezwungenen Nächsten erschossen, immer, immer weiter …

Ich nehme auch Vaters Liebe zur Mutter wahr, spüre seine fast unerträgliche Spannung zwischen vorwärtsdrängen und eigentlich nicht weiterdürfen, und parallel sein Sich-Hineingeben, in den Impuls, zu ihr hin, in sie hinein – und Worte wie: »Es darf nicht sein!«

Dies sind die inneren Landschaften:

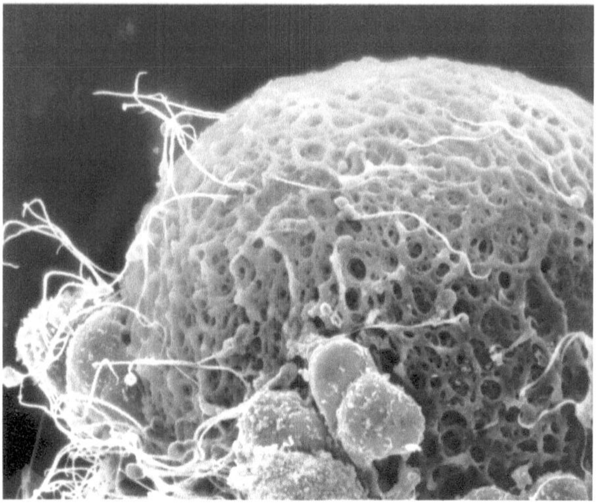

»Eizelle und Spermien«, Lennart Nilsson, Mosaik 2003, S. 59

So hat es sich in mir gestaltet:

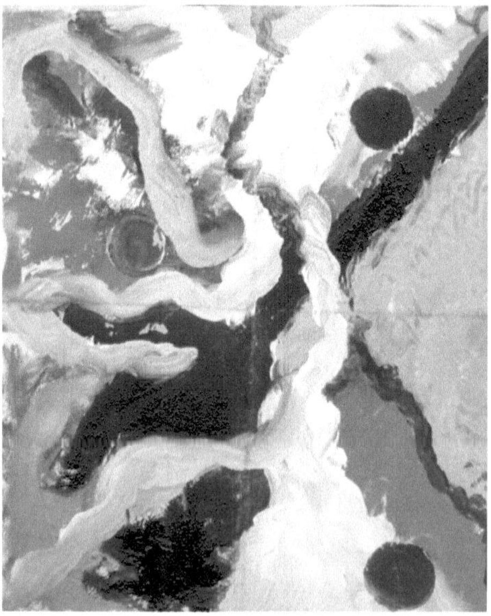

»Die Begegnung«, R. D. S. 2002

In dem lückenhaft erhaltenen Briefwechsel meiner Eltern aus dem Krieg lese ich später von den Vorwürfen, die er sich machte, weil er seine junge Frau in diesen Zeiten geschwängert hatte und dann alleine lassen musste. Beide hoffen während der ersten Monate inständig, dass sich der Verdacht auf eine Schwangerschaft als falsch herausstellen würde.

> Brief meiner Mutter – 6. Dezember 1939
> »Mein lieber Konrad!
> Hab tausend Dank für Dein Briefle vom Samstag/Sonntag (...) welches ich heute morgen, als ich heimkam, vorfand. Ich hab Dir zwar erst gestern einen langen Brief fortgeschickt, doch nun drängts schon wieder: schreiben, schreiben und wieder schreiben, doch wenigstens etwas, womit man sich ein ganz, ganz klein wenig trösten kann, wenn auch das Heimweh bleibt.
> Ach Du, ich kann Dir gar nicht beschreiben, wie mirs in den letzten Tagen ist. Ich möcht Dir auch jetzt nichts vorheulen, aber wem soll ich denn sonst mein Herz ausschütten, wenn nicht Dir? Wenn Du nur Neujahr kommen kannst, sagen kann man doch alles besser als schreiben. Und dann, Du, das Ungewisse, was ich Dir ja gestern schon geschrieben habe! Hast Du mich wenigstens verstanden? Du, meinst Du, es könnte was passiert sein, wie Du letztes Mal hier warst? Wenns doch bloss nicht so wäre! Wenn ich Dich hier hätte, wäre ja alles anders und nicht so schlimm, aber so bist Du ja so weit weg! (...)
> Wollte Gott, dass der Krieg bald sein Ende fände, damit wäre uns und so vielen geholfen ... Ich mag gar nicht an die nächste Woche denken: wenn nur ein Wunder geschehen würde.
> Lass bitte wieder was von Dir hören
> Dein einsames Frauele«

Eiskalte Tubenlandschaft – ein Traum

Ich muss durch einen schmalen Taleinschnitt ein Bachbett hinauf. Das Wasser ist gefroren, die Steine, die Büsche am Rand, die Bäume sind mit Eis überzogen. Kein Halt, immer wieder gleite ich aus. Werde ich es schaffen?

So könnte es sich angefühlt haben, drinnen, wenn ich neues Lebewesen meinen Platz suchen muss in einem mütterlichen Organismus, der noch nicht für mich bereit ist. Ich bade gleichsam in und zusammen mit der Mutter in den im Interzellulärraum umherschwimmenden Botenstoffen, die den Zellen von Einsamkeit, Angst und Kälte Nachricht geben.

In den Regressionen zur Eizelle fühlt sich »die Eizelle« auf ihrer Reise durch den Eileiter – nach einer Konzeption, gegen die sie sich heftig zur Wehr setzte – nahezu ertränkt in der Angst und Traurigkeit der Mutter.

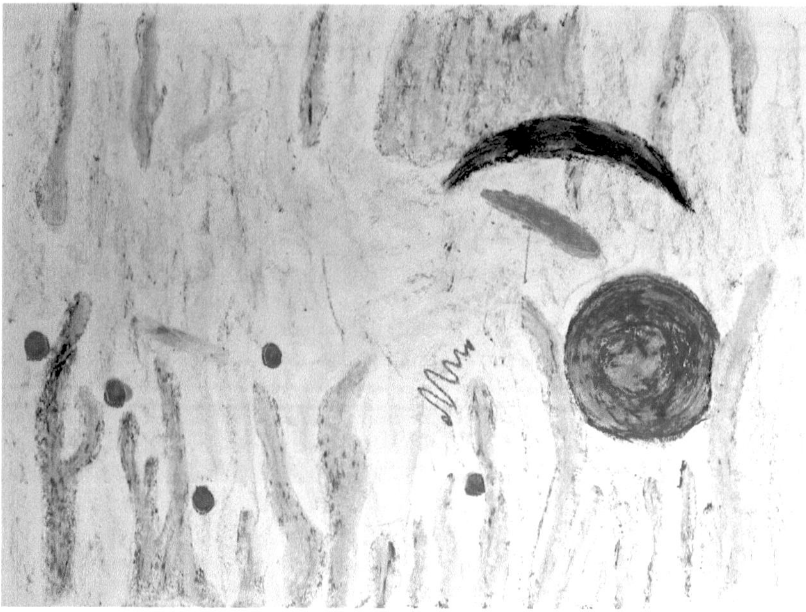

»Tubenwanderung«, R. D. S. 1976

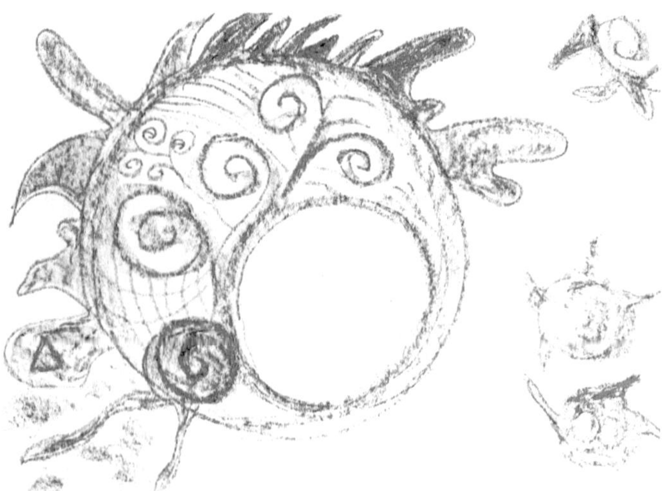

»Eizelle«, R. D. S. 1976

Mutter fühlt sich verlassen und allein mit der bangen Frage: »Lebt er noch? Werden wir uns wiedersehen, haben wir noch eine Zukunft?« Die Zellen des werdenden Kindes, das ich werden sollte, scheinen diese Inhalte in sich aufgenommen zu haben, so als ob es das eigene Erleben wäre; sie können offenbar noch nicht unterscheiden zwischen dem eigenen Sein und dem, was um sie herum geschieht.

Das Ei, ich in der Regression, inzwischen zu einem kleinen Zellhaufen herangewachsen, finde keinen passenden Platz zum Einnisten und fühle mich von der Wand zurückgestoßen – es gibt zu wenig Nahrung – ein Gefühl von Kälte, Mangel, Todesangst – endlich zwinge ich mich mit großer Anstrengung irgendwo hinein, es ist nicht gut, ich muss es noch einmal versuchen.

Das Eingenistete, zu dem ich in der Regression werde, dessen Herz zu schlagen begonnen hat und zum Zerreißen schmerzt, spürt die Angst und Verneinung der Mutter: »Wenn es doch nicht wäre – es darf nicht sein!« Durch eine vergleichsweise riesige Nabelschnuröffnung strömen Botenstoffe von Panik und Todesangst. Später dringen die Geräusche und Erschütterungen (Lärm von Sirenen, von Bomben, die Druckwellen) auch direkt schmerzhaft von außen herein, durch die Bauchdecke der Mutter. Mein regredierter Körper zuckt im Erinnern zusammen, verkrampft sich oder zittert im Schock. Später fühlt es sich an, als ob ich etwas viel Größeres von innen her stützen müsse. So hat sich einmal die Vorstellung des in mich Eindringenden gestaltet:

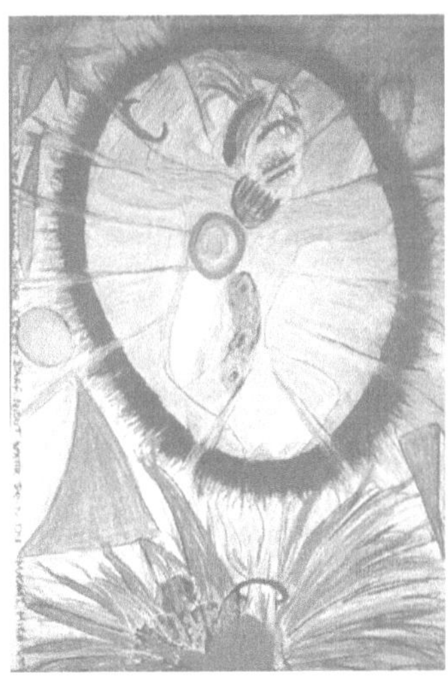

»Füße im Feuer«, R. D. S. 1995

Indem ich die verschiedenen Aspekte dieser Geschehnisse zum ersten Mal in Regressionen als zusammenhängend empfand und durchlebte, sie allmählich zu erkennen und benennen vermochte, sah ich auch die archaischen Beziehungskonfigurationen, die sich daraus ergeben können – die sich für mich so existenziell ergeben hatten in der langen, letztendlich gescheiterten Körperanalyse. Bis zu einem gewissen Grad war die Reinszenierung traumatischer Beziehungsgestalten mit all dem Schmerz und der Verzweiflung nötig, um in die verletzten Bereiche vordringen und sie letztlich verändern zu können. Jeder der verschiedenartigen therapeutischen Zugänge half, früher dissoziierte Aspekte zusammenzufügen und in einen Sinnzusammenhang zu stellen. Ich lernte differenzieren zwischen dem frühen Innen und Außen. Ich konnte mich aus alten Identifikationen und Anbindungen befreien und aus der elterlichen Teilhabe, so weit sie destruktiv war, entlassen. Der Körper ließ festgehaltene Schock/Traumamuster los wie die Antilope ihre Todesangst fortzittert, nachdem der Löwe sein Interesse an dem tot erscheinenden Tier verloren hat.

Dazu brauchte es das Interesse, das Neugierigsein, das Anerkennen und das selbsterfahrene Wissen der Menschen, die mich therapeutisch begleitet haben – ein selbst erlebtes Kennen dieser frühen Stadien des Seins, des Erlebens und der Beziehungsformen. Es half ein liebevolles und mitfühlendes, empathisch-spiegelndes Gesehenwerden im sicheren, geschützten, haltenden und Grenzen vermittelnden Rahmen; es brauchte körperlichen Halt als Hülle und Schutz; und es brauchte Symbolisierung – die Symbolisierung in einer Sprache, die das Entwicklungsstadium aufgreifen konnte, um das es gerade ging. Solche frühen, existenziellen Erfahrungen selbst durchlebt und durchlitten zu haben, mindert die tiefen Ängste, die das unbewusst bleibende Aufwachen archaischer Räume auslösen kann und dann der Empathie Grenzen setzt: Schock ist sehr ansteckend. Als Therapeutin kann ich – inzwischen – viel Abgründiges mittragen.

Ich komme zum Anfang zurück, zur Josephsgeschichte, dem unauslotbaren Brunnen und der Wanderung von einem Vorgebirge zum nächsten: Mein Weg ist noch nicht zu Ende gegangen, das Suchen geht weiter, neue, andere Fragen stellen sich – z. B.: Wie sind diese schmerzhaften, aber auch privilegierten Erfahrungen aktiv und politisch in der Gegenwart zu handeln? Und: Kann ich mich auf meinen Körper verlassen, dem es viel besser geht, der aber immer noch leicht in Stress gerät? Und: Da ist auch noch der alte Traum von der Erlösung in der kleinen gotischen Kapelle zusammen mit der Äbtissin, mit den Würmern – was wird daraus werden?

Ich will enden mit dem leicht abgewandelten Gedicht von Rilke, von dem ich mir den Titel ausgeliehen habe:

»Ich lebe mein Leben
In wachsenden Ringen
Die sich über die Dinge ziehen
Ich werde den letzten
Vielleicht nicht vollbringen
Aber versuchen will ich ihn

Ich kreise um Gott
Um den uralten Turm
Und ich kreise Jahrtausende lang
Und ich weiß noch nicht
Ist sie ein Falke, ein Sturm
Oder ein großer Gesang?«

Bildnachweis

Bilder 7, 9, 10: Jörg Schadt, Michael Caroli (Hrsg.) (1993): Mannheim im Zweiten Weltkrieg: 1939–1945. Mannheim (edition quadrat).
Bilder 18 und 25: Lennart Nilsson et al. (2003): Ein Kind entsteht. München (Mosaik Verlag).
Alle anderen Bilder und Texte, soweit nicht anders vermerkt, entstanden im Verlaufe der Selbsterfahrung der Autorin.

Grundlagenliteratur zu den behandelten Themen

Aposhyan, Susan (1999): Natural Intelligence. Baltimore (Williams & Wilkins).
Bergmann, Martins, Jucovy, Miltone, Kestenberg, Judiths (Hrsg.) (1982): Kinder der Opfer? Kinder der Täter. Psychoanalyse und Holocaust. Frankfurt (S. Fischer-Verlag).
Castellino, Raymond (1996): Being with Newborns. St. Barbara (Verpriften Verlag).
Chamberlain B. David (2003): Woran Babies sich erinnern. München (Kösel Verlag).
Cohen, B. B. (1993): Sensing, Feeling and Action. Northhampton Mass. (Contact editions).
Damasio, Antonio (2000): Ich fühle, also bin ich. Die Entschlüsselung des Bewusstseins. München (List Verlag).
Downing, George (1996): Körper und Wort in der Psychotherapie. München (Kösel Verlag).
Edelmann, G. M., Tononi, Giulio (2000): A Universe of Conciousness. How matter becomes imagination. New York (Basic books).
Eliacheff, C. (1994): Das Kind, das eine Katze sein wollte. München (dtv).
Emerson, William (2000): Somatotropic therapy. London (Innovative Therapy).
Emerson, William (2000): Das verletzliche Ungeborene. In: Harms, Thomas (Hrsg.): Auf die Welt gekommen. Berlin (Ulrich Leutner Verlag).
Emerson, William (2000): Shock, an universal malady. Petaluma. Trainingsunterlagen Prä-/Perinatale Psychotherapie.
Grof, Stanislav (1987): Das Abenteuer der Selbstentdeckung. München (Kösel).
Harms, Thomas (Hrsg.) (2000): Auf die Welt gekommen. Die neuen Babytherapien. Berlin (Ulrich Leutner Verlag).
Hau, T. F. (1968): Frühkindliches Schicksal und Neurose. Göttingen.
Hau, T. F. (1972): Vergleichende Untersuchungen an psychosomatisch erkrankten Jugendlichen der Geburtsjahrgänge der Vor- und Nachkriegsjahrgänge. Praxis der Kinderpsych.
Hau, E. (1974): Prä- und Perinatale Milieufaktoren als Ursache für die Beunruhigung der Nachkriegsgeneration. In: Graber, G. H. (Hrsg.): Pränatale Psychologie. München
Hermann, Judith (2003): Die Narben der Gewalt. Traumatische Erfahrungen verstehen und überwinden. Paderborn (Junfermann Verlag).
Heisterkamp, G. (1993): Heilsame Berührungen. München (Pfeiffer Verlag).
Janus, L., Häsing, H. (1994): Ungewollte Kinder. Hamburg (rororo).
Janus, L. (2000): Der Seelenraum des Ungeborenen. Düsseldorf.

Leboyer, Frédéric (1974): Geburt ohne Gewalt. München (Mosaik bei Goldmann).
Maret, Stephan (1997): The prenatal person – Frank Lakes maternal-fetal distress syndrome. New York.
Moser, Tillmann (2003): Von der Gottesvergiftung zu einem erträglichen Gott. Olten (Multimedia).
Mott, Francis (1964): The universal design of creation. Edenbridge.
Nathanielsz, P. W.(1999): Life in the womb – the origins of health and desease. New York (Promethean Press).
Nilsson, Lennart (2003): Ein Kind entsteht. München (Mosaik Verlag).
Pert, Candace (1997): The molecules of emotion. London/Sidney (Pocket Books).
Pesso, Albert (1999): To become who we really are. CD Supervisors Training. Amsterdam.
Piontelli, Alessandra (1996): Vom Fetus zum Kleinkind. Stuttgart (Klett-Cotta).
Rank, Otto (1998): Das Trauma der Geburt. Nachdruck. Gießen (Psychosozial).
Reich, Wilhelm (1983): Children of the future. New York.
Renggli, Franz (2001): Der Ursprung der Angst – Antike Mythen und das Trauma der Geburt. Düsseldorf (Walter Verlag).
Scarf, Maggie (2004): Secrets, lies, betrayals. The body-mind connection. New York (Random House).
Sloterdijk, Peter (1998): Sphären 1, 2, 3. Frankfurt (Suhrkamp Verlag).
Stern, Daniel (1992): Die Lebenserfahrung des Säuglings. Stuttgart (Klett-Coda).
Verny, Thomas (1995): Das Seelenleben des Ungeborenen. Berlin (Ullstein Verlag).
Winicott, D. W. (1976): Von der Kinderheilkunde zur Psychoanalyse. München (Kindler Verlag).

Unterwegs geboren – Auswirkungen auf meine Biografie

Dorette Poland, geb. Jendretzki

Die Folgen des Krieges möchte ich Ihnen anhand meiner Lebensgeschichte veranschaulichen.

Ich beginne mit einem Text von Angelus Silesius, dem schlesischen Mystiker. Zwei Zeilen begleiten mich durch mein ganzes Leben: »Ich weiß nicht woher, ich weiß nicht wohin, mich wundert, dass ich so fröhlich bin.«

Das ist mein Spruch, mein Text. Ich bin unterwegs geboren worden, in einem Transportzug. Während der Vertreibung aus Schlesien, am 7. November 1946.

Zur besseren Darstellung meines Geburtsweges zeige ich Ihnen eine Landkarte:

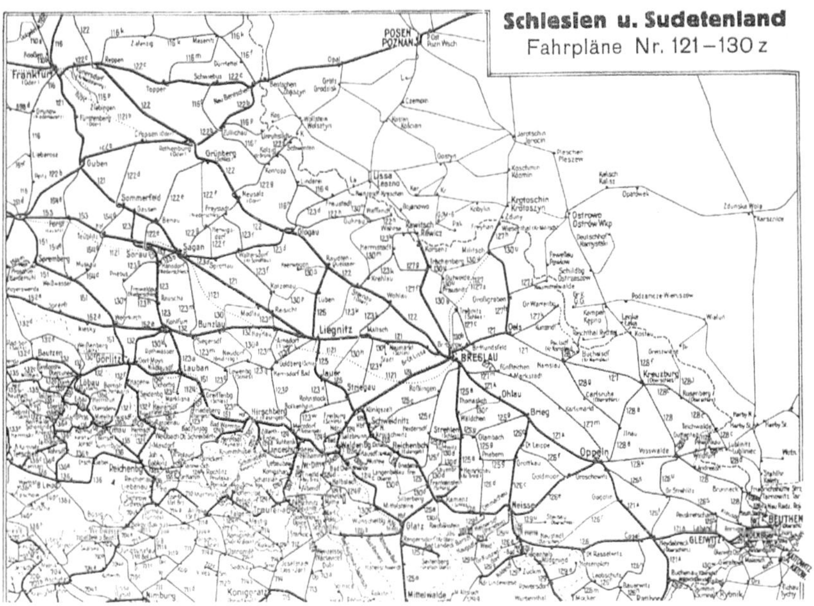

Abb. Nr 1. Kursbuch der Deutschen Reichsbahn. Jahresfahrplan 1944/1945

Schlesien liegt im heutigen Polen und wird begrenzt von Deutschland und Tschechien. Meine Eltern stammen aus Kreuzburg in Oberschlesien. Meist wird Oberschlesien mit Steinkohle assoziiert. Oberschlesien ist aber auch Bauernland. Und Kreuzburg, eine Kreisstadt östlich von Breslau, liegt im Bauernland.

Den Weg der Vertreibung fuhren sie, ich im Bauch meiner Mutter, zunächst nach Süden, Richtung Ratibor. In Leobschütz mussten sie aussteigen und wurden in einem Franziskanerkloster untergebracht. Dort kaufte mein Vater von dem einzigen noch verbliebenen Ordensbruder sieben Büchsen Kondensmilch, die für meine Mutter lebensnotwendig wurden. Auf solch einem Transport wurden die Menschen selbstverständlich nicht versorgt – wer sollte es auch tun? Niemand kümmerte sich. Außerdem erbat sich mein Vater sechs Altarkerzen, die später bei meiner Geburt wichtig wurden.

Danach ging die Fahrt wieder zurück. Quer durch ganz Schlesien. Bis nach Liegnitz. Vermutlich fuhr der Zug über Neiße, Schweidnitz und Jauer.

Zwischen Liegnitz und Sagan bin ich geboren worden. Die Frage ist, auf welcher der Strecken nun mein Ankommen in dieser Welt war.

Ich hätte auf den Bahnlinien Glogau, Bunzlau oder auch den anderen, die Sie hier sehen, geboren worden sein können. Vor einigen Jahren bin ich meinen Geburtsweg zurückgefahren. Damals entschied ich mich endgültig für die gerade, direkte Strecke zwischen Liegnitz und Sagan.

Der Zug fuhr von Sagan wieder zurück in südlicher Richtung bis nach Kohlfurt, heute Wegliniec. Dort wurden wir ausgeladen und nach einigen Tagen über die Grenze in ein Flüchtlingslager nach Flöha bei Chemnitz transportiert.

Später ging es nach Leipzig. Dort wuchs ich auf. 1976 überquerte ich erneut eine Grenze – diesmal aber gewollt und mit aller Entschiedenheit. Seitdem lebe ich in München.

Bevor ich Ihnen meine Geschichte näher schildern möchte, müssen einige Vorbemerkungen gemacht werden.

Meine Eltern sind beim Einmarsch der Russen im Januar 1945 nicht geflohen, sondern in Kreuzburg geblieben. Vater wollte nicht weg, aber er dachte schon 1944 daran, seine Frau bei Verwandten im Westen unterzubringen. Es war abzusehen, was geschehen würde. Aber meine Mutter wollte auch nicht weg, sie wollte bei ihrem Mann bleiben.

Den Einmarsch der Russen überlebten beide. Deutsche waren vogelfrei, es wurde gemordet und geplündert. Nach den Russen kamen die Polen in das Haus. Sie nahmen, was den Eltern gehörte. Deutsche hatten kein Recht mehr auf ihren Besitz, ihr Hab und Gut. Kein Recht auf den Ort, an dem sie lebten.

Inzwischen war meine Mutter wieder schwanger, 1943 hatte sie ihr erstes Kind durch eine Eileiterschwangerschaft verloren. Sie wollte von ihrem

Mann unbedingt ein Kind, und das eben noch in der Heimat. Sie wusste, dass es in der Fremde nichts mehr werden würde. Obwohl mein Vater wegen seines Alters und wegen der unsicheren Situation Bedenken hatte.

Die beiden führten eine gute Ehe. Mein Vater war 34 Jahre älter als meine Mutter. 1946 war er 64, sie 30 Jahre alt. Als Psychoanalytiker werden Sie jetzt bedenklich Ihre Stirn in Falten legen und den Altersunterschied deuten. Aber seien Sie versichert: Das Problem hatten immer nur die Anderen.

Also wurde meine Mutter mit mir schwanger. Die Eltern wollten die Geburt noch in Kreuzburg abwarten und sich danach vertreiben lassen.

So weit kam es aber nicht. Weil ich Ihnen jetzt etwas beschreiben muss, das meiner Mutter sehr schwerfiel, mir zu erzählen. Dabei war sie gefühlsmäßig weit weg, sehr fern und verändert. Heute würde ich sagen, dass sie traumatisiert war. Gleichzeitig meinte sie immer dazu: »Wer weiß, was dieser Russe erlebt hat, um so zu handeln.«

Sie sagte, dass da ein betrunkener Russe kam mit zwei polnischen Hilfspolizisten, die gut Deutsch konnten. Sie kamen in das Haus, meine Mutter flüchtete sich schnell in ihr Bett. Der Russe legte seine Pistole an ihre Schläfe. Er drückte ab mit den Worten: »Jetzt sind wir SS.«

Es war wohl so eine Art Russisch Roulette, denn zuvor hatte er eine junge Frau in der Bahnhofstraße erschossen.

Mein Vater versuchte ihn zu überreden, doch bleiben zu dürfen. Ein Arzt wurde geholt. Dieser bestätigte, dass meine hochschwangere Mutter nicht transportfähig sei. Trotzdem mussten sie innerhalb von zehn Minuten das Haus verlassen.

In solchen Situationen nimmt man prompt das Falsche mit, aber der Rucksack mit der Babywäsche und ein Korb, in dem ich später transportiert werden sollte, kamen mit.

Als Kind, und heute noch in Stresssituationen, träume ich immer wieder vom Kofferpacken. Entweder träume ich, dass ich mit dem Kofferpacken nicht fertig werde und die anderen schon weggefahren sind. Oder ich träume, dass die anderen Menschen mir meine Sachen weggenommen haben, ich sie jetzt bei ihnen finde und nun nichts mehr zum Packen habe.

Auf dem Bahnhof wurde wieder geplündert, Menschen lagen unter dem Zug und zogen die letzten Gepäckstücke der Einsteigenden weg. Meine Mutter blieb, weil sie hochschwanger war, verschont. Sie hatte noch etwas Geld im Haar versteckt. Der erste Halt war Leobschütz. Heute heißt der Ort Glubczyce. Wie gesagt, die Altarkerzen und die Kondensmilch wurden später noch sehr wichtig für uns.

Wir sind dann wieder zurücktransportiert worden, quer durch Schlesien, über Liegnitz nach Sagan, offenbar ohne Plan und Ziel.

Dieser Transportzug bestand überwiegend aus Viehwaggons. Meinen Eltern wurde einer zugewiesen, der völlig leer war. Vater konnte die polnischen Eisenbahner bewegen, einen Ofen aufzustellen, denn es herrschten minus zehn Grad Kälte. Wegen des Ofens füllte er sich schnell mit Menschen. Die Ecke, in der meine Mutter lag, wurde mit Decken abgeteilt, eine Frau gab ihr sogar ein Federkissen. Als der Zug, wie so oft, wieder stand, besorgte jemand Stroh. Die Züge fuhren ohne Zeitplan, standen tagelang und fuhren weiter, ohne dass die Menschen informiert wurden.

Meine Mutter trug zwei Mäntel, weil es so kalt war. Einen besitze ich noch. Es ist ein schöner brauner Wollmantel mit vielen kleinen Knöpfen und Pelzbesatz an Manschetten und Schultern. Ich möchte ihn später gern dem geplanten Museum gegen Vertreibung geben.

Ich stelle mir eine ruhige Geburtsszene vor, doch ruhig kann sie nicht verlaufen sein. Der Waggon war voller Menschen, die bestimmt nicht still waren.

Ein Federkissen gab es, Stroh gab es, und meine Mutter trug diese beiden Mäntel. Die Altarkerzen wurden von vier Frauen gehalten, denn es war Nacht, und es war dunkel. Es gab sogar ein Desinfektionsmittel namens Lysol und eine Schere.

Heißes Wasser kam von der Lokomotive. Schwägerin Else und mein Vater hantierten ruhig. Ich tat den ersten Schrei, wurde angezogen und in ein Lammfell gewickelt. Die Plazenta wurde aufgehoben, um sie später einem Arzt zeigen zu können.

Ich frage mich, warum ich ausgerechnet zu dieser Zeit in die Welt wollte. Im Bauch war es doch gemütlich und sicher. Draußen starben die kleinen Kinder, wurden am Bahndamm abgelegt, verhungert oder erfroren.

Als Antwort gab ich mir früher, dass ich wohl sehr neugierig auf die Aktivitäten da draußen gewesen sein musste. Andererseits war es an der Zeit zur Geburt – meine Mutter und ich waren bereit.

In Sagan hielt der Zug erneut. Jemand konnte durch einen Sehschlitz das Ortsschild »Sagan« lesen. Dann fuhr der Zug weiter nach Kohlfurt. Auf der Krankenstation ging es gut und freundlich zu. Meine Mutter bedauerte es sehr, dass sie nicht über Weihnachten bleiben konnten. Wir mussten weiter und wurden in das Flüchtlingslager Flöha transportiert.

Flöha liegt bei Chemnitz in Sachsen. Sie können sich vielleicht vorstellen, wie es in einer ehemaligen Webfabrik, die jetzt tausend Menschen in Quarantäne beherbergte, zugeht. Der Lärm, die Hygiene, Verzweiflung, Hoffnungslosigkeit, Hunger, Entlausungsszenen, Trostlosigkeit. Niemand durfte das Lager verlassen, niemand durfte rein, niemand durfte raus.

In dieser Situation veranstaltete mein Vater ein Fest. Ein Fest. Er bewegte die Menschen, brachte sie zum Lachen. Selbst die Russen, die das Lager bewachten, fanden das offenbar erstaunlich; sie brachten hinterher sogar Milch für die Kinder.

Zufällig erfuhr ich, als ich zwölf Jahre alt war, von diesem Fest durch eine Bibliothekarin aus einer Volksbücherei in Leipzig. Die Frau erzählte mir, dass sie mich noch als Baby aus dem Flüchtlingslager Flöha kenne.

Sie werde meinem Vater immer dankbar bleiben. Er habe ihr – und vielen anderen auch – wieder Freude am Leben gegeben. Sie habe wieder lachen können.

Mein Vater war, trotz seiner 64 Jahre, ein sehr vitaler und genussfreudiger Mann. Er besaß die Gabe, durch seinen Humor Menschen zu unterhalten und ihnen Freude zu schenken. Seine Persönlichkeit zeichnete sich durch Redlichkeit, Unvoreingenommenheit und einen großen Sinn für Unabhängigkeit aus. Widrigkeiten des Lebens begegnete er mit Humor, manchmal mit Galgenhumor, manchmal mit Witz. Unnachahmlich war, wie er eine an sich traurige Geschichte so erzählen konnte, dass wir lachen mussten.

Mein Vater sah die unerträgliche Situation, in der alle gefangen waren, und verstand. Später besuchten oft Menschen aus dem Zug und aus dem Lager meine Eltern in ihrem Geschäft in Leipzig.

Nach Flöha sind wir in ein Flüchtlingslager nach Leipzig gekommen. Hier lag Mensch an Mensch. Sofort wollten meine Eltern das Lager verlassen. Vater mietete deshalb einen Tag vor Weihnachten ein Zimmer in der Lützener Straße.

Am nächsten Tag, dem 24. Dezember 1946, war dort das einzige Bett abgezogen, waren die Glühbirnen herausgeschraubt, die Kohlen nicht mehr da. Auch die Gardinen, die Vorhänge und die Tischdecke waren entfernt worden. Bett, Stuhl, Tisch, ein Kocher, sonst nichts. Kein Licht, der Ofen ohne Kohlen. Flüchtlinge, Vertriebene sind es nicht wert. Und so verbrachten meine Eltern mit mir diese erste Weihnachtsnacht.

So war das damals in Deutschland, als die Deutschen die eigenen Landsleute aufgenommen haben, wohl oder übel aufnehmen mussten. Die meisten Einheimischen waren weder einfühlsam noch fähig, die Not anderer zu verstehen.

Die Situation hatte sich dann schnell geändert. Selbst uneinfühlsame, unerbittliche Menschen sind manchmal empfänglich für Freundlichkeit. Meine Eltern brachten da wohl Leben in dieses Haus. Die Vermieterin bestrickte und behäkelte mich jetzt. Zu einer anderen Familie im Haus entwickelte sich eine dauerhafte, freundschaftliche Beziehung.

Mein Vater baute eine neue Existenz auf. Er eröffnete ein Geschäft für Bildereinrahmung und Glaserei. Dafür, mit 69 Jahren, musste er noch eine Meisterprüfung bei der Handwerkskammer ablegen. Eine Druckerei und Buchhandlung wie in Kreuzburg durfte er nicht gründen, weil das in der DDR »kapitalistisch« gewesen wäre. Ich kann mich an eine schöne Kindheit erinnern.

Auch an die Bilder der Künstler, die an der Akademie studierten und bei meinem Vater ausstellen und verkaufen konnten.

Nun zu den Auswirkungen:

Was geschieht, wenn man ungewollt zum Fremden in der Gesellschaft wird? Wie hält man es aus, Außenseiter zu sein?

Alles hat man verloren, alles ist einem genommen worden. Der soziale Status ist weg, Geld und Besitz, die gesamte Existenz. Die Heimat ist weg, der Platz, an dem man gelebt, und gern gelebt hat, ist nicht mehr vorhanden. Da geht es nicht mehr um das Haben, da geht es nur noch um das Sein. Von Glück kann gesprochen werden, wenn in solch einer Lage auf das eigene Selbst, ein solides Selbstwertgefühl, zurückgegriffen werden kann. Vor allem, wenn dieses Selbst genügend stabil ist, existentiell aussichtslose Situationen ertragen zu können.

Mein Vater konnte auf sein souveränes Selbst zurückgreifen. Vor allem sein Sinn für Unabhängigkeit ist eine Eigenschaft, die für eine Außenseiterposition in der Gesellschaft benötigt wird. Dadurch war es auch seiner Frau, meiner Mutter, möglich, ihr Doppelt-Geächtetsein – Flüchtlingsfrau zu sein und mit einem wesentlich älteren Mann zusammenzuleben – zu ertragen. Die Natur hatte sie mit einem fröhlichen, heiteren Wesen ausgestattet, was ihr noch zusätzlich half. Trotzdem litt sie bis zum Ende ihres Lebens unter sozialen Ängsten und unter der Scham der öffentlichen Geburt.

Auch ich hatte, wenn auch gemildert, im Laufe meines Lebens soziale Ängste zu bewältigen.

Außerdem gestaltete sich die Ablösung von den Eltern schwieriger, als es sonst der Fall ist. Mit einer solchen Vertreibungsgeschichte musste ich geradezu der Sonnenschein meiner Eltern werden.

So war ich immer brav und lieb. Ich musste sie – typisch für Kinder traumatisierter Eltern – doch schonen. Schon in den ersten Lebenstagen im Flüchtlingslager schrie oder weinte ich nicht. Damit hätte ich meine Mutter bei den anderen Menschen in Schwierigkeiten bringen können.

Eine weitere Folge meiner Geburtsgeschichte ist das Gefühl des Entwurzeltseins.

Wenn man Verwurzeltsein versteht als ein Gefühl des Zugehörigkeitsempfindens zu einer Landschaft, einer Sprache, einem Ort, einer Tradition – also zu Heimat –, so kann ich an diesem Gefühl nichts wirklich wahrnehmen. Heimat ist für mich ein Begriff, den ich nicht emotional füllen kann.

Heimat, die ewige Sehnsucht, ist ein Geschenk, von dem man erst etwas weiß, wenn man bemerkt, dass man es nicht bekommen hat. Die anfangs genannten Worte »Ich weiß nicht woher, ich weiß nicht wohin, mich wundert, dass ich so fröhlich bin« begleiten mich durch mein Leben. Heimat gibt es nicht für mich. Den Platz, den Ort zum Leben, habe ich mir später selbst gesucht.

Die Plünderungen gehörten mit zu dem Schlimmsten, was damals geschah: Man war der Hab- und Raubgier, dem Spaß am Hass, hilflos ausgeliefert. Nicht nur das, was als Gegenstand oder Nahrung vorhanden war, wurde weggenommen. Auch das, was man am Körper trug. Man wurde gezwungen, alles, was gefiel, auszuziehen. Die Plünderungen blieben meiner Mutter als traumatische Erfahrung im Gedächtnis. Selbst bei mir, die das nicht unmittelbar erlebt hatte.

Einen Fluchtkoffer habe ich immer. In ihm sind die wichtigsten Fotos und Papiere verstaut. Aber auch dieser würde genommen werden. Auch würde ich nicht überrascht sein, wenn jemand in meine Wohnung käme und nun meine Dinge für sich beanspruchen würde. Ich würde nur denken: »Aha, jetzt ist es wieder so weit.«

Eine weitere Folge der Kriegsauswirkungen ist das Wissen um die Wertlosigkeit von Besitz. Flüchtlingskinder setzten auf Leistung, waren meist leistungsorientierter als die Kinder der Einheimischen. Wissen und Können ist wichtiger als Hab und Gut.

Für mich war vor allen Dingen kulturelles, aber auch naturwissenschaftliches Wissen wichtig. Ich studierte zuerst Geologie, um zu erfahren, woher wir kommen, wohin wir gehen.

Kulturelles Wissen war es, was mein späteres Leben erleichterte, sogar mich in gewisser Weise überleben ließ, als ich auf dem Bau Maurer lernen musste. Nichts anderes als unsere viertausend Bücher, unsere geistige Nahrung, brachten wir später über die Grenze in die Bundesrepublik mit.

Über die psychosomatischen Auswirkungen vermute ich, dass es sich bei mir um die Bereitschaft für schnelle Kreislaufveränderungen und um die hohe Myopie handeln wird. Wissenschaftliche Studien belegen inzwischen, dass prä- und postnatale Erfahrungen von Föten bzw. Neugeborenen für spätere psychosomatische Probleme bedeutsam werden können.

Meine Bereitschaft, überschnell auf äußere Attacken mit Kreislaufveränderungen, jetzt mit hypertonen Spitzen, zu reagieren, führe ich auf die vorgeburtliche Situation – der Mann mit der Pistole, meine Mutter mit ihrer Todesangst – zurück. Ich war im Bauch schon so weit entwickelt, dass ich ihre Gefühle teilen musste.

Über die Entstehung einer hohen Myopie besagen ältere Hypothesen eine zu starke Akkommodation des Auges im Kindesalter. Neuere belegen eher die umgekehrte Variante, die Unterakkommodation des Auges. Bei den beiden folgenden Berichten kann ich mir gut vorstellen, dass ich zu zeitig die Augen geöffnet habe, zu zeitig die Augenmuskeln angespannt und überakkommodiert habe.

Die erste Szene spielt auf dem Bahnhof in Kohlfurt. Die Eltern warten auf den Abtransport, es war sehr kalt, es lag Schnee, gleißender, blendender Schnee, der das Sonnenlicht reflektierte. Meine Eltern sind mit mir allein, sie wollen nicht in den Warteraum, weil dort die Menschen nochmals ausgeplündert werden. Ein polnischer Milizionär kommt hinzu und bedeutet ihnen, dass sie doch in den Wartesaal gehen sollen. Sie haben entsetzliche Angst, dass ihnen ihr Kind weggenommen wird. Auch das war damals möglich. Meine Mutter schlotterte vor Angst.

Diese Angst und das gleißende, blendende Licht des Schnees könnten eine Überakkommodation meiner Augen induziert haben.

Die zweite Szene findet im Flüchtlingslager in Flöha statt. Damals, in dieser Situation, sind viele Menschen zu meinen Eltern gekommen, »um das Kind zu schauen«. Diese Szene gab ihnen offensichtlich Kraft und Hoffnung. Ein alter Mann, eine junge Frau und ein kleines Kind: das Erzählen von der Geburt, auf Stroh, im Waggon. Auch das war mir zu viel, ich spürte eher, dass man von mir Lebenskraft abziehen wollte.

Die in frühester Kindheit gemachten emotionalen Erfahrungen gehen – wie inzwischen Forschungsergebnisse belegen – in die sich entwickelnde Persönlichkeit ein und finden sich später in verschiedenen Beziehungsmustern wieder. Ich habe mein Leben nur deshalb gut und ohne psychische Schwierigkeiten bewältigen können, weil ich in den ersten Monaten und Jahren – trotz aller Umweltattacken – im Schutz von Liebe, Mitgefühl, Sicherheit und Geborgenheit meiner Eltern aufgewachsen bin.

In meiner weiteren Lebensgeschichte hörten die Grenzüberschreitungen nicht auf.

Ich durfte in der ehemaligen DDR das Abitur nicht ablegen. DDR-Funktionäre griffen absichtlich frühzeitig in das Schicksal von Kindern ein, entschieden über sie, ohne dass die Eltern einen Einfluss geltend machen konnten. Das ist politischer Missbrauch. Um das Abitur zu absolvieren, musste ich Maurer lernen.

Damals – ich war 18 Jahre alt – erlebte ich, was es heißt, Menschen über ihre Arbeit zerstören zu wollen. Über das Mittel »Arbeit« sollten sie in ihrer Persönlichkeit verändert und für die sozialistische Ideologie zugerichtet werden. Ich bekam die Diktatur des Proletariats frontal ab.

Nach zwei Semestern Geologie an der Bergakademie Freiberg und einer Tätigkeit als Schwesternhelferin studierte ich Medizin in Leipzig. Ich arbeitete schon als Assistenzärztin für Psychiatrie und Neurologie an der Universitätsnervenklinik in Leipzig, als mein Mann und ich 1975 den Ausreiseantrag aus der DDR stellten. Ich war damals 28 Jahre alt. Den Ausreiseantrag gestalteten wir zuerst als gemeinsames politisches Bekenntnis und danach noch jeder von uns einzeln.

Ich möchte auszugsweise daraus zitieren:

> »Die DDR dagegen ist eine Diktatur, ein totalitärer Staat, der die Ausübung seiner Macht moralisch mittels einer Ideologie rechtfertigt, der wir nicht zustimmen können (...) Schließlich wird durch die totale Durchsetzung dieser Ideologie bis in berufliche und private Lebensbereiche die Würde und Freiheit des Menschen missachtet, er wird manipuliert und eine letzte Verantwortlichkeit vor der Instanz des Gewissens oder vor Gott wird aufgehoben, weil die Ideologie bzw. die Partei diese Rolle übernimmt (...) So werden auch geschichtliche und politische Ereignisse, Literatur, Musik und Bildende Künste durch die sozialistische Ideologie einseitig interpretiert und gewertet. (...) Die Möglichkeit, die Wahrheit von Presse und sonstigen Behauptungen nachzuprüfen wird unterbunden.« (...)
> »Die politisch-ideologische Einflussnahme, die auch in meinen Beruf als Nervenärztin eingreift, führt zu zwiespältigen Haltungen und Handlungsweisen meinerseits, die ich nicht auf die Dauer eines ganzen Lebens hinnehmen kann« (...)
> »Erst durch eine grundsätzliche Kritik am gesellschaftlichen System der DDR wäre den Menschen die Möglichkeit gegeben, sich zu freien und selbständigen Persönlichkeiten zu entwickeln.« (...)

Es folgt ein Zitat von Boris Pasternak:

> »Die Mehrzahl der Menschen ist heutzutage zu dauernder, bis zum System perfektionierter Heuchelei gezwungen. Ohne Folgen für die Gesundheit kann man nicht Tag für Tag genau das Gegenteil von dem tun, was man empfindet. Man kann nicht dauernd seine Seele ungestraft vergewaltigen.«

Jetzt wieder zu meinem Text:

> »(...) Das Spielen mit den Hoffnungen der Menschen und die gegenüber Andersdenkenden ausgeübte Intoleranz setzte so viele Widerstände in mir frei, deren Schlussfolgerung dieser Antrag auf Entlassung aus der Staatsbürgerschaft ist (...)«

Um diese Absicht durchzusetzen und um den Funktionären des Staatsapparates wirklich klarzumachen, dass mit mir nicht mehr zu rechnen sei, verweigerte ich meine Tätigkeit als Ärztin. Meine Kündigung wurde nicht akzeptiert.

Gegenüber den Funktionären erklärte ich, dass das Einzige, was der Staat von mir haben wolle – meine Arbeitskraft –, ich ihm nicht mehr geben werde. Außer der Arbeitskraft war der Mensch nichts wert in diesem Land. Er bekam nur eine Daseinsberechtigung, wenn er seine Arbeitskraft in den Dienst der sozialistischen Sache stellte.

Die Erkenntnisse und Schlussfolgerungen, die ich aus dem Leben in der DDR gewann, hätte jeder selbständig denkende Mensch auch ziehen können. Allerdings, und das war sicherlich ein Ergebnis meiner Geburtsgeschichte, konnte ich leichter als heimatverbundene Menschen einen anderen Lebensort für mich suchen. Und ich habe in der Zeit zwischen Ost und West eine Freiheit genossen, die ich so weder vorher noch nachher jemals wieder erlebt habe. In der Ausreisezeit war ich für die DDR schon abgeschrieben und in der Bundesrepublik noch nicht angekommen. Ich lebte sozusagen auf der Grenze. Diese Zeit gehört zu meinen interessantesten Erfahrungen, weil ich eine unbeschränkte, grenzenlose Freiheit empfand. Ich sagte die Wahrheit und gewann die Freiheit. Zum Leben auf der Grenze gehört ein Raum der Identität. Ein Zugehörigkeitsgefühl zu sich selbst. Erst dadurch wissen wir, wo die eigenen Grenzen und die der Anderen sind. Eine Entscheidung (aus Freiheit heraus) zur Grenzüberschreitung setzt die Grenze als einen Ort der Erkenntnis voraus.

Mein Lebensthema ist, ob ich will oder nicht, die Grenze. Ich wurde auf der Grenze geboren und eine Zeitlang lebte ich zwischen Ost- und Westdeutschland. Meine Biografie ist – bis zu meinem erneuten Grenzwechsel – eine Geschichte über Auswirkungen politischer Gewalt und politischen Missbrauchs. Eine Geschichte von Grenzverletzungen.

Der Ort meines Ankommens in dieser Welt – der Waggon – war ein Ort, der die Unabwendbarkeit des Schicksals zeigte. Es wurde geboren, es wurde gestorben. Geburt und Tod, Willkommen und Abschied, begegneten sich. In diesem Waggon lebte noch der Tod. Ein Jahr zuvor wurden Menschen in diesem Waggon in den Tod transportiert. Ich durfte leben, die jüdischen Kinder nicht. Denke ich darüber nach, legen sich meine Gedanken wie ein schwerer Schleier um meine Schultern.

Meine Eltern verleugneten die Wahrheit über den Eroberungs- und Vernichtungswillen ihres Volkes nicht. Sie begriffen die schuldhaften Verstrickungen und empfanden Mitgefühl für das Leid der Anderen. Trotzdem konnten sie ihrem Schicksal nicht entkommen.

Meine Art der Grenzerfahrung durch die Umstände der Geburt gab mir das Bewusstsein über die Bedeutung von Schicksal und Grenze. Zum einen musste ich das Schicksal mit meinen Eltern teilen. Zum anderen nahm ich in meinem späteren Leben das Schicksal selbst in die Hand und lebte dafür eine Zeitlang auf der Grenze.

Kriegsbedingte vorgeburtliche und geburtliche Ereignisse und ihre lebensgeschichtlichen Auswirkungen

Ute Heimes-Gnoerich

Ich erinnere mich an die Zeit des 2. Weltkrieges und denke zuerst an die Vertreibung, das Abschiednehmen von der Heimat in Niederschlesien, einem kleinen Ort ca. 30 Kilometer von Breslau entfernt. Ich war damals fünf Jahre alt. Als Flüchtlinge »treckten« wir auf einem Leiterwagen zusammen mit vielen anderen Familien Richtung Westen. Während mein sechs Jahre älterer Bruder mit meinem Vater neben den Pferden lief, lag ich tagelang in den Armen meiner Mutter, die vermutlich ihre eigene Kriegsproblematik mit mir verarbeitet hat. Ich erinnere mich daran, dass sie viel geweint hat, viel allein war mit mir ohne meinen Vater und schwer Abschied nehmen konnte von ihrer Heimat.

Im Westen angekommen, wohnten wir kurzfristig bei verschiedenen Bauern, die uns wenig achteten und die »Essensreste« am Abend vor die Einzimmerwohnungstür stellten, ohne ein Wort zu sagen. Wie muss mein Vater als Lehrer sich dabei gefühlt haben. »Sie waren Lehrer in Schlesien, das glauben wir Ihnen nicht!« Demütigungen haben wir in der ersten Zeit im Westen alle hinnehmen müssen. Gut hat mir der starke Zusammenhalt in unserer Familie getan. Wir hatten nichts, nur uns vier!

Im Jahre 2005 erlebte ich in einer Selbsterfahrung, wobei es im Wesentlichen um das Bewusstwerden vorgeburtlicher und geburtlicher Erlebnisse ging, das schwere Leiden meiner Mutter, während sie mit mir schwanger war. Es war in der Zeit von Sommer 1940 bis April 1941. In dieser Zeit gab es zwei Todesfälle. Im 4. Monat starb der Vater meiner Mutter. Im 7. Schwangerschaftsmonat kam die Nachricht, dass der Bruder meiner Mutter im Krieg gefallen sei. Zwei Abschiede für meine Mutter und ihr Schmerz, den auch ich gezwungen war zu tragen! Ich musste mich als Fetus um meine Mutter kümmern, sie trösten, vielleicht sie damit am Leben erhalten – besonders mit meiner Anwesenheit. Ich erlebte, dass meine Mutter in dieser Zeit für mich nicht oder nur gering anwesend war. Diese vorgeburtliche »unheilvolle Bindung« und Unverbundenheit wiederholten sich bei der Geburt (Beckenendlage) und im Moment des Geborenseins. Starke Narkotisierung verhinderte die Präsenz meiner Mutter auch hier.

Lange Zeit hatte ich als Erwachsene große Angst vor Verlust, Abschied und Trennung. Besonders wichtig war und ist mir Geborgenheit, Sicherheit und die Bindung zu einer Bezugsperson. Meine Angst vor Umzügen legte sich erst vor 15 Jahren, als im eigenen Heim ein Heimatgefühl entstanden war.

In dem Schmerz und den Erfahrungen vor, während und nach der Geburt scheint der erste tiefe innere Anfang und Auftrag zu liegen für meinen therapeutischen Beruf und meinen beruflichen Schwerpunkt.

Ich arbeite in eigener Praxis und biete hauptsächlich pre-, peri- und postnatale Bindungstherapie an. In der Rückführungstherapie – basierend auf dem Konzept der Festhaltetherapie nach Dr. Jirina Prekop – werden Mutter und Kind ins vorgeburtliche, geburtliche oder nachgeburtliche Trauma zurückgeführt. Das therapeutische Ziel ist, die emotionale Mutter-Kind-Bindung anzubahnen, damit Liebe zwischen Mutter und Kind fließen kann.

Geboren im Krieg – Erfahrungen aus der Kriegs- und Nachkriegszeit und ihre lebensgeschichtlichen Auswirkungen

Walter Gontermann

Schwangerschaft und Geburt im Krieg oder »Inferno«

Ich wurde Ende September 1942 im Rheinland geboren und war laut Auskunft meiner Mutter und der Briefe meines Vaters ein gewolltes, erwünschtes Kind. Zeugung im Krieg – Schwangerschaft im Krieg – mit den schon regelmäßigen alliierten Luftangriffen auf das Rheinland.

Meine Mutter war Ärztin in der Facharztausbildung für Psychiatrie an einer Klinik. Hier gab es nicht die heutigen Sedativa und Psychopharmaka und es gab keine Evakuierungsmöglichkeiten.

Von oben Flieger und Bomben, auf der Station in Panik tobende Kranke – und die schwangere Frau mittendrin. »Es hatte Dante'sche Ausmaße«, sagte sie später.

Dazu kam die immerwährende Sorge um ihren Mann. Mein Vater wurde nach dem Wehrdienst in der Armee behalten und machte den Krieg vom ersten Tag an mit – unterbrochen nur von kurzen Urlauben und einem Examenssemester.

Kurzum: Meine Mutter verbrauchte sehr viel Kraft, die sie eigentlich für die Geburt nötig gehabt hätte. Meine Geburt dauerte 17 Stunden. Gegen Ende erlitt sie einen Kreislaufkollaps. Die Geburt kam zum Stillstand. Sie bekam stabilisierende Mittel und eine Äthermaske; ich wurde mit einer Beckenausgangszange zur Welt gebracht.

Früheste Erinnerungen oder »Luzifer und Thanatos«

Der Krieg war noch lange nicht zu Ende – es war die Zeit des Wendepunktes: Ende September 42 zog sich der Ring um Stalingrad zusammen. Die Bombenangriffe auf die Industriegebiete des Westens hielten an. Meine Mutter ging mit mir in ihre Heimatstadt Brandenburg und arbeitete dort weiter als Ärztin. »Ich nahm die Bomber mit«, sagte sie. Denn ab 43 verstärkten sich die Angriffe auf Berlin.

Meine frühesten Erinnerungen: ein Keller oder Bunker, Erschütterungen von Einschlägen, schwarze Stiefel vor einem kleinen Fenster und eine Atmosphäre der Angst, des Atemanhaltens, der Überspannung. Das Geräusch der Sirenen und dauernd aus dem Schlaf gerissen werden – gegen Ende des Krieges Nacht für Nacht. Einer meiner ersten ganzen Sätze soll gewesen sein: »Schon wieder Fliegeralarm!«

Am Himmel nachts oft die sog. »Christbäume« – Leuchtspurgeschosse, die die Bodenziele erhellen sollten. Dies habe ich später als besonders luziferisch-perfide empfunden: Alle Kinder liebten dieses Schauspiel und es brachte nichts als Tod und Zerstörung.

Immer wieder Sirenen und die Flak. Das Sirenengeräusch ist wie zellular gespeichert; je nach Lautstärke und Nähe muss ich mir manchmal heute noch sagen: »Es ist Feueralarm, es ist kein Krieg.«

Mein Vater fiel an der Ostfront wenige Tage nach dem 20. Juli 1944. Ich war damals knapp zwei Jahre alt und habe keine bildliche Erinnerung an ihn, wohl aber eine akustische, an seine Stimme und sein Lachen. Er hat mich nur dreimal auf Urlaub gesehen. Das berüchtigte Telegramm »Auf dem Felde der Ehre …« kam. Ich erinnere mich an einen Schrei aus einem Nebenzimmer und an Weinen über eine schier endlose Zeit. Etwas Fürchterliches musste geschehen sein – aber was? Ich konnte nichts begreifen. Die Frauen trugen schwarze Kleidung.

Kindheit, Erwachen, Verlust oder »Allein mit Herzeloide«

Nach Kriegsende, im Herbst 45, floh meine Mutter mit mir aus der sowjetisch besetzten Zone über die grüne Grenze in die englisch besetzte, in ein Dorf in der Lüneburger Heide, wo sie Verwandte hatte. Sie arbeitete dort als praktische Ärztin.

Der Krieg war nun aus. Viele Väter kamen nach Hause – meiner nicht. Meine Mutter versuchte mir das zu erklären: »Er kann nicht kommen – er ist tot.« Was heißt das?

Ein langsam und stetig sich vergrößerndes Bewusstsein von Verlust – und aufkommende Schuldgefühle: Bin ich vielleicht daran schuld, dass er nicht wiederkommt? Hab ich etwas getan?

Mit fünf Jahren wurde ich eingeschult. In der Dorfschule gab es einige Kriegshalb- und -vollwaisen. Keinen Vater zu haben, galt als Makel. Zum Verlust kam die Demütigung. Es war – so meine spätere Sicht –, als würden wir wenigen die Zeche des Krieges zahlen, während für die Heimkehrerfamilien sich das Leben bald wieder normalisierte, wenn auch unter etwas ärmlicheren Umständen.

Was heißt »tot«? Wir sahen tote Tiere, schauten heimlich beim Schlachten zu, eine Klassenkameradin starb sehr früh, wir gingen zu ihrer Beerdigung. Trotzdem: »tot« blieb unbegreiflich. Trauerarbeit, wie heute angeboten, gab es nicht. Aber selbst wenn es sie gegeben hätte: Ich konnte meine Trauer an nichts festmachen, ich hatte meinen Vater nie bewusst erlebt. Was ich spürte und erfuhr, war Verlust: kein Mann zum Spielen, zum Fragen, vor allem kein Schutz nach außen. Bei Strafen durch meine Mutter saß ich vor seinem Foto und versuchte mit ihm zu sprechen. Ich war neidisch auf heile, ganze Familien, auf Normalität.

Im Winter 46/47 hörte ich, dass es Gefangenenlager in Russland gebe, und dachte mir: »Vielleicht ist er nicht tot, ich gehe ihn suchen.« Mit einem Schlitten lief ich über Ackerwege im Schnee Richtung Osten und hätte die erste Nacht nicht überlebt. Ein Bauer hat mich gefunden.

Schließlich musste ich einsehen: »Er kommt wirklich nicht wieder, du musst dich damit abfinden.« Und damit fielen die Gefühle ins »Trauerloch« oder in die »oubliettes«, wie ich das später genannt habe.

Mit dem Tod meines Vaters war das normale Familiengefüge zerstört; die Mutter als alleinige Bezugsperson wurde übermächtig. Wie viele Mütter damals, so hatte auch meine als Kriegerwitwe die Erziehungsidee, dem Kind den Vater mit ersetzen zu wollen. Das ging nicht auf, denn durch mehr Strenge wurde sie weniger Mutter, aber kein Vater, sondern irgendetwas dazwischen, ein Neutrum, eine Erziehungsberechtigte.

Selbstverständlich konnte ich nicht einsehen, dass die Mutter als sog. »Trümmerfrau«, wie das später hieß, ihre männlichen Anteile hervorkehren musste, um uns durchzubringen. Ich fühlte mich im Vergleich zu ganzen Familien benachteiligt und opponierte dagegen.

Opponierte gegen die Mutter, die es nicht verschuldet hatte; die strafte und erzwang Gehorsam mit dem berüchtigten Satz: »Was würde wohl dein Vater dazu sagen ...« Schuldgefühle und noch mehr Opposition. Von den Großeltern kam die Meldung: »Du musst sehr folgsam sein, sie hat doch jetzt nur noch dich.« Nun erst recht dagegen usw. So kam es ungewollt sehr früh zu einem schwelenden Konflikt und zu einer Entfremdung.

Bei mir gipfelte das in der Fantasie: »Du bist ein Findelkind – du gehörst hier gar nicht hin. Eines Tages kommt deine richtige Mutter und holt dich ab.« Trotzdem lebte ich mit meiner strengen Erziehungsmutter weiter in einer Art »Trauerverbund« oder unter einer »Trauerglocke«, nach innen solidarisch im gemeinsamen Verlust. Und nach außen in der Kompensation des Makels der Vaterlosigkeit, im Verdecken der Wunde, d.h.

schon früh unter Druck und Stress. Einerseits durch Leistungen auffallen wollen, andererseits durch besonders waghalsige Streiche, um nicht als angepasstes Muttersöhnchen zu erscheinen. Wir spielten in zerschossenen Panzern mit altem Kriegsgerät, verdreckten, aus den Sümpfen geholten Karabinern, Stahlhelmen, Seitengewehren, bewacht von reichlich strapazierten Schutzengeln. Und ich fing an, mir Ersatzväter zu suchen, denen ich imponieren wollte, damit sie mich anerkannten. Das war aber nicht sehr erfolgreich. Die bewunderten potentiellen Väter hatten ihre eigenen Probleme.

Jugend oder »Leben oder ihm nachsterben«

1950 übersiedelte meine Mutter nach Westdeutschland in eine Mittelstadt, um ihre Facharztausbildung zu Ende zu bringen und dann als Neurologin und Psychiaterin in eigener Praxis zu arbeiten. Für mich bedeutete das eine Umschulung, die Probleme und Wünsche blieben dieselben.

Wir spielten auf Trümmergrundstücken und in alten Schächten. Mein Lebensgefühl war ein Gefühl der Verlorenheit; nicht recht wissen, was diese Veranstaltung Leben eigentlich soll? Das war die Vorgymnasialzeit, in der ich meinen Vater wieder sehr vermisste. Niemand unterstützte mich, »stärkte mir den Rücken«. Und so passierte es denn auch mit dem Rücken. Ich wurde von hinten hingestoßen auf dem Schulhof, der, wie in der Nachkriegszeit üblich, mit Schlacke ausgelegt war. Eine tiefe, verschmutzte Wunde. Die Alliierten führten damals wiederholt Massenimpfungen durch; es gab aber keine Impfpässe. Das Tetanus-Serum, das ich bekam, löste einen anaphylaktischen Schock aus (damals zu 95 Prozent tödlich); ich hatte ein Nahtod- resp. Out-of-body-Erlebnis und wurde zurückgeholt.

Weil ich Einzelkind war und Gemeinschaft lernen sollte, kam ich mit 13 Jahren in ein Internat, ein Landerziehungsheim in Bayern. Es folgten Jahre voller Autoritätskonflikte mit Lehrern und Erziehern. Was sind diese »Würstchen« gegen meinen inneren, idealisierten Vater?

Nach dem Rauswurf der Wechsel in ein anderes Internat. Es herrschte die konservative Pädagogik der späten 50er-, frühen 60er-Jahre – also etwa das Gegenteil von Summerhill. Dabei war ich immer auf der unbewussten Suche nach einem Vaterersatz.

In den Internaten gab es etliche Kriegskinder. Nachträglich glaube ich, man konnte es uns ansehen: Wir waren viel zu ernst, verschattet, empfindlich, leicht kränkbar und viel zu früh erwachsen gemacht worden.

Das Thema Suizid wurde unter uns öfters diskutiert. Ich hatte mit einem Budenkameraden, Arztsohn wie ich, Barbiturate gehortet, besorgt aus den heimischen Arzneischränken. Wir lebten, aber wir lebten irgendwie auf Probe, mit der Rückversicherung, diese Veranstaltung auch selbst beenden zu können. Letztlich waren die lebensbejahenden Impulse stärker.

Der Weg zurück und »Der innere Weg«

Nach Abitur, Schauspielschule, Engagements und Studium kam eines Tages das Verdrängte vehement zurück in Form von unerklärlichen Wutausbrüchen, Depressionen, großer Unruhe und Alkoholexzessen. Ich war mittlerweile 26. Der Druck wurde so stark, dass ich beschloss, in eine Jung'sche Psychotherapie zu gehen. Das war zunächst eine große Entlastung, aber gleichzeitig wurde ich dadurch auf eine Spur gesetzt, aus deren Verfolgung sich von selbst ein innerer Weg ergab, auf dem ich nach und nach die Traumata bearbeiten konnte.

Durch meinen Beruf kam ich eines Tages dazu, die Kriegskorrespondenz meiner Eltern zu lesen, die trotz Bomben und Flucht fast vollständig erhalten war. Ich hatte das bis dahin aus innerer Scheu nicht getan; nun sollte ich ein Einpersonenstück spielen, das den Irrsinn des Krieges (Zweiter Weltkrieg) im Überlebenskannibalismus unter den eigenen Leuten gipfeln lässt (Barry Collins: *Das Urteil*). Während der Vorbereitungen dazu las ich die Briefe und kam in der Folgezeit zu einer neuen, revidierten Sicht auf meine Eltern. Ich war inzwischen 34.

Ich konnte mein Leben lang nicht trauern. Tode, Verluste fielen bei mir in die oubliettes, nach dem Muster aus der Kindheit. Das änderte sich erst, als ich vor einigen Monaten (2005) einen todkranken Jugendfreund auf dessen Wunsch zum selbstbestimmten Sterben in die Schweiz begleitete. Der Abschied von diesem Freund, der an meiner Hand starb, rührte mich so tief an, dass ich in der Folgezeit wohl alle Tode, die ich seit meiner Kindheit erlebt hatte, nachträglich betrauert habe.

Mein Resümee würde lauten: Ein Kriegskindschicksal, insbesondere mit dem Verlust des ungekannten Vaters, prägt das ganze Leben; was nicht bedeutet, in der Position des Opfers und Verlustes verharren zu müssen.

Um zu überleben, rangiert erst einmal Wille vor Gefühl, um es auf eine Formel zu bringen.

Abschotten und Verdrängen ist eine Zeitlang überlebensnotwendig; ebenso notwendig aber ist die Auflösung dieser Haltung.

Bewältigen – so hieß früher ein Schlagwort – kann man diese Vergangenheit nicht, wohl aber überwachsen in der Neugestaltung des Lebens.

Das heißt für mich: nicht mehr zu hadern, Neugier auf das Leben zu entwickeln und gerne zu leben.

Kriegserinnerungen als Herausforderung: Verschämt schweigen oder unverblümt erzählen?

Gerhard Rudnitzki

Der Rahmen dieser Tagung gab mir – meiner Erinnerung nach – zum sechsten Mal in meinem Leben Gelegenheit, in einem öffentlichen oder an eine größere Öffentlichkeit adressierten Beitrag meine Kindheitserfahrungen zu thematisieren.

Die älteste Schwester meiner Mutter sorgte für die erste Veröffentlichung meiner Erfahrungen als Kriegswaise, indem sie mich zu einem Interview im damaligen Süddeutschen Rundfunk veranlasste. Daran kann ich mich im Einzelnen nicht erinnern, weil ich diese Veranstaltung nicht wollte.

Das zweite Mal musste ich mich damit vor einer Kommission verteidigen – das war 1959 –, weil ich den Kriegsdienst verweigert hatte. Meine Gründe dafür waren: Ich habe im Krieg Mutter und Vater sowie zwei Geschwister verloren und Vergewaltigungen auch meiner Mutter, Sterben und Tod vieler Menschen, tagelange Flüchtlingstransporte in Viehwaggons und bis 1949 die Trennung von meinen überlebenden Geschwistern und Waisenhausaufenthalte erlebt.

Ich wolle nicht zur Wiederholung derartiger Ereignisse beitragen, hatte ich gesagt.

Es gehe doch um die Verteidigung meines Vaterlands, hielt mir der Ausschussvorsitzende entgegen. Mein Vaterland sei da, wo mein Vater sei, habe ich geantwortet und gefragt: »Wo ist mein Vater?«

Das Verhör war damit zu Ende und ich war entlassen. Niemand wollte mich seither noch in einen Krieg schicken.

Die Erinnerungen an den Krieg, der in die Zeit zwischen meinem zweiten und meinem achten Lebensjahr fiel, habe ich behalten. Für mich dauerte er bis in mein elftes Lebensjahr. Denn erst 1949 wurde ich – inzwischen in Frankfurt an der Oder – zusammen mit meinem Bruder von einer Tante aus einem von deutschen Nonnen betreuten Waisenhaus abgeholt. Später habe ich gehört, dass diejenigen Kinder, die von ihren Angehörigen nicht abgeholt wurden, an kinderlose russische Familien vermittelt worden seien.

Die dritte »Veröffentlichung« erfolgte im Kontext von Interviews, die eine kinderanalytische Kollegin für einen Kongress durchführte, in dessen

Rahmen es u.a. um Väter ging, die den Krieg miterlebt haben. Ich hatte damals bereits zwei Kinder. Das war in den achtziger Jahren des vorigen Jahrhunderts. Die Auswertung des Interviews sollte anonymisiert erfolgen. Mir war aber während des Gesprächs mit der Kollegin sehr bewusst, dass sie mit meinen Mitteilungen ein größeres Publikum ansprechen würde. Ich wollte nichts verbergen, aber ich schämte mich unsäglich, mich als »psychisch Verletzter« zu zeigen, und tendierte wohl dazu, die erlittenen Verletzungen gewissermaßen als bewältigt darzustellen. Damals hatte ich zwei psychoanalytische Selbsterfahrungen (eine therapeutische und eine lehranalytische) und eine gruppenanalytische Weiterbildung hinter mir und war aktiver Lehranalytiker.

Meine vierte Selbstveröffentlichung bezüglich meiner Kindheit hat mir meine Selbsterfahrungsgruppe ermöglicht. Während dieser dritten »Publikation« im Rahmen der Gruppe geschah etwas Denkwürdiges, was ich nie vergessen werde: dass nämlich die Gruppenleiterin – eine jüdische Psychotherapeutin, die sich mit unserer Gruppe erstmals wieder deutschen Menschen angenähert hatte – mich in meinem Berichten über die Vergewaltigungen meiner Mutter durch die Russen unterbrach und behauptete, so etwas hätten »die Russen nie gemacht«. Das war eine schlimme Erfahrung bezüglich meiner Identitätssicherheit als durch reale Kriegserfahrungen geprägter Mensch. Allerdings war ich nicht so irritiert, dass ich mich gefragt habe, ob das alles nur ein böser Traum gewesen war, was ich da bildhaft und mit vielen Ängsten erinnerte. Aber ich habe begonnen, die Macht und Bedeutung der Realitätsverleugnung anderer psychisch verletzter Menschen mehr zu beachten.

Die fünfte Veröffentlichung, auch von Kindheitserinnerungen, bestand in einem kurzen biografischen Rückblick, zu dem mich mein Freund und Kollege Werner Beck mit einem anlässlich meines 60. Geburtstags vor knapp acht Jahren geführten Gespräch motivierte. In diesem Gespräch mit ihm wurde mir deutlich, dass meine Kriegserlebnisse und -erfahrungen mein Leben mehr gestaltet haben als die meisten Erfahrungen danach. Ich werde noch einiges dazu sagen. In seinem Text finde ich besonders den Aspekt meines sozialen Überlebenwollens in dem Sinne wieder, dass er mir mein soziales Projektengagement auch für die Zukunft zutraut, d.h. die Motivation und die Kraft, Neues anzupacken und zu realisieren.

Ich glaube nicht, dass es notwendig oder sinnvoll ist, vor Ihnen auszubreiten, welche Opfererfahrungen ich zusammen mit meinen Eltern und meinen fünf jüngeren Geschwistern gemacht habe. Vergleichbares wurde auf dieser Tagung von vielen Teilnehmerinnen und Teilnehmern berichtet und ist jeden Tag im Fernsehen und zunehmend in Dokumentarfilmen zu sehen. Für diejenigen, die sich darin wiedererkennen, ist es zu schmerzlich, als dass sie sich damit weiter beschäftigen mögen. Für andere bannt der Filmcharakter die realistische Dimension. Amerikanische Iraksoldaten filmen inzwischen ihre Einsätze, um die erschreckende Realität auf ein filmisches Ereignis zu reduzieren.

Mein Vater, ziviler Heeresbaumeister, hatte sich trotz wiederholter Ratschläge von Verwandten, die alle vor dem Einmarsch der sowjetrussischen Truppen in Ostpreußen von dort nach Westen geflohen waren, geweigert, es ihnen gleichzutun. Er kenne die Russen, sie seien genauso gute Menschen wie wir, hatte er argumentiert. Kurz vor dem Kriegsende in Ostpreußen wurde er zum Militär eingezogen und ist mit großer Wahrscheinlichkeit in den Kämpfen um Ostpreußen gefallen. 1955 ist er für tot erklärt worden. Die Familie blieb am Wohnort. Mein jüngster Bruder Christian starb in den ersten Nachkriegstagen, meine Mutter im April 1945 nach mehreren Vergewaltigungen durch russische Soldaten. Sie wurde in ihrem Bademantel beerdigt. Ich war dabei. Dann nahm sich meine ehemalige ledige Lehrerin unserer an. Ich habe sie später in Eisenach besuchen können ... Unser Kindermädchen, das uns bis dorthin begleitet hatte, verschwand eines Tages spurlos. Die Lehrerin wurde durch Schüsse verletzt, konnte uns nicht mehr betreuen. Wir vier Kinder wurden verteilt; der Jüngste wurde von einer anderen Flüchtlingsfamilie aufgenommen, wir, die Älteren, kamen in ein russisches Waisenhaus an unserem ehemaligen Wohnort. Meine Schwester starb an Hungerödemen noch 1945, mein nächstjüngerer Bruder und ich blieben im Waisenhaus und wurden in den folgenden Jahren mehrfach »verlegt«, bis wir 1949 von der bereits genannten Tante abgeholt und von einem Onkel und dessen kinderloser Frau als Pflegekinder aufgenommen wurden. Dieser Onkel – ehemaliger Oberst im Generalstab der Deutschen Wehrmacht, damals noch in US-amerikanischer Kriegsgefangenschaft in Deutschland, um Militärgeschichte zu schreiben – hatte sich geschworen, die Waisenkinder der Familie aufzunehmen, wenn er aus dem Kessel von Stalingrad befreit werden sollte. Das war der Fall.

Die nächsten Jahrzehnte meines Lebens waren mit vielfältigen Ängsten gefüllt. Dennoch verliefen sie dank der soldatischen Konsequenz meines Oberst-Pflegevaters äußerlich geordnet: Grundschule, Gymnasium, Studium, Promotion, Eheschließung, Kinder, Enkel usw.

Kurze Anmerkung zum »usw.«: Drei Viertel meines Berufslebens habe ich als Psychiater und ärztlicher Psychotherapeut in einem Zentrum für körperlich und psychisch behinderte Kinder und Jugendliche gearbeitet.

Mit meiner Wehrdienstverweigerung im Jahre 1959 hatte ich den Rausschmiss von zu Hause riskiert, aber diese Drohung meines »Oberst-Vaters« hatte mich nicht abgeschreckt, keinen Sinneswandel bewirkt. Er lenkte ein, begleitete interessiert den Beginn meines Studiums, erkrankte aber zum Siechtum, als er meine damalige Freundin und heutige Ehefrau nach einer gemeinsamen Famulatur an der Ostsee vom Bahnhof abholen wollte. Er kam dort nicht an, weil er einen Schlaganfall erlitten hatte. Damals hatte ich erstmals eine Ahnung hinsichtlich eines psychosomatischen Kontexts entwickelt.

Meine Promotion war ihm sehr wichtig. Darauf hatte er gewartet, ehe er 1969 starb. Was ihm schwer zu schaffen machte, war mein sozialdemokratisches Engagement, d.h. meine Opposition auch dort, wo ich mich öffentlich gegen seine militaristische Position stellte. Die SPD war ja damals noch strikt gegen eine Wiederaufrüstung Deutschlands gewesen.

Es ging mir in meinen Auseinandersetzungen mit ihm aber weniger um seine manifeste politische Meinung, die ich verstand, weil er Berufssoldat gewesen war und oft von seinen Verbindungen zu den Putschisten des 20. Juli gesprochen hatte, sondern um die Kommunikation seiner Motive, nach dem Krieg nichts verändern zu wollen. Im Gegenteil, er favorisierte militärische Lösungen auch bei langwierigen politischen Konflikten. Dass er auch Kriegsopfer geworden war, konnte und wollte er nicht sehen. Für ihn war der Krieg wegen verheerender strategischer und taktischer Fehler der Heeresführung verloren worden, nicht weil Deutschland ihn verbrecherisch inszeniert hatte.

Ein Schlüsselerlebnis für die Möglichkeiten offener Kommunikation statt handgreiflicher aggressiver Auseinandersetzungen war für mich die Bewältigung einer Attacke durch einen etwa gleichaltrigen jungen Mann nachts auf einer Mainbrücke in Frankfurt/Main. Ich wohnte damals noch bei meinen Pflegeeltern.

Ich war auf dem Weg von einem Treffen mit Freunden nach Hause. Plötzlich packt mich dieser junge Mann von hinten am Kragen, hebt mich hoch und will mich in den Main werfen. Da ihm dies nicht auf Anhieb gelingt, habe ich Gelegenheit, ihn zu »explorieren«, und erfahre, dass er seinerseits soeben von mehreren jungen Leuten in einem Festzelt verprügelt worden sei und mich für einen dieser Prügler gehalten habe.

In dieser offensiven Argumentationsposition zum Thema Aggressivität und aggressive Problembewältigung befand ich mich damals auch meinem Pflegevater gegenüber, der mir in einer späteren Auseinandersetzung mal sagte, dass ich wohl von ihm gelernt habe, dass Angriff die beste Verteidigung sei.

Es war um eine verbale Konfrontation meinerseits gegangen.

Es wird deutlich: Ich spreche bereits über die sehr persönlichen Konsequenzen aus meiner Kindheit, die ja rein rechnerisch nicht nur eine Kriegskindheit war.

Mein Geburtsdatum liegt vor dem Kriegsbeginn. Aber die Zeit bis zum Kriegsbeginn ist wahrscheinlich erinnerungslos geblieben. Allerdings verbinde ich sie mit einer Situation, in der meine Mutter mit mir zum Wäschemangeln gegangen war. Ich muss im Kinderwagen vor dem Gebäude dieser Mangel in einem Hinterhof gestanden haben. (Ich habe später fast ausnahmslos in Hinterhöfen gewohnt und gearbeitet.) Über den Hof lief eine Telegrafenleitung, von der ein von mir als »unheimlich« empfundenes Summen ausging. Unheimlich heißt für mich Unheil verkündend. Aber es war eben nur ein Summen. Da wurde die Kriegsplanung kommuniziert, habe ich später gedacht. Dann folgte ja auch der Krieg. So ergab sich für mich ein Zusammenhang und eine Herausforderung, derartiges Summen, mit anderen Worten Schweigen aufzuklären, zu entschlüsseln, präventiv aktiv zu werden. Daraus ist mein Beruf geworden; daraus resultiert mein politisches Engagement. Es können nämlich immer Kriegsvorbereitungen im Gange sein, wenn insbesondere zum Thema Krieg geschwiegen wird.

Trotz meiner bis heute andauernden Scham, über meine Kriegserfahrungen zu sprechen, habe ich mich entschlossen, Herrn Janus zuzusagen, als er mich vor einigen Monaten gefragt hat, ob ich an dieser Tagung mitwirken wolle. Am Tag seines Anrufs war ich noch ganz irritiert durch einen Traum in der vorangegangenen Nacht, in dem es um meine Vertreibung gegangen war.

Ich weiß heute: Es war ein Traum, der mich erinnern sollte, dass ich Herrn Janus einige weitere Monate zuvor zugesagt hatte, für das Thema Kriegskinder ansprechbar zu sein, als wir uns noch unverbindlich über das Projekt dieser Tagung unterhalten hatten. In mir ist also – wie schon oft zuvor – die zentrale Erfahrung meiner Kindheit handlungsbezogen resonant geblieben: dass es kein nur friedliches Summen gibt, sondern dass eine friedliche Zeit immer eine Zeit zwischen Kriegen ist.

Transgenerationelle Verflechtungen

Die Ungnade der späten Geburt: Der Hundertjährige Krieg in den Katakomben des Unbewussten

Peter Heinl

> »The tradition of all the dead generations weighs like a mountain on the mind of the living«
> *Karl Marx*

Die Schnittfelder von früher Lebenszeit und von traumatischen Einwirkungen aufgrund von politischer Gewalt, wie Krieg und Holocaust, sind schon seit langem ein Schwerpunkt meines beruflichen Interesses. Hierzu zählt auch die Frage nach dem Aufspüren der verschlungenen Wege, die zu diesen, oft genug jahrzehntelang in den Katakomben des Unbewussten verborgenen, Schnittfeldern führen.

Ich möchte von einer Arbeit berichten, die ich Mitte der 80er-Jahre durchführte, zu einer Zeit also, als das Gebiet der Kriegskindheitstraumatisierungen – ganz anders als heute – noch praktisch ein Niemandsland war. Ja, wenn ich mich recht erinnere, war dies eine Zeit, in der weder der Begriff der Gnade noch der der Ungnade der späten Geburt erfunden worden war. Es ließe sich vielleicht sagen, dass es sich um eine Epoche der kollektiven Dissoziation handelte. Denn der Zeitgeist des Wirtschaftswunders war noch so hypnotisierend und prägend gegenwärtig, ohne dass die schmerzliche und tiefe sprachliche Verwandtschaft der Begriffe von Wunder und Wunden einen festen Platz im öffentlichen Bewusstsein eingenommen hätte.

Das Fünf-Tage-Seminar mit dem Titel »Das Tor zum sprachlosen Raum«, das ich damals leitete, war der Exploration von frühen Lebenserfahrungen gewidmet. Unter den zwölf TeilnehmerInnen befand sich auch eine in den 50er-Jahren geborene Psychologin. Ihre Motivation zur Teilnahme beruhte weniger auf ihrem Wunsch, Einblick in ihren frühen Lebenserfahrungsraum zu gewinnen, als vielmehr auf dem, ihre Ambivalenz bezüglich ihres Kinderwunsches zu ergründen. Die Psychologin, die ich im Folgenden Frau A. nennen werde, berichtete, dass sie bislang in zwei jeweils längeren Beziehungen gelebt hatte. In der ersten war es aufgrund ihrer, wie sie sich ausdrückte, »perfekten Vorsorge« nicht zu einer Schwangerschaft gekommen. In der darauf folgenden Beziehung war es trotz ihrer Vorsorge zu einer Schwangerschaft gekommen, die sie dann jedoch aufgrund ihrer Ambivalenz abbrach.

Obwohl ich im weiteren Verlauf noch einige Fragen an Frau A. richtete, die sich auf ihre derzeitige Beziehung bezogen, wurde mir sehr bald klar, dass ich es angesichts der Ambivalenz mit einem Phänomen zu tun hatte, dessen Komplexität mir schnell die Vergeblichkeit meines Bemühens vor Augen führte, durch weiteres Fragen die Hintergründe der Ambivalenz aufklären zu können.

Aber anstatt mich entmutigen zu lassen, lief in mir ein Geschehen ab, als zögen plötzlich ebenso bestimmende wie undurchschaubare innere Kräfte die Steuerung meiner Denkvorgänge und Handlungen an sich. So stand ich wortlos von meinem Stuhl auf und platzierte dann, während Frau A. noch eine Weile mit ihrem Bericht fortfuhr, eine Reihe diverser Objekte auf dem Boden, so dass eine Anordnung von Objekten entstand, die bald die gesamte Länge des Seminarraumes ausfüllte.

Um jedes Missverständnis über die psychische Verfassung, in der ich mich befand, auszuschließen, sei hervorgehoben, dass ich durchaus geistesanwesend und mir bewusst war, womit ich beschäftigt war. Ich verfügte jedoch über keine bewusste Vorstellung darüber, aus welchem Grunde und mit welcher Intention ich das tat, womit ich beschäftigt war. Es war in der Tat so, als sei ich fremdgesteuert. Allerdings haftete dieser Form von Fremdsteuerung kein Gefühl des Ausgeliefertseins an, sondern sie war in ein Vertrauen, sich der tieferen Sinnhaftigkeit des Geschehens überlassen zu können, eingebettet.

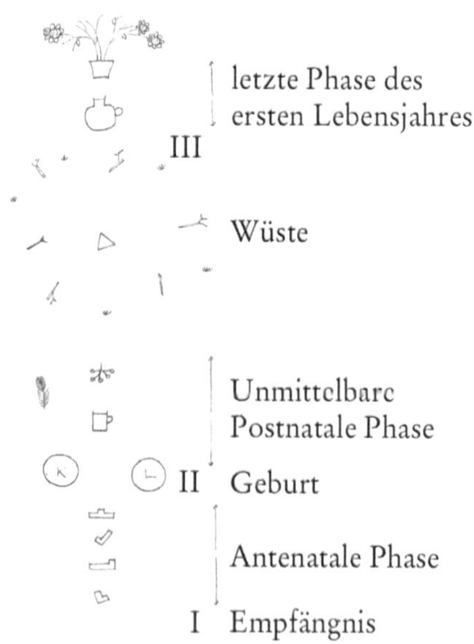

Die Anordnung der Objekte sehen Sie auf der Abbildung. Ich möchte Ihnen die einzelnen Objekte in der Reihenfolge, wie ich sie aufbaute, kurz erklären. Zu Beginn legte ich eine Reihe von Holzklötzchen auf den Boden. Danach stellte ich eine Löwenhandpuppe und eine Kaninchenpuppe in den Raum, und zwar so, dass sie sich nicht ansahen, sondern mit paralleler Blickrichtung in die vor ihnen befindliche Ferne sahen. Vor die beiden Puppen stellte ich dann ein mit dunkelrotem Früchtetee gefülltes Glas. In die Nähe legte ich das Ästchen eines Vogelbeerstrauches mit orange leuchtenden Beeren sowie einen dunkelgrünen Tannenzweig. Daran anschließend schuf ich eine Anordnung, die nur aus farblosen, »toten« Objekten bestand. Hierzu zählte ein in der Mitte befindlicher scharfer Stein, der von vertrockneten Holzzweigen und Tannenzapfen umgeben war. Danach stellte ich ein ebenfalls mit tiefrotem Früchtetee gefülltes größeres Glasgefäß und als letztes Objekt einen bunten Blumenstrauß in den Seminarraum.

Reflektierte ich über meine seelische Verfassung, so war ich mir bewusst, dass diese Objektanordnung ohne logisches Procedere entstanden war. Nicht nur das: Ich besaß noch immer keine Erklärung dafür, was die Objektanordnung, die ich im folgenden »Objektskulptur« benenne, bedeutete oder in welchem Zusammenhang sie zu dem ungelösten Ambivalenzproblem stand, das mir Frau A. geschildert hatte.

Aber dennoch, auch wenn dies im Widerspruch zu meinem bewussten Wissen stand, empfand ich eine innere Gewissheit, dass die Objektskulptur einen tieferen Zusammenhang zu Frau A.s Problem und damit die Antwort zu einer Lösung beinhaltete. Dies sagte ich auch Frau A. Kurze Zeit darauf kam mir dann eine Erklärungshypothese für die Objektskulptur in den Sinn: Sie spiegelte das erste Lebensjahr von Frau A. wider.

Es wäre nicht verwunderlich gewesen, hätte Frau A. angesichts meines unkonventionellen, kinderspielartigen Handelns ihre Skepsis oder gar Irritation darüber zum Ausdruck gebracht. Im Gegenteil: Frau A. sah wie gebannt auf die sich vor ihr auf dem Boden hinziehende Objektskulptur. Als seien Frau A.s und meine Erkenntnisprozesse parallel verlaufen, wurde auch ihr nun die tiefere Erklärung für die Objektskulptur bewusst. In einem nach dem Seminar verfassten Bericht beschrieb Frau A. ihre anfängliche Reaktion beim Betrachten der Objektskulptur. Ihr sei klar geworden, dass die Löwen- und die Kaninchenpuppe ihren Vater und ihre Mutter darstellten, die getrennt waren. Im Zentrum der Objektskulptur, und zwar dort, wo der Stein und um ihn herum die »toten« Objekte angeordnet waren, befand sich eine Leere und die »Wüste« – wie sich Frau A. ausdrückte. Die Wüste sei besonders wichtig, schrieb sie. Obgleich Frau A. in diesem Moment das bewusste Wissen fehlte, spürte sie dennoch gefühlsmäßig – und dies war der entscheidende Satz –, dass die Objektskulptur ihr erstes Lebensjahr repräsentierte.

Die überraschend schnelle Verifizierung meiner Hypothese beinhaltete implizit, dass die lineare Anordnung der Objekte im Raum der Anordnung entlang einer imaginären Zeitachse entsprechen musste. Denn wenn die Objektskulptur in ihrer Gesamtheit das erste Lebensjahr symbolisierte, musste es einen Beginn und ein Ende des Lebensjahres geben und zwischen diesen beiden Eckdaten eine zeitliche Strukturierung des ersten Lebensjahres. Daher war es eine naheliegende Frage, ob sich neben dem Gesamteindruck der Objektskulptur auch einzelne Erfahrungen und Abschnitte von Frau A.s erstem Lebensjahr symbolisch in den angeordneten Objekten widerspiegelten oder, anders ausgedrückt, ob sich Zusammenhänge zwischen einzelnen Objekten und in Frau A. gespeicherten frühen Erfahrungen auffinden ließen.

Ermutigt durch eine solche Vorgehensweise, die ich schon in einer 1988 beschriebenen Arbeit mit dem Titel »Object sculpting, symbolic communication and early life experience« (Heinl 1988) dargelegt hatte, bemühte ich mich nun im Dialog mit Frau A. um die Aufklärung solcher Zusammenhänge. Es würde den Umfang meines Beitrags sprengen, wollte ich diesen Explorationsprozess und seine Ergebnisse bis in alle Einzelheiten beleuchten. Aber ich darf sagen, dass dieser Explorationsprozess ein ganzes Netz an verblüffenden Zusammenhängen und Einsichten zutage förderte, die ich in meinem Buch *Splintered Innocence* (Heinl 2001) im Einzelnen erläutert habe, wie beispielsweise, dass Frau A. zwar ein erwünschtes Kind war, aber die Schwangerschaft von Frau A.s Mutter – symbolisch durch die leblosen Bauklötzchen dargestellt – von Depression überschattet war, oder dass die Vogelbeeren als Symbol für feste Nahrung zu der Hypothese führten, dass Frau A. schon ungewöhnlich früh, d.h. im 2. bis 3. Monat – denn dies entspricht der Lokalisation auf der Zeitachse – auf feste Nahrung umgestellt wurde. Noch am gleichen Abend erhielt Frau A. in einem Anruf von ihrer Mutter die Bestätigung für diese ungewöhnliche Tatsache.

Näher beleuchten möchte ich das Segment der Objektskulptur, das schon bei seiner ersten Betrachtung in Frau A.s Bewusstsein eine besondere Resonanz ausgelöst hatte, und zwar das Arrangement von Steinen, toten Ästen und Zapfen, welches in Frau A. die Assoziation einer Leere, ja Wüste erweckt hatte. Mit einer solchen Intensität war diese Assoziation in Frau A. entstanden, dass sie eine Erleichterung verspürte, als sie jenseits der Wüste das Glas mit dem rot leuchtenden Tee und die Vase mit dem blühenden Blumenstrauß sah. Unter Berücksichtigung der Zeitachse müsste die durch die Wüste repräsentierte Zeitspanne im Alter von zwei bis drei Monaten begonnen und mehrere Monate angehalten haben.

Wollte man eine erste empathische Vermutung formulieren, so war es vielleicht die, dass diese Zeitspanne aus der Empfindung des Säuglings eher karg, leer, emotional kalt und ohne Lebensfreude gewesen war. Repräsentierte die Wüste vielleicht sogar eine Phase einer frühkindlichen Depression – eine Hypothese, wie sie sich in der oben zitierten Arbeit aus dem Jahre 1988 hatte beweisen lassen? Wie auch immer die Empfindungen des Säuglings in dem durch die Wüste dominierten Zeitraum beschaffen waren, war zweifellos wichtig. Es ließ sich gewiss auch ein Spektrum an möglichen Ursachen ausmalen, die die Grundlage dieser Empfindungen darstellen mochten. Aber letztlich war die Frage entscheidend, welche konkrete Ursache sich hinter der Empfindungswelt der Wüste verbarg. Oder mit anderen Worten: Wenn die Wüste der symbolische Ausdruck einer frühen Lebenserfahrung von Frau A. war, was war dann die Natur dieser Erfahrung? Dass eine solche Vermutung leichter formuliert als bewiesen war, sollte mir nicht lange verborgen bleiben.

Eine Reihe von denkbaren Möglichkeiten von negativen Ereignissen wie frühe Trennungen, Verluste, Krankenhausaufenthalte etc. war leicht in Erwägung zu ziehen, konnten jedoch auch schnell wieder verworfen werden. Vermutlich hätte ich die Suche nach einer Erklärung bald eingestellt, wenn nicht ein Indiz hartnäckig bestehen geblieben wäre. Frau A. blieb überzeugt, dass die Wüste eine reale Widerspiegelung und keine Einbildung dessen war, was in ihrer Kindheit geschehen war.

Trotz der bislang erfolglosen Hypothesen bestärkte mich letztlich Frau A.s Überzeugung darin, mich noch weiter auf das dünne Eis der Spekulationen hinauszuwagen. Was wäre, so kam mir plötzlich die Idee, wenn es sich nicht um eines der üblichen belastenden Ereignisse handelte, die zum fraglichen Zeitpunkt auf Frau A. oder ihre Mutter einwirkten, sondern wenn in der Mutter von Frau A. durch das Miterleben von Frau A. als Kleinkind in ihr, d.h. der Mutter, unbewusste, unverarbeitete Kindheitstraumata mobilisiert worden wären, die eine Beeinträchtigung der mütterlichen Versorgungsqualität nach sich zogen?

Eine solche Verschlechterung der mütterlichen Versorgungsqualität mochte oberflächlich besehen kaum erkennbar oder klinisch manifest gewesen sein, aber sich dennoch in einer subtilen, für den Säugling registrierbaren Form manifestieren, wie beispielsweise durch einen emotionalen Rückzug, Abnahme von Zuwendung und/oder Wahrnehmung der Mutter.

Diese neue Blickrichtung erweiterte dramatisch das Spektrum der Betrachtungen und verschob ruckartig den Lichtkegel der Betrachtung um Jahrzehnte zurück. Denn sehr schnell stellte sich heraus, dass eine der ersten Assoziationen von Frau A. beim Anblick der Objektskulptur der allzu frühe Tod ihrer mütterlichen Großmutter gewesen war. Diese starb an der dem Ersten Weltkrieg folgenden verheerenden Encephalitis, als Frau A.s Mutter erst neun Monate alt war. Somit war im Alter von nur neun Monaten Frau A.s Mutter Halbwaise geworden. Die gerade noch sehr willkürlich anmutende Spekulation, wonach Frau A.s Mutter einen traumatischen Verlust in ihrer eigenen Kindheit erfahren hatte, hatte sich überraschend schnell bewahrheitet.

Als ich mich nun dem Schicksal des mütterlichen Großvaters zuwandte, sagte mir Frau A., dass sie praktisch nichts von ihm wisse, außer dass er im Ersten Weltkrieg gefallen sei. Wo, wann genau und wie er ums Leben gekommen sei, wisse sie nicht. Gleichwohl war hiermit bewiesen, dass Frau A.s Mutter in ihrer frühesten Kindheit auch ihren Vater verloren hatte und schon zu Beginn ihres Lebens Vollwaise, und eben auch Kriegshalbwaise, geworden war.

Angeregt durch das Seminar, war es Frau A. nun möglich, anhand von Gesprächen mit ihrer Mutter und des gemeinsamen Lesens von Briefen des Großvaters dessen Schicksal aufzuklären. Der Großvater war zu Beginn des Ersten Weltkrieges eingezogen worden, zu einem Zeitpunkt, als seine Frau, d.h. Frau A.s Großmutter, mit Frau A.s Mutter schwanger war. Tragischerweise sollte der Großvater seine Frau nicht mehr wiedersehen und seine Tochter niemals kennenlernen. Er schrieb liebevolle Briefe von der Front, die zunehmend mutloser und erschöpfter klangen. Schließlich fiel er bei einem Angriff, was von einem Kriegskameraden bezeugt worden war.

In diesem Zusammenhang klärte sich nun auch auf, wo Frau A.s Großvater ums Leben gekommen war … in der syrischen Wüste. Ein circa 70 Jahre überspannender Bogen, der in der Objektskulptur seine fatamorganahafte Widerspiegelung gefunden hatte, hatte sich geschlossen.

Dieser Befund überzeugte unmittelbar. Ich hatte keinen Zweifel, dass das, was ich mithilfe der Objekte dargestellt hatte, nicht Ausdruck eigener, innerer Einbildungen gewesen war, sondern die Widerspiegelung von komplexen und subtilen, transgenerationellen Erfahrungen eines anderen Menschen. Aber mir wurde auch sehr bald klar, dass ich mit dieser Haltung in ein Konfliktfeld geraten war. Zum einen ließ sich der Aufbauprozess der Objektskulptur sowie die hierin involvierte Denkdynamik nicht auf psychoanalytische Denk- und Arbeitsprinzipien reduzieren – mit Ausnahme des Konzeptes vom Unbewussten. Auch das psychotherapeutische Wissenschaftsverständnis schien an meiner Arbeitsweise keinen Narren gefressen zu haben, da sich statistisch Messbares bis heute offensichtlich viel attraktiver darstellt als das Unwägbare und da ich mich zudem außerstande sah, das, was in meinem Kopf ablief, statistisch zu beschreiben. Es erscheint mir allerdings denkwürdig, dass es Sigmund Freud gelang, eine der revolutionärsten Erkenntnisse in der Psychologie überhaupt, nämlich die Entdeckung des Unbewussten, auch ohne Untermauerung durch statistische Untersuchungen zu erarbeiten. Weiterhin ist anzumerken, dass damals psychologische Kriegstraumata generell, sowohl in der Medizin als auch in der Psychiatrie, Psychosomatik und auch gerade in der Psychotherapie, ein völlig übersehenes, vernachlässigtes und von allerlei Tabus überdecktes Nicht-Thema waren. Warum dies so war, ist sicherlich einer eingehenden psychohistorischen Studie wert.

Noch als Jahre später, 1994, mein Buch *Maikäfer flieg, dein Vater ist im Krieg …* erschien, war, wie Sascha Lehnartz (2005) in der FAZ schrieb, »die Resonanz noch gering«. Dass, um noch einen Aspekt zu erwähnen, damals das Interesse an Kriegstraumata gelegentlich als Ausdruck einer mangelnden Sensibilität für das unsägliche Verbrechen und Leid des Holocaust angesehen wurde, gehört zu jenen bedauerlichen Missverständnissen, die inzwischen der Geschichte angehören.

Entscheidend für mich war, mich trotz des kühlen Desinteresses des Zeitgeistes nicht von meiner Wahrnehmung abbringen zu lassen und mich den neuen Fragen, die sich aus meiner Arbeit und meinen Beobachtungen ergaben, zu stellen. Denn das, worum es ging, lag vor Augen: das immense Spektrum, die Dimension und Tragweite von psychischen Langzeitfolgen der Kriegskinder. Erst heute, 60 Jahre nach dem Ende des Zweiten Weltkrieges, dringt dies in das breitere öffentliche als auch wissenschaftliche Bewusstsein. Auch das immense Spektrum, die Dimension und Tragweite von psychischen Langzeitfolgen der Kinder der Kriegskinder stellten nach meinen Beobachtungen ein großes Problem dar. Ich habe darauf in meinem Buch *Maikäfer flieg, …* als auch in einer Arbeit aus dem Jahre 1998 mit dem Titel »Sich selbst organisierendes Denken in der Exploration früher systemischer Erfahrungen« hingewiesen, ebenso wie in früheren Skulptur- und Genogrammarbeiten (Heinl 1985, 1986, 1987a, 1987b). Führt man sich vor Augen, welche Zeiträume seit dem Ersten Weltkrieg vergangen sind und dass Frau A. gewissermaßen die 3. Generation darstellt, so wird der dunkle Schatten des Krieges, wie ihn der Dichter Georg Heym in seinem noch vor Ausbruch des Ersten Weltkrieges verfassten berühmten Gedicht »Aufgestanden ist er, welcher lange schlief …« beschwor, bedrückend sichtbar. Welche unmittelbare Relevanz dieser jahrzehntelang unbewusste und dann durch die Arbeit mit den Objekten sichtbar gemachte Schatten für Frau A. hatte, geht auch daraus hervor, dass Frau A. geraume Zeit nach dieser Objektskulptur, die verborgene Zusammenhänge ans Licht gebracht hatte, schwanger wurde.

Das war vor circa 20 Jahren. Und wie stellen sich die Dinge heute dar?

Um dies zu illustrieren und um weitere Schlussfolgerungen, die sich hinsichtlich der transgenerationellen Übertragung kriegsbedingter Traumata ergeben, darzustellen, möchte ich von folgender Arbeit aus dem letzten Jahr berichten.

Eine Gruppe von KollegInnen, mit denen ich im Rahmen eines Psychosomatik-Curriculums arbeitete, zeigte sich interessiert, mehr über meine Arbeitsweise mit Objektskulpturen zu erfahren, wie ich sie beschrieben habe und wie ich sie schon zu Beginn der 80er-Jahre ganz allgemein zur Exploration früher Erfahrungen und Traumata, einschließlich Kriegs- und Holocausttraumata, entwickelt hatte.

Ich erklärte mich zu einer Einführung in diese Arbeitsweise bereit, obgleich ich keine klare Vorstellung davon hatte, was ich eigentlich vorführen wollte – eine Parallele zu dem, was sich im Zusammenhang mit dem vorangehenden Beispiel ereignete. Aber auch jetzt überließ ich mich wieder vertrauensvoll dem, was sich meine Neuronen auszudenken gedachten – eine Form des Schaffens von Wissen, wie es vielleicht in einer zukünftigen Wissenschaft toleriert werden wird.

Was ich nun tat, möchte ich wie folgt beschreiben: Ich nahm eine rote Schnur in die Hand und spannte sie in einer Höhe von circa 1 1/2 Metern quer durch den Seminarraum. Dann klemmte ich zwei kleine rosarote Koalabärchen an die Schnur. Ein Koalabärchen hing im mittleren Segment der Schnur und das andere an dem Teil der Schnur, der, über einen Nagel geführt, an der Seite herunterhing. Auf den Boden stellte ich eine schwarze Holzbox und diverse andere Objekte. Nach einer kleinen Pause und während ich mich in einer spielerischen Verfassung fühlte, zog ich die rote Schnur an der Seite auf- und abwärts, wobei die beiden Koalabärchen wie tänzelnd in der Luft zu schweben schienen. Danach begann ich, die rote Schnur an der Seite schrittweise so zu lockern, dass sich das mittlere Segment langsam nach unten senkte. Das in der Mitte befindliche Bärchen näherte sich langsam, aber unvermeidlich der schwarzen Holzbox, die unter ihm am Boden stand.

Ich war ganz und gar in meine spielerische Beschäftigung vertieft und gab keinen Kommentar ab. Der Gedanke an Krieg lag mir völlig fern. Mein scheinbar gedankenloser Zustand war so ausgeprägt, dass ich über keinerlei Vorstellungen darüber verfügte, was als Nächstes geschehen würde. Meine KollegInnen beobachteten mein Treiben aufmerksam und ohne ein Wort zu sagen.

Um das, was sich nun abspielte, möglichst erlebnistreu darzustellen, zitiere ich aus der Darstellung der Kollegin, Frau Dr. B., die, im Jahre 1966 geboren, mir die freundliche Erlaubnis hierzu erteilte.

Dr. B. schrieb:
»Es war der letzte Tag unseres Fortbildungsseminars. Die Arbeit bisher war anregend, anstrengend und gut. Ich hatte gut geschlafen, hatte gute Laune,

war entspannt und zufrieden (...) Ich freute mich als Abschluss auf die Vorführung des ›sprachlosen Koffers‹. [Anmerkung: Hiermit bezieht sich Frau Dr. B auf meinen silbernen Arbeitskoffer, in dem sich eine Ansammlung von Objekten befindet.] Peter fing ganz lässig an, machte den Koffer auf, nahm unter Erklärungen einzelne Objekte und ordnete sie im Raum an. Er nahm eine rote Schnur, zog sie über einen Haken und einen Fenstergriff quer durch den Raum und befestigte dann ein rosa Bärchen an dem frei hängenden Ende und eines in der durchhängenden Mitte der Schnur.

Da bekam ich plötzlich Herzklopfen, und meine gute Laune und Entspanntheit waren wie weggeblasen. Zuerst dachte ich, das sei Blödsinn, versuchte, diese Gefühle zu ignorieren und mich weiter auf den Aufbau der Objektskulptur zu konzentrieren. Nachdem Peter alle Objekte im Raum platziert hatte, machte er eine Pause und besah sich alles nochmals genau. Während dieser Zeit betrat Dr. W. [Anmerkung: ein anderes Seminarmitglied] die Objektskulptur, (...) um sie sich näher anzusehen. Diese ›Einmischung‹ in die Objektskulptur war mir sehr unangenehm, erschien sie mir wie ein Eindringen in etwas ausgesprochen Intimes. Aber auch diese Empfindung versuchte ich zu ignorieren, weil sie mir irrational und der Situation nicht angemessen zu sein schien. Nachdem Dr. W. sich wieder gesetzt hatte, begann Peter, ganz behutsame Veränderungen an der Objektskulptur vorzunehmen. Er stupste das Bärchen am Ende der Schnur an, so dass es leicht zu schaukeln begann. Dann ließ er das Bärchen in die Mitte langsam nach unten sinken, während das am Ende langsam nach oben stieg.

In dem Moment bekam ich plötzlich ganz starkes Herzklopfen und das Weinen, das in mir aufstieg, war so heftig, dass ich kaum noch in der Lage war, den anderen mitzuteilen, was mit mir los war. Ich zitterte, weinte, hatte Herzklopfen und fühlte mich völlig hilflos.

Diese Reaktion hatte mich mit der Plötzlichkeit und Heftigkeit einer Naturkatastrophe regelrecht überrannt. Peter versuchte dann, meinen Puls zu fühlen, aber der war anscheinend schwach, dass er's nicht einmal auf Anhieb geschafft hat. Er ließ mich dann hinliegen, ich bekam eine zweite Decke, weil mir so kalt war, und Dr. S. hat dann einen Puls von 120/min gemessen [Anmerkung: Normalpuls 80/min]. Die Zuwendungen durch die Berührungen empfand ich als außerordentlich wohltuend. Vor allem auch, weil meine Wahrnehmung während des gesamten Vorganges extrem eingeschränkt war. Außer diesem explosionsartig aufsteigenden Gefühl habe ich kaum noch etwas wahrgenommen. Vage kann ich mich erinnern, dass wohl jemand aufstand und in Richtung Toilette ging. Auch eine allgemeine Unruhe meine ich wahrgenommen zu haben. Aber alles, was außerhalb meiner unmittelbaren Umgebung geschah, war wie hinter einem Grauschleier, undeutlich und unwichtig. Im Liegen und mit den beiden Decken warm eingewickelt, konnte ich mich wieder beruhigen und es wurde mir langsam auch wieder wärmer. Die ganze Situation war mir dann fast ein wenig peinlich, weil alles so heftig, so plötzlich und so jenseits aller Rationalität passiert ist.

Ich hatte dann auch ein großes Bedürfnis, herauszufinden, wodurch diese heftige Reaktion ausgelöst worden war. Peter fragte als Erstes, ob ich Angst gehabt hätte, dass sich mein Vater erhängt, dann, ob es mit einer Sargbeisetzung zu tun haben könnte, aber mit beidem konnte ich nicht viel anfangen. Dr. K. meinte dann, dass es vielleicht mit der Angst runterzufallen zusammenhängen könnte, und damit konnte ich am ehesten etwas anfangen. Allerdings fehlte mir dabei ein bedrohliches Element, das vom Gefühl her ganz stark da war. Als ich das gesagt hatte, fiel mir – und ich hatte den Eindruck, dass Peter eine ähnliche Assoziation hatte [Anmerkung: Dies war tatsächlich der Fall.] – Flieger/Absturz ein. Das war für mich in dem Moment eine schlüssige Erklärung, weil ich ja wusste, dass mehrere Brüder meiner Großmutter im Zweiten Weltkrieg gefallen sind, aber nicht, auf welche Weise sie umgekommen sind. Nachdem ich diese Erklärung für mich gefunden hatte, wurde mir wieder warm, ich konnte mich aufsetzen und war sehr erleichtert. Nach einer kurzen Pause schien es mir, als ob mein Herz mehr Platz zum Schlagen hätte und mein Atem tiefer und ruhiger sei. Ich war erschöpft, aber auch erleichtert und irgendwie richtig glücklich.«

Als mir Frau Dr. B einige Wochen später diesen Bericht zukommen ließ, ging sie auch darauf ein, welche weiteren Auswirkungen diese Objektskulptur auf sie gehabt hatte.

»Mein ›Ist-Zustand‹«, schrieb sie mir, *»ist gekennzeichnet durch schnelle Veränderungen. In der ersten Zeit brauchte ich deutlich mehr Schlaf, jetzt bin ich eher so aufgewühlt, dass ich mich mittags z.B. hinlege, aber nicht einschlafen kann, weil mir ein spannender Gedanke nach dem anderen durch den Kopf schießt. Auch in meinen Träumen ordnet sich vieles neu. Immer wieder träume ich, dass ich auf dem Weg zur Schule oder zur Uni wäre, aber auch Trauminhalte, die mir schon lange bekannt sind, tauchen in neuen, unerwarteten Variationen auf. Manche dieser Variationen sind so erleichternd und erheiternd, dass mir schon die Idee kam, ob man mich vielleicht während des Schlafes sogar lachen sehen könnte.*

Für meinen Zustand kam mir während einer Einzeltherapiesitzung das Bild einer großen Waschmaschine, wie es sie in Waschsalons gibt, mit einem Bullauge zum Reinschauen. Es ist alles etwas durcheinander, aber wenn man genau hinschaut, kann man immer wieder einzelne Wäschestücke erkennen. So ist auch in mir vieles durcheinandergeraten, aber es sind viele Dinge, die früher tief verborgen waren, ganz nah an die Oberfläche gekommen und ich kann sie erkennen, wenn ich genau hinschaue.«

Drei Monate später berichtete mir Frau Dr. B von weiteren bemerkenswerten Entwicklungen. Der »Waschmaschineneffekt« hatte sich beruhigt. Zudem hatte Frau Dr. B. eine Reihe von Gesprächen mit ihrer Mutter gehabt, in denen sich herausstellte, dass ihre Mutter ihre eigenen psychosomatischen Beschwerden erstmals in einen Zusammenhang mit ihrer eigenen Kriegskindheit bringen konnte. Nicht nur das: Frau Dr. B.s Mutter stellte erstmals plötzlich fest, dass sie über keine Erinnerungen an die Zeit zwischen 1943 und 1945 verfügte. Ihre Mutter habe, schrieb Frau Dr. B, »durchaus sehr deutliche Erinnerungen an die Zeit davor und auch danach, aber diese Zeit«, in der vier enge Familienmitglieder umkamen und die Stadt, in der sie lebte, bombardiert wurde, »hat sie völlig verdrängt«.

Ich möchte nun im Folgenden Schlussfolgerungen darlegen, die ich aus den beiden beschriebenen und einer großen Fülle von Arbeiten aus meiner langjährigen Seminar- und Psychotherapietätigkeit ziehe.

1. Bis heute, das heißt über 60 Jahre nach dem Ende des Zweiten Weltkrieges, scheint es eine große Fülle von unerkannten Kriegstraumata zu geben, die im Unbewussten gespeichert sind. Diese Traumata betreffen nicht nur die Generation derjenigen, die als Erwachsene oder Kinder den Zweiten Weltkrieg bzw. die Nachkriegszeit erlebten, sondern, wie die Fallgeschichten illustrieren, auch die nachfolgende, d.h. erst nach dem Krieg geborene 2. Generation, ja, selbst die 3. Generation.

2. Dies legt einen Transmissionsmechanismus nahe, durch den unbewusste Kriegstraumata von einer Generation zur anderen verschoben, ja, im ursprünglichen Sinne des Wortes »ver-rückt« werden. Es ist anzunehmen, dass diese Transmission nicht über genetische, sondern über vielschichtige nonverbale Kommunikationsmuster erfolgt, wobei sich die kommunizierenden Partner des traumatischen Inhaltes der übermittelten Informationen nicht notwendigerweise bewusst sind. Aus dieser Sichtweise folgt eine wichtige Schlussfolgerung: Beträfen Kriegstraumata nur die Generation derjenigen, die den Zweiten Weltkrieg selbst miterlebt haben, so würde die Zeitspanne der psychologischen Auswirkungen mit dem Ende der statistischen Lebenserwartung der betreffenden Generation erlöschen, d.h. in circa 20 Jahren und somit um 2025. Postuliert man jedoch den gerade beschriebenen Transmissionsmodus und wendet ihn auf die 2. Generation an, so würde sich die Virulenzzeit von

Kriegstraumata um 25 Jahre verlängern, d.h. bis zum Jahre 2050, und somit mehr als 100 Jahre nach dem Ende des Zweiten Weltkrieges anhalten. Geht man von der Annahme aus, dass die unbewusste Transmission auch noch die 3. Generation betrifft, so würde sich die Zeitspanne der psychologischen Kriegslangzeitfolgen nochmals um 25 Jahre verlängern. Diese Zeitspanne würde sich nochmals verlängern, sollte die Transmission auch die 4. Generation und nachfolgende Generationen überschatten.

3. Hinsichtlich der Natur des Transmissionsmechanismus' gehe ich davon aus, dass der Art und Weise der Bindung, wie sie von dem Begründer der Bindungsforschung, dem Engländer John Bowlby, entdeckt wurde, eine Schlüsselrolle als transgenerationelle traumatische Drehscheibe zukommt. Welche Fülle an Informationen im zwischenmenschlichen Kontakt hin und her strömt, lässt sich auch aus den Objektskulpturen ersehen. Da diese Informationen nicht nur verbal, sondern auch als nonverbale Signale ausgesandt werden, habe ich das Konzept des Kommunikationskörpers entwickelt (Heinl 1991). Kurz umrissen besagt dieses Konzept, dass die Entwicklung des menschlichen kommunikativen Systems so intim mit der seelischen Entwicklung vernetzt ist, dass seelische Störungen ihre Spuren in der Ausformung von kommunikativen Mustern hinterlassen können. So subtil diese »Fingerabdrücke« seelischer Erfahrungen und Traumatisierungen auch sein mögen, so können sie doch wahrgenommen werden, sofern der »Empfänger« über ein entsprechend fein kalibriertes Wahrnehmungssystem verfügt.

4. Wie Frau Dr. B.s Fallgeschichte zeigt, hatte die Arbeit mit ihr spürbare Auswirkungen auf die Beziehung zwischen Mutter und Tochter. Dies führte zu einer Serie von Diskussionen zwischen beiden und dann dazu, dass sich Frau Dr. B.s Mutter der kriegsbedingten Ursprünge ihrer psychosomatischen Beschwerden bewusst wurde und ihres offensichtlich kriegstraumatisch bedingten »schwarzen Erinnerungsloches« – auch dies ein Befund von jahrzehntelanger unbewusster Speicherung kriegsbedingter Traumata. Meine Hypothese ist die, dass ein Zusammenhang zwischen dem von Frau Dr. B. beschriebenen Problem und dem ungelösten Kriegstrauma ihrer Mutter besteht und dass eine Übertragung von der Mutter auf die Tochter stattfand. Darüber hinaus scheint es auch zu einem umgekehrten Prozess gekommen zu sein, so dass der Bewusstwerdungsprozess bei der Tochter eine bewusstseinsfördernde Wirkung auf die Mutter hatte, die deren Bewusstsein über und Verstehen von kriegsbedingten Traumazusammenhängen öffnete und förderte.

5. Die Evidenz der Arbeit mit Frau Dr. B. legt nahe, dass die Wirkungen der Arbeit mit den rosa Bärchen über das Bewusstmachen spezifischer Kriegstraumata hinaus reichten. Denn die Arbeit bewirkte auch eine Umstrukturierung tiefer Erfahrungen. Dies spricht für die Vorstellung, dass das Trauma – bildlich gesprochen – nicht quasi isoliert wie ein Stein auf dem Boden eines Sees lag, sondern in intensiver Vernetzung mit anderen Erfahrungsschemata diese – vergleichbar den Armen einer Schlingpflanze – an einer Entfaltung hinderte, wenn nicht gar erstickte. Daher bewirkte erst eine Auflösung des gordischen Traumaknotens eine Belebung anderer psychischer Funktionen und des Grundlebensgefühls. Somit ist die Auflösung unbewusster Kriegstraumata nicht nur für die Auflösung der Traumata an sich wichtig, sondern auch, um deren strangulierenden Effekt im Sinne negativer sekundärer Auswirkungen auf andere psychische Funktionen zu beenden.

6. Neurobiologisch formuliert ließe sich sagen, dass die Wirkung der schwingenden rosa Bärchen ermöglichte, engrammatisch gespeicherte traumatische Erfahrungen zu lokalisieren, emotional zu aktivieren, deren Integration zu katalysieren und somit eine Umstrukturierung der Engramme im Sinne einer Auflösung des traumatischen Würgegriffes zu erzielen.

7. Warum gelangte Frau Dr. B.s traumatische Erfahrung nicht schon viel früher an die Oberfläche des Bewusstseins? Vermutlich war die traumatische Erfahrung in Frau Dr. B. in einer kodierten Form gespeichert, so dass es eines spezifischen Auslösers bedurfte, um den Zugang zu der traumatischen Erfahrungskammer zu öffnen, ähnlich wie sich auch ein Safe erst dann öffnen lässt, wenn der entsprechende Code angewandt wird. Ich nehme an, dass es der visuelle Eindruck der in der Luft schwebenden Bärchen war, der eine Resonanz der in der Erinnerung von Frau Dr. B. gespeicherten Bilder auslöste und dadurch, einem Codewort vergleichbar, den Erinnerungsspeicher öffnete. Das Öffnen des Erinnerungsspeichers führte dann dazu, dass Frau Dr. B. erstmals überhaupt einen bewussten Zugang und, dies heißt, einen sprachlich-begrifflichen Zugang zu ihrem Trauma erfuhr. Die Rolle der Bärchen lässt sich somit als die eines Katalysators bei der Umwandlung von nonverbal gespeicherter in eine verbal-begriffliche Erfahrung verstehen. Analoges gilt demgemäß für die Rolle der Objekte in der Arbeit mit Frau A. in der ersten Fallgeschichte.

8. Die Arbeit mit Objekten, zu denen u.a. auch eine Löwenpuppe, ein Kaninchen, ein Holzzug und eine Musikkugel gehören, zeigt, dass es möglich ist, unbewusste kriegsbedingte, aber auch nichtkriegsbedingte Erfahrungen und Traumata in Individuen als auch Familiensystemen präzise und schnell zu orten. Daher besteht kein Grund zu der Annahme, dass die Diagnostik solcher Traumata Jahre in Anspruch nehmen sollte. Jedes vergeudete Jahr von Nichtbehandlung führt bei Millionen von Menschen, die in der Regel nie eine professionelle psychische Diagnostik und Therapie ihrer unbewussten und unerkannten Kriegstraumata erfahren haben, nur zu einer Verlängerung ihrer verschleppten Leiden. Darin begründet sich die Notwendigkeit für die systematische Entwicklung einer Intuitiven Diagnostik (Heinl 2004a, 2004b, 2006).

9. Auch wenn ich mich vornehmlich mit Aspekten des Erkennens von unbewussten Kriegstraumata beschäftigt habe, so möchte ich noch eine Bemerkung zum Thema der Behandlung anfügen. Ich betrachte eine positive, dynamische und zukunftsgerichtete therapeutische Grundhaltung und Perspektive als eine vitale Voraussetzung für eine erfolgreiche Behandlung. Wie ich schon angedeutet habe, ist mir bislang noch niemand begegnet, der oder die nach dem Krieg eine aus heutiger Sicht angemessene psychologische Betreuung erfahren hätte. Auch wenn es schlimm und bedrückend ist, dass die Anwendung von psychologischer Diagnostik und Therapie um Jahrzehnte verzögert wurde, besteht kein Grund, diese noch weiter zu verzögern bzw. ganz vorzuenthalten. Jeder Tag zählt und jeder Tag ist kostbar, wenn es um die Aufarbeitung von unverheilten seelischen Wunden und die Verbesserung der Lebensqualität geht. Jeder Tag ist kostbar, wenn es nach Jahrzehnten eines von Krieg überschatteten Lebens um das erlösende Erleben von Frieden und Glück geht – wie viel Zeit auf Erden auch immer diesem Erleben noch beschieden sein mag. Sich mit einem Lächeln aus dieser Welt zu verabschieden, ist ein Sieg über den Krieg.

10. Zusammenfassend stellt die Diagnostik der Kriegstraumata und insbesondere die Intuitive Diagnostik der unbewussten Kriegstraumata eine besondere Herausforderung für PsychiaterInnen, PsychosomatikerInnen, PsychologInnen und PsychotherapeutInnen dar, da erst das präzise Erfassen solcher jahrzehntelang verschütteter Traumata die Voraussetzung für eine sachgerechte Behandlung darstellt. Obgleich den atemberaubenden Fortschritten der modernen Neurobiologie ungeahnte Einblicke in die dynamische Funktionsweise des Gehirns zu verdanken

> sind, scheint das Wahrnehmen unbewusster Traumata noch zu den Bereichen zu gehören, die bislang dem Ansturm des technologischen Fortschritts getrotzt haben. Die Wahrnehmung sehr subtiler traumarelevanter kommunikativer Signale und deren Entschlüsselung erfordern daher eine Methodik der wachen Aufmerksamkeit, sensiblen Schwingungsfähigkeit, differenzierten Registrierung und eine Gabe der Umsetzung und Verarbeitung der komplexen wahrgenommenen Signale in kognitive Inhalte und Zusammenhänge, die mit dem Begriff der Intuitiven Diagnostik definiert werden kann. Angesichts der großen Zahl von Menschen, die in ihrer Kindheit durch den Zweiten Weltkrieg seelische Wunden erlitten haben, angesichts der großen Zahl von Menschen, die als Söhne oder Töchter kriegstraumatisierter Eltern ihren Lebensweg begonnen haben, ist die Entwicklung einer solchen Intuitiven Diagnostik zum Aufspüren, Erkennen und Auflösen unbewusster, aber dennoch virulenter Kriegstraumata eine nicht zu bestreitende Notwendigkeit, um Betroffene nach Jahrzehnten des Nichtwahrgenommenwerdens von dem Albtraum ihrer vielfachen, vielschichtigen und unverarbeiteten Leiden zu erlösen und ihnen neue Lebensperspektiven zu vermitteln.

Ich glaube, dass mehr als 60 Jahre nach dem Ende des Zweiten Weltkrieges keine Zweifel mehr daran bestehen, dass die psychologischen Folgen des zwölf Jahre andauernden »Tausendjährigen Reiches« allen Versuchen des Vergessens und Verdrängens zum Trotz noch ein sehr spürbarer Bestandteil unserer gegenwärtigen Wirklichkeit sind. Ja, ich glaube, wir werden uns mit dem Gedanken vertraut machen müssen, dass das, was ursprünglich als »Tausendjähriges Reich« konzipiert war, uns nicht in seiner Herrschaftsform, aber in der apokalyptischen Dimension seiner Zerstörung noch über Jahrhunderte begleiten wird, wenn nicht gar tausend Jahre.

Die Bewältigung dieser Aufgabe ist, wie ich meine, eine große Herausforderung, die alle Bereiche unseres Lebens umfasst. Was die Heilkunst betrifft, so glaube ich, dass die Herausforderung darin besteht, den Denkradius über den rein medizinischen Bereich hinaus zu erweitern, und zwar bis an historische, politische, gesellschaftliche Horizonte, aber auch den Denkradius dahingehend zu erweitern, was die Bedeutung von Wahrnehmung und insbesondere die Wahrnehmung des Unbewussten betrifft. Denn, so glaube ich, eine Heilkunst bleibt nur eine unvollkommene, wenn sie nicht auch die Augen für das Unbewusste und die in ihm verborgenen Landschaften an Leid eröffnet.

Das Bewusstsein für die Kriegstraumata der direkt betroffenen Kriegskinder wächst langsam. Aber erst langsam, und es ist nach meinem Eindruck erst ein Anfang. Das Bewusstsein für die transgenerationell übertragenen Kriegsleiden der 2. und folgenden Generationen – dies ist mein Eindruck – wartet noch darauf, Einlass in das Tor des öffentlichen Bewusstseins zu erlangen. Meine Hoffnung ist, dass dieses Buch einen kleinen Beitrag dazu leistet, das Tor zu öffnen. Vielleicht werden sich dann auch das Herz und die Sensibilität des Zeitgeistes noch spürbarer für die unverheilten Wunden von Krieg und Holocaust erwärmen, als es bis heute der Fall ist.

Literatur

Beevor, A. (2002): Berlin, The Downfall 1945, London: Viking.

Capa, R. (1986): Sommertage, Friedenstage, Berlin 1945, Berlin: Nishen.

Dörr, M. (1998): »Wer die Zeit nicht miterlebt hat …« Frauenerfahrungen im Zweiten Weltkrieg und in den Jahren danach, Band 1–3, Frankfurt/New York.

Fröhling, U. (1991): Die langen Schatten der Kindheit, Brigitte 11/91, S. 119–123.

Geve, Th. (1997): Es gibt hier keine Kinder. There are no children here. Auschwitz, Gross-Rosen, Buchenwald, Göttingen: Wallstein.

Gilbert, M. (1987): The Holocaust, The Jewish Tragedy, London: Fontana Press.

Gronefeld, G. (1985): Kinder nach dem Krieg, Berlin: Nishen.

Grossman, V. (1995): Life and Fate, London: The Harvill Press.

Hagener, E. (1986): Es lief sich so sicher an Deinem Arm, Weinheim: Beltz.

Hauschild, W. und Umbehr, O. (1985): Im Flüchtlingslager 1947/48, Berlin: Edition Photothek, Dirk Nishen.

Heinl, H. und P. (2004): Körperschmerz – Seelenschmerz. Die Psychosomatik des Bewegungssystems. Ein Leitfaden, München: Kösel.

Heinl, P. (1985): The image and visual analysis of the geneogram. Journal of Family Therapy 7, S. 213–229.

Heinl, P. (1986): Die Interaktionsskulptur, Integrative Therapie 1–2, S. 77–109.

Heinl, P. (1987a): Visual geneogram work and change: a single case study, Journal of Family Therapy 9, S. 281–291.

Heinl, P. (1987b): Die Technik der visuellen Analyse von Genogrammen (Familienstammbäumen), Familiendynamik, 12. Jahrgang, Heft 2, S. 118–138.

Heinl, P. (1988a): Object sculpting, symbolic communication and early experience: a single case study, Journal of Family Therapy 9, S. 281–291.

Heinl, P. (1988b): Kontext und Kommunikation: Koordinaten des Genogramms (Familienstammbaums), Integrative Therapie, 4, 365–375.

Heinl, P. (1991): Therapie im sprachlosen Raum: HWS Trauma in der Kindheit, Praxis der Psychotherapie und Psychosomatik, 36, 324–330.

Heinl, P. (1994a): »Maikäfer flieg, dein Vater ist im Krieg …« Seelische Wunden aus der Kriegskindheit, München: Kösel.

Heinl, P. (1994b): Kriegskindheitstraumatisierungen. In: Olbricht, I. und Wernado, M. (Hrsg): Wertewandel in einer sich wandelnden Welt, Schmallenberg: Grobbel.

Heinl, P. (1997): Kriegsblindheit, Psychologie in der Medizin, 8. Jahrgang, Nr. 1, S. 32–34.

Heinl, P. (1998): Sich selbst organisierendes Denken in der Exploration früher familiensystemischer Erfahrungen, Systhema 12, S. 44–55.

Heinl, P. (1999): Kriegskindheitstraumata: Die Splitter in unverheilten Wunden und die Herausforderung für das Bewusstsein der Zukunft. In: Heller, B. (Hrsg): Maikäfer flieg, dein Vater war im Krieg, Hofgeismar: Evangelische Akademie.
Heinl, P. (2000a): Von der Wahrnehmung zum Verstehen: Kriegskindheitstraumatisierungen und ihre Folgen. In: Schäfer, D. (Hrsg.): Kriegskinder gestern und heute, Bad Boll: Evangelische Akademie.
Heinl, P. (2000b): The Infant Voice in Adult Speech: The Transmission of Information about the First Year of Life in Adult Communication, International Journal of Prenatal and Perinatal Psychology and Medicine, Vol 12, No 1, 155–166.
Heinl, P. (2001): Splintered Innocence. An Intuitive Approach to Treating War Trauma, Brunner-Routledge: London–New York.
Heinl, P. (2004a): Invisible ruins in the unconscious mind: The intuitive discovery of childhood war trauma, Children in War, Vol 1, No 2, 109–115.
Heinl, P. (2004b): Intuitive Diagnostik früher Erfahrungen, Autologik und kommunikativer Feedbackkreis, Gestalttherapie, 18. Jahrgang, Heft 2, S. 22–33.
Heinl, P. (2005a): Die unsichtbaren Fäden der dunklen Kriegstraumata. Das Schaffen eines europäischen Bewusstseins für ein zentrales Thema, Travemünde: Ostseeakademie.
Heinl, P. (2006): Aufbruch in den Denkraum – Intuitive Diagnostik und Datentransfer zwischen mobilen psychoneurobiologischen Kommunikatoren. In: Remmel et al. (Hrsg.): Körper und Persönlichkeit, Stuttgart: Schattauer.
Hersey, J. (1946): Hiroshima, London: Penguin.
Kandel, E. zitiert in Rüegg, J. C. ([2001] 2003): Psychosomatik, Psychotherapie und Gehirn. Neuronale Plastizität als Grundlage einer biopsychosozialen Medizin, Stuttgart: Schattauer.
Lehnartz, S. (2005): Auf der Suche nach der verdrängten Zeit, FAZ 23.01.05.
Lehndorff, H. Graf von (1961): Ostpreußisches Tagebuch, München: Biederstein.
Lessing, H. (Hrsg.) (1984): Kriegskinder, Frankfurt am Main: Extrabuch Verlag.
Luria, A. R. (1972): The Man with a Shattered World, Cambridge: Harvard University Press.
Ninh Bao (1991): The Sorrow of War, London: Minerva.
Overy, R. (2005): The Dictators. Hitler's Germany, Stalin's Russia, London: Penguin.
Steinbacher, S. (2005): Auschwitz. A history, London: Penguin.
Sträuli-Eisenbeiss, B. (2001): Kriegstraumata: Tabuisierung von Leid und Schuld, Museion 2000, 11. Jahrgang, Nr. 3, S. 22–35.
Szpilman, W. (1999): The Pianist. The Extraordinary Story of One Man's Survival in Warsaw, 1939–45, London: Victor Gollancz.
Vassiltchikov, Marie »Missie« (1985): The Berlin Diaries 1940–1945, London: Methuen.
Vater ist im Kriege, Herausgegeben zur Zeit des 1. Weltkrieges von der Kriegsspenderhilfe deutscher Frauen, Berlin: Hilger.
Wardi, D. (1992): Memorial Candles, London: Routledge.
Wedgwood, C. V. ([1938] 1992): The Thirty Years War, London: Pimlico.
Werner, E. E. (2000): Through the Eyes of Innocents. Children witness World War II, Oxford: Westview Press.
Wheen, F. (1999): Karl Marx, London: Fourth Estate, S. 9.

Kriegskinder und transgenerationale Verflechtungen

Verdeutlicht anhand von Eriksons psychosozialem Entwicklungsmodell

Charlotte Schönfeldt

In der deutschen Erinnerungskultur und Zeitgeschichtsforschung, die in den letzten Jahren immer reger geworden sind, wird über die transgenerationale Weitergabe meist nur andeutungsweise oder anhand einzelner Fallvignetten gesprochen und geschrieben. Über die Gründe möchte ich hier nicht spekulieren. Ich finde das Thema aber besonders wichtig, da wir in einer Zeit leben, in der Ängste in Bezug auf die Zukunft unserer Kinder und Kindeskinder und Zweifel an der Utopie der wünschenswerten evolutionären Fortentwicklung menschlicher Werte und einer phylogenetischen Reifung der Menschheit (von der deMause spricht) sehr berechtigt sind. Die Zunahme fundamentalistischer Tendenzen und regressiver Muster und die Apokalypseangst sind existentielle Themen all derer, die nicht wieder verdrängen wollen. Besonders intensiv spiegelt sich dieses zurzeit in allen Arten von Kunst: Künstler setzen viele Arten von »Mahnmalen«.

Ich möchte mit Hilfe von Erik H. Eriksons Paradigma die Phänomene genauer anschauen, die zu den schwierigen »Gefühlserbschaften« (Koch-Wagner) (ver)führen können, und möchte viele Fragen bzw. Denkanstöße in den Raum stellen – und damit hoffentlich kommunizierbar machen.

Der Psychohistoriker Lloyd deMause, zuerst bekannt geworden durch sein Buch *Hört ihr die Kinder weinen*, hat in den neuzeitlichen Veränderungen in Bezug auf den Umgang mit Geburt und früher Kindheit einen evolutionären Fortschritt gesehen (s. o.) und immer wieder betont. Für mich stellt sich aber die Frage, ob die radikalen Veränderungen, die wir als Folge z. B. der neuen Säuglingsforschung und der Bindungsforschung in den letzten 15 Jahren in Deutschland erleben, wirklich nur als positive »Chance« zu sehen sind und wo möglicherweise auch transgenerationale Verstrickungen und gesellschaftlich-manipulative Faktoren und damit »Schranken« (im Sinne Eriksons) bei der im Folgenden fokussierten Weitergabe zu vermuten sind.

Mir fällt auf, dass sowohl bei Lloyd deMause als auch kürzlich beim Frankfurter »Kriegskinderkongress 2005« und auch in weiten Bereichen der gegenwärtigen Erinnerungskultur vor allem die Männer als Söhne im Vordergrund stehen – und ein Thematisieren des Gewordenseins, der Weitergabe und der Gegenwart der Mütter in den jeweiligen historischen und psychosozialen Konditionen (»soziale Zurichtung« nennt es Christa Rohde-Dachser, s.u.) auffallend vermieden wird. So möchte ich mich am Leitfaden von Eriksons Denkmodell einer psychosozialen Entwicklung in acht Phasen[1] hauptsächlich mit der weiblichen Hälfte der Gesellschaft näher beschäftigen.

Ich möchte diese Phasen also in Hinblick auf das weibliche Geschlecht – und anhand von drei Generationen meines Erfahrungsbereichs – beleuchten. Insofern verwende ich Empathie und Introspektion, die von deMause als wichtiges Werkzeug bei der Erforschung geschichtlicher Motivationen betont wird,[2] als Medium psychohistorischer Überlegungen.

Die drei Generationen, um die es mir geht, sind:

1. Frauen zwischen 60 und 75 – meine Generation und die von Freunden, Bekannten und Verwandten und auch der Mütter vieler meiner Klientinnen, also die so genannten Kriegskinder.[3] Ich werde diese Frauen einerseits als Töchter und anderseits als Mütter betrachten.

2. Frauen zwischen 30 und 45, die Töchter der Kriegskinder also; diese bilden einen Hauptteil meiner psychotherapeutischen Klientinnen; auch diese werde ich sowohl als Töchter als auch als Mütter bzw. die Mutterschaft ablehnende Frauen sehen.
   Erfahrungen mit jüngeren Vertreterinnen dieser Generation habe ich außerdem in jahrelanger gestaltungspädagogischer Arbeit mit Studentinnen über Familienkonflikte im Märchen (Symboldidaktik) gewonnen.

---

1 Die ausführlichste tabellarische Darstellung des schon 1950 entwickelten Modells findet sich in Erikson (1988), S. 36 f.; sie ist im Anhang dieses Aufsatzes abgedruckt. Erikson selbst hat diese Phasen mehrfach ausführlich dargestellt: Erikson (1966), S. 55–122; Erikson (1974), S. 91–144; Erikson (1982), S. 241–270; Erikson (1988), S. 70–110.

2 deMause (2000), S. 10.

3 Wir zählen zu den Kriegskindern die Jahrgänge von etwa 1930 bis 1947, und es ist klar und muss immer wieder beachtet werden, dass jeder Jahrgang in anderer Weise vom Krieg betroffen war: Wie viel konnte schon bewusst erlebt werden? Musste und konnte z. B. im BDM mitgemacht und -gedacht werden? Sind bei den Kleineren nur noch einzelne Situationen, Szenen der Erwachsenen, Abenteuerlust oder Angst und Rückzug erlebbar und erinnerbar? Haben die Jahrgänge 1944/45/46 nur diffus, nicht differenzierbar und erinnerbar die mehr oder weniger gefühlten oder überspielten oder bedrängten »Zustände« ihrer Mütter schattenhaft empfunden, ohne sich darin orientieren und differenzieren zu können? So haben die »Kriegskinder« auch viele unterschiedliche Abwehr-(Schutz-) Muster, Überlebensmuster entwickelt und sind damit unterschiedlich konstruktiv oder destruktiv für sich selbst oder ihre familiären oder sozialen und beruflichen Beziehungen umgegangen.

3. Mit den jetzt Jugendlichen habe ich in den letzten Jahren hauptsächlich gearbeitet und dabei besonders deutlich ihre Verstrickungen in die Familiengeschichten wahrnehmen können – aber auch ihre Betroffenheit in der Gegenwart. Auf die ganz Kleinen möchte ich einen fragenden Ausblick vornehmen, der von dem heute viel gebrauchten Begriff des »kleinen Tyrannen« (Jirina Prekop) ausgeht.[4]

Warum Erikson?

Ich geriet an Erikson, als unsere Kinder ins Jugendalter kamen und ich in der Zeitschrift *Eltern* eine Fußnote über Eriksons Buch *Jugend und Krise* fand und es mir kaufte. Ich musste über dieses Thema etwas lesen, denn unsere eigene Jugend hatte sich in der Nachkriegszeit abgespielt und war damit im Wesentlichen eigentlich »ausgefallen«. Wir erlebten Mütter, die vor und nach dem Kriegsende eine Stärke hatten entfalten müssen, in der wir sie vorher nicht erlebt hatten – und Väter, die verhungert, geknackst und offen oder indirekt depressiv aus dem Krieg gekommen waren und sich wieder offen oder indirekt um die dominante Rolle in der Familie bemühen mussten. Wegen der Krise der Eltern stand eine Krise der Jugend bei uns nicht zur Debatte. Wir mussten darauf bedacht sein, dass unsere Eltern beieinander – in sich, miteinander und für uns – blieben.

Erst im Zuge der 68er-Bewegung hat ein Teil von uns etwas von der kritischen Hinterfragung, die auch zu unserer Jugend gehört hätte, nachholen können. Ein anderer Teil, die Konservativeren, war darüber entsetzt, und wieder ein anderer Teil unserer Generation (z.B. viele der Eltern meiner Klientinnen) hat das offenbar in der NS-Erziehung zutiefst eingeprägte unkritische Funktionieren, Leisten und Anpassen beibehalten und an die Kinder weitergereicht. Und wieder ein anderer Teil hat als Eltern das Verdrängte der eigenen Eltern eingekapselt an die nächste Generation weitergereicht oder delegiert,[5] ein Modus, der erst in den letzten Jahren und von nur wenigen Therapeuten, aber zunehmend in der Kunst, Literatur und in Filmen beleuchtet worden ist, wodurch in kleinem Maße eine Lösung aus der Verstrickung möglich wird.

Bei Erikson, der diese Verstrickungen bereits 1950 in *Kindheit und Gesellschaft* aufnahm, erkannte ich ein Menschenbild, das sich nicht nur auf Vererbung oder Psychopathologie beschränkte, sondern auch den sozialen,

4 Prekop (1998)
5 Vgl. Eckstaedt (1989).

kulturellen und historischen Zusammenhang mit einbezog. Nach Erikson setzt die wechselseitige Regulation in der sozialen Umwelt in den krisenhaften Übergängen Chancen und Schranken. In jeder dieser Konfliktphasen gibt es einen Höhepunkt, einen kritischen Wendepunkt (Krise), wo es um die Entscheidung zwischen Fortschritt (Progression) und Rückschritt (Regression), Integration einer neuen Fähigkeit oder Retardierung geht. Dabei handelt es sich meist nicht um endgültige Errungenschaften, sondern um immer wieder auftauchende Kämpfe und Entscheidungen: Z.B. in der Krise der Jugend, der Phase der Identitätsbildung, werden alle bisherigen Errungenschaften wieder hinterfragt und müssen neu entschieden werden. Bei diesen Konflikten ist nun die Ansatzstelle für Erziehung. Die verschiedenen Erziehungssysteme verschiedener Kulturen und Zeiten beeinflussen die Konflikte in spezieller Art und Weise: Im positiven Fall sollen sie leiten, stützen, Ich-Werte stärken, Sicherheit geben und speziell Identität und Integrität in Aussicht stellen. Sie können aber auch die Kindheitskonflikte und die darin enthaltenen Gefühle wie Angst, Aggression, Liebeswünsche unsinnig verstärken, manipulieren, missbrauchen oder unterdrücken. Was also in der spezifischen Erziehung für ein Kind als Wertziel angesehen wird, hängt davon ab, wann und in welcher Kultur es leben soll. – Auf diese Überlegungen Eriksons werde ich noch am Ende Bezug nehmen.

Bei der Beschäftigung mit Erikson wurde mir zunehmend sein Doppelpfeil (»versus«⇔) als Symbol für die eigene Entscheidung in der jeweiligen Krise in den Übergängen und Wendepunkten zum festen Gedankengut.

Ebenso beeindruckte mich, wie Erikson die Not und Bedeutung der Identität im Wechsel zwischen mehreren Kulturen und historischen Umbrüchen sah.[6] Das betraf uns auch persönlich: Wir selbst (mein Mann und ich) mussten als Deutschbalten 1939 (Hitler-Stalin-Pakt) im Kleinkindalter das Land der sozialen Identität unserer Familien, Gemeinschaften und Kultur verlassen und wurden im frisch eroberten Polen, dem damaligen Warthegau, angesiedelt.

6 Hier sind einige Hinweise zu seiner Biografie angebracht: 1902 in Frankfurt geboren, Sohn dänischer Eltern, die sich vor seiner Geburt getrennt haben; die Mutter heiratet den jüdischen Kinderarzt Homburger, der den Jungen adoptiert. Erikson weist selbst auf die eigenen Identitätsprobleme hin: In der Schule galt er als Jude, in der Synagoge als Goj, im 1. Weltkrieg als Däne. Zunächst Kunstpädagoge in Wien, Lehranalyse bei Anna Freud; dort ist er noch Sigmund Freud begegnet. 1933 scheitert ein Versuch, als Lehranalytiker nach Dänemark zu gehen; als Einwanderer (nicht als Flüchtling, wie er betont) hat er dann in den USA Fuß gefasst, war dort zuerst als Kinderanalytiker, dann als Professor tätig, ohne je ein Studium beendet zu haben. Oft politisch Stellung nehmend (McCarthy, Vietnam, Studentenbewegung), hochangesehen und geehrt; 1956 hat er in Frankfurt den Festvortrag zum 100. Geburtstag von Sigmund Freud gehalten. 1994 ist er gestorben. – Vgl. Erikson (1973) und Conzen (1996).

Von dort aus kamen wir dann 1945 wieder in die andersartige Kultur Westdeutschlands. Die Deutschbalten hielten überall reichlich zusammen, um ihre Identität zu stützen und sich ihrer zu vergewissern, wie ich später verstand, weil sie ja wieder Minderheit waren. So sind auch aus diesen Gründen in diesen Gruppierungen sehr viele Ehen entstanden.

Erste eigene Muttererfahrungen

Als ich Sigrid Chamberlain in einem Vortrag zum Buch von Johanna Haarer *Die deutsche Mutter und ihr erstes Kind* hörte, erinnerte ich mich an meine erste Begegnung mit der Nachkriegsauflage dieses Buches: Als 1963 unser erstes Kind, unsere Tochter, geboren wurde, bekam ich das Buch von einer Nachbarin weitergereicht, die schon drei Kinder hatte – ohne Kommentar, wie selbstverständlich: So sollte die Mutter es also machen! Es handelte sich um dieselben Regeln, nach denen die meisten unserer Generation in den 30er-Jahren als Säuglinge (natürlich mehr oder weniger streng) behandelt worden waren.

Auch meine Klinikerfahrungen 1963 waren entsprechend. Also waren die Regeln eine Generation später noch unverändert: Ich bekam mein erstes Kind nicht einmal zum Fühlen und Sehen in den Arm. Es wurde gleich versorgt und ins Babyzimmer gelegt und mir nur in den angeordneten Zeiten zum Stillen gebracht: alle vier Stunden. Beim zweiten Mal wartete ich vergebens, und es hieß dann: Wenn es keine zehn Gramm getrunken habe, bekäme ich es erst nach acht Stunden wieder in den Arm zum Anlegen. Ein vergeblicher Kampf mit den Schwestern, aber dann wartete ich so lange auf dem Flur, bis die Ärztin kam – und mir eine Sonderregelung genehmigte.[7]

Von der Kinderärztin und von Bekannten wurden damals alle Unzufriedenheiten des Kindes im Zweifelsfall der Milch der Mutter zugeschrieben: Sie habe nicht das Richtige gegessen oder sei selbst nicht ruhig genug; wenn man dem Kind öfter als alle vier Stunden die Brust gebe, verderbe man ihm den Magen, und wenn man es zwischendurch auf den Arm nehme und trage, so schade man seiner Wirbelsäule – es gab da viele Sprüche, dass die Mutter ihr Kind schädige, wenn sie diese Regeln nicht befolge. Stattdessen kamen Instant-Milchpulver (Nestlé, Milupa und Humana) auf den Markt, und es hieß, diese seien ja viel bekömmlicher für das Baby und so gut zu bemessen.

7 Bei Conzen 1996, S. 28 lese ich zu Erikson: »1938 kam die Tochter Sue zur Welt. Sie war das erste Kind, das im Krankenhaus nach der Geburt im Zimmer der Mutter verbleiben konnte, eine Einrichtung, wie sie erst Jahrzehnte später, nicht zuletzt unter dem Einfluss der Kinderanalytikerinnen, zur selbstverständlichen Gewohnheit werden sollte.«

Es bedurfte eines sehr stabilen Grundvertrauens in die neu entstehenden Mutterinstinkte, um diesen von außen auferlegten Regeln zu widerstehen, und ich erinnere mich an mein ständiges Dilemma und das Herummogeln um die Regeln.

Eriksons 1. Phase: Grundvertrauen ⇔ Grundmisstrauen[8]

Diese meine eigenen Erfahrungen sollten als Beispiel dienen für den historisch-gesellschaftlich bedingten Umgang mit einer der ersten Krisen (im Sinne Eriksons) in dem entscheidenden Übergang von intrauterinem Dasein zu dem Leben im Außen, in der Umwelt, mit den neuen Medien und den vielen Menschen, der »sensiblen Phase« (in der Ausdrucksweise der neuen Bindungsforschung).

Erikson selbst hat die erste Phase, bei der sich in den letzten 15 Jahren ein historischer Wandel ereignet hat, mehrfach ausführlich dargestellt; ich fasse seine Erkenntnisse hier (wie auch jeweils bei der Einführung in die weiteren Phasen) stichwortartig in Bezug auf meine Fragestellungen zusammen:

• *Vertrauen: Gefühl, sich auf andere verlassen zu können und selbst vertrauenswürdig zu sein* • *Wechselseitige Regulierung zwischen Kind und Mutter* • *Fähigkeit des Kindes, Nahrung aufzunehmen* • *Bereitschaft und Fähigkeit der Mutter, das Kind zu nähren (abhängig von ihrer Entwicklung als Frau, von ihrer unbewussten Haltung zum Kind, vom Erleben von Schwangerschaft und Geburt, von der Ansicht der Umwelt zum Stillen, von der Reaktion des Säuglings)* • *Stabiles Selbstvertrauen des Kindes* • *Nehmen können, was gegeben wird – den Anderen zum Geben veranlassen. Sich später mit dem Gebenden identifizieren, d.h. selbst geben können* • *Wenn diese Wechselseitigkeit nicht gelingt, kann es zu einem Grundmisstrauen und zu diversen Reaktionsbildungen kommen.*

Es ist also eine Frage der sozialen Bedingungen, der Kultur, der historischen Situation und des gültigen »Survival Values«, wie mit diesem Übergang, dieser Phase, dieser ersten Gestaltung von Wechselseitigkeit zwischen Mutter und neugeborenem Kind umgegangen wird. Wird das Kind ein Grundvertrauen entwickeln können oder wird es in einem Grundmisstrauen und einer unersättlichen Paradiessehnsucht stecken bleiben oder in jeder Krise wieder dahin regredieren? Wird seine Lebensgrundeinstellung genug Hoffnung

8 Erikson verwendet in früheren Werken »Urvertrauen ⇔ Urmisstrauen«.

behalten können, um sich die immer wieder auftauchenden Krisen progressiv zuzumuten?

Natürlich ist auch die persönliche Geschichte der Mutter in jener Zeit, als sie selbst Säugling war, von Bedeutung: Hat sie ein Grundvertrauen entwickeln können oder hat man sie bis zur geregelten Stillzeit schreien lassen (»Das stärkt die Lungen«, sagte man)? Kann sie ihrem Kind eine gute Erfahrung weitergeben – kann das Kind im Spiegel der Augen der Mutter ein gutes Selbstwertgefühl sehen und für sich selbst konstituieren (vgl. Jessica Benjamin)? Oder ist die Mutter noch unbewusst verstrickt in den eigenen erlittenen Mangel und wird, wenn ihr eigenes Trauma angetriggert wird, mit der Diagnose »Wochenbettdepression« alleingelassen – wie ich es zufällig von zwei meiner Nachbarinnen erfuhr? Oder ist sie unbewusst getrieben, das eigene Drama zu reinszenieren? Oder die eigene Wunde an und mit ihrem Kind heilen zu wollen?

Eine 22-jährige Klientin litt zeitweise unter Hyperventilation und unter dem Zwang, aus ihrer gewollten Beziehung immer wieder ausbrechen zu müssen und dann Schuld- und Angstgefühle zu haben, von ihrem Freund verlassen zu werden. In ihren Träumen wiederholten sich auffallend Bilder von Aquarien, bei denen sie sich um das Überleben der Fische sorgte, oder von Schwimmbassins, in denen das Wasser voller Flocken war und es schwer war für sie, sich schwimmend zu bewegen. Einerseits war deutlich, dass sich darin ihre pränatalen Ängste symbolisierten (sie war ein übertragenes [nicht zur eigenen Geburt freigegebenes] Kind), anderseits hat die Mutter sie auch später zur Heilung der eigenen Wunde, wie allmählich deutlich wurde, wie in einem ungesunden Beziehungsbassin festgehalten (»vereinnahmt«, s. Bauriedl). Sie durfte zu dem Vater nach der Scheidung der Eltern keine Beziehung pflegen und befreite sich erst während der Therapie von dem Tabu. Durch Nachfragen fand sie dann heraus, dass die Mutter der Mutter im Krieg vergewaltigt worden war, später vom Mann vermutlich missachtet wurde und sich dann im nahe liegenden See ertränkt hatte: ein beschwiegenes Familiengeheimnis. Als die Zusammenhänge immer klarer wurden, konnte sie sich lösen und ihre eigene Welt und ihre Beziehungen genießen.

Was mögen die Kriegskinder in den Augen ihrer Mütter alles gefunden haben? Ich denke, das ist sicher sehr unterschiedlich (je nach Jahrgang, Wohnort in der Stadt oder auf dem Lande, usw.), aber auch: Beim Erleben der Mütter ging es – neben der möglichen eigenen persönlichen Wunde – doch auch wesentlich um das Maß der Involviertheit in die Pädagogik der NS-Zeit.[9]

Sigrid Chamberlain hat über diese erste Phase eines neugeborenen Kindes

9 Dazu: Chamberlain (1997)

und die Wechselseitigkeit zwischen Mutter und Kind bzw. über den den Müttern empfohlenen Umgang in dieser ersten sensiblen und prägenden Phase mit ihren Säuglingen dieser Generation, den so genannten »Kriegskindern«, ein sehr erhellendes, sehr differenziert aufdeckendes Buch geschrieben, in dem sie die manipulativ-prägenden Tendenzen des Ratgeberbuches von Johanna Haarer *Die deutsche Mutter und ihr erstes Kind* (dieser Ratgeber basierte auf der »schwarzen Pädagogik«, wurde 1934 zum ersten Mal aufgelegt und weiterhin bis 1987 vertrieben) aus dem Blickwinkel der Bindungsforschung und der neuen Säuglingsforschung betrachtet und zu erschütternden Ergebnissen kommt.

Sie arbeitet minutiös hinhörend, lesend und erinnernd heraus, wie in dieser ersten Phase zu Beginn des Lebens absichtsvoll Bindungs-, Beziehungs- und Liebesfähigkeit zerstört werden sollten, indem die Chance der sich entfaltenden Wechselseitigkeit wie Resonanz und Blickkontakt und die Interaktion zur wechselseitigen Regulierung im Keim bei beiden – Mutter und Kind – eingefroren oder erstickt wurden. Damit soll gerade das Gegenteil zu den Bemühungen der Bindungsforschung und Säuglingsforschung bewirkt werden: Das Kind soll sich den Regeln anpassen, keine weichen Gefühle gegen sich und keine innige Beziehung zur Mutter entwickeln. Nicht nur die Jungen sollen »hart wie Kruppstahl« und zu Trennung und Tod bereit sein, sondern auch die Mädchen sollen sich tapfer, nicht weichlich, sondern gut funktionierend entwickeln.

Zu Beginn der NS-Zeit konnten sich die Mütter ja durchaus aufgewertet fühlen, wenn sie dem Führer viele Helden und künftige Mütter gebären wollten. Sie sollten deshalb den innigen Blick vermeiden und alle aufkeimenden Gefühle und Ich-Strebungen des Kindes dem Willen der Mutter unterwerfen und das angepasste, gut funktionierende und lenkbare, dem Volk dienende Menschenkind produzieren.

Aber in der Realität des Krieges werden viele Säuglinge in den Augen ihrer Mütter auch das Entsetzen gesehen haben, wenn die Mutter die Nachricht vom Umgebracht-Werden oder »Gefallen-Sein« des Vaters bekommt, oder die Entwürdigung nach Vergewaltigungen oder die unendliche Angst bei Bombenangriffen oder vielleicht auch die mehr oder weniger bewusste Scham, wenn sie die Misshandlung der Juden sah. Ich denke, dass – solange den Kindern noch nicht gänzlich der ihnen angeborene Instinkt zerstört worden ist – sie auch das verdrängte Entsetzen der Mütter bzw. Eltern haben spüren können – die unbewusste Wechselseitigkeit. Viele meiner Klientinnen der nächsten Generation litten unter Schuldgefühlen oder Scham, aber waren sich nicht bewusst, warum und woher.

Immer wieder kommt mir bei der Therapie mit diesen Jahrgängen das

Konzept »Die tote Mutter« von André Green[10] in den Sinn, in dem er beschreibt, wie im Blick der Augen der Mutter durch ein erlittenes Trauma, Angst, Verlust und Trauer, ein Wegtauchen in erstarrtes Entsetzen oder sonstige abrupte Veränderungen die Wechselseitigkeit verwirrt wird und die notwendige Möglichkeit des Kindes, sich in den Augen der Mutter zu orientieren, sein Selbst zu finden, abbricht.

Eine meiner Klientinnen, deren Vater im Krieg getötet wurde, als sie neun Monate alt war, leidet jetzt noch unter einer diffusen Angst vor den Blicken anderer in engeren Situationen.

Überhaupt galt es für viele Kinder, das Eigene in dieser unendlichen Verflechtung zu wahren. Sie hatten wohl kaum Mütter, die den »Raum des Fühlens«[11] bieten konnten, um die Entwicklung der Gefühlswelt des Kindes zu halten, auszuhalten: »Lass mich mit deinem Kram in Ruhe!«, höre ich in der Erinnerung meiner Klientinnen an solche Szenen. Wo konnten die Kinder mit ihren vielfältigen Gefühlen, eigenen Ängsten bleiben und mit ihrem Erschrecken vor allen Grausamkeiten, vor Tod und Mord usw.? Wir mussten die Mütter für das Lebenswichtige »erhalten« und ihnen nicht mehr zumuten, als sie aushalten konnten – und dafür haben Kinder einen sehr sicheren Instinkt, was ihre Mütter brauchen, um noch »good enough« (Winnicott) zu sein. Der fehlende Raum mütterlicher Geborgenheit, damit die Gefühle gefühlt und ausgesprochen werden konnten und durften, hat mehrere Generationen noch lange an der Entwicklung ihrer Emotionen und Empathiefähigkeit beeinträchtigt, die sich eigentlich in der sensiblen Phase entfalten. Die Mütter waren in hohem Maße angestrengt und belastet und teilweise auch ihrerseits schon durch die »schwarze Pädagogik« und den Ersten Weltkrieg verletzt. So ist in den Therapien mit diesen verschiedenen Generationen ein Hauptthema, den »Raum des Fühlens« noch zu entfalten und differenzieren zu lernen.

Das in der Generation der Kriegskinder so häufig wahrzunehmende, sozial so anerkannte Abwehrmuster der Abtretung (anderen das abtreten, was man selbst gebraucht hätte oder braucht)[12] mag damit zusammenhängen, dass die Kriegskinder so früh für den Erhalt der Mütter sorgen mussten und ihre eigenen Bedürfnisse oft nicht wahrnahmen, abwehrten oder mitunter somatisierten. Sie können besser geben als nehmen und müssen das selbstbewusste Nehmen – wenn es denn nötig wird – lernen – oder daran im Alter und in der Abhängigkeit verzweifeln und in ihrer Würde zerbrechen

10 Jetzt ausführlich in: Green (2004)
11 Asper (1987): Verlassenheit und Selbstentfremdung
12 vgl. Schmidbauer (1977): Die hilflosen Helfer

oder auch in einem unersättlichen Zuwendungshunger im hochnarzisstischen oder später auch dementen Geisteszustand regredieren.

Die verschiedenen Religionen sind (so Erikson) der Ort institutioneller Einbindung dieses Grundkonfliktes und bieten die Chance der rituellen Vergewisserung in einem ausreichenden Grundvertrauen. Auch bei meinen jungen Klientinnen hörte ich fast immer von dem Bedürfnis danach, aber: »In der Kirche finde ich das nicht.« Solange die Religionsverwalter (so denke ich) noch mit Dogmatik ihre Machtpositionen halten und ihre manipulativen (regressionsfördernden) Aspekte praktizieren, werden die Religionen nicht zu einem symbolischen und innerpsychischen Gottesverständnis kommen und sich nicht zu Institutionen, die die Verantwortlichkeit für Menschlichkeit fördern, entwickeln können.

Eriksons 2. Phase: Autonomie ⇔ Scham und Zweifel

• *Festhalten ⇔ loslassen mit jeweils 2 Wertungen: positiv oder negativ* • *Deshalb muss die Erziehung beide Seiten bedenken: fest und tolerant, Sicherheit gebend, vor sinnlosen, zufälligen Erlebnissen von Scham und Zweifel schützend* • *Grundvertrauen als Schatz bewahren und hüten* • *Unterstützen von Autonomie im richtigen Maß und im richtigen Moment: erst dann, wenn der Kern der Autonomie sich gebildet hat und Kompetenz und Einsicht da ist* • *Die Autonomie des Kindes ist abhängig von der Reflexion des Selbstgefühls der Erwachsenen in Arbeit und Ehe* • *Im negativen Fall, wenn der keimende Wille gebrochen und die Autonomie vorenthalten wird, richtet sich alles als Schuldgefühl und übertriebenes Gewissen gegen sich selbst* • *Ziel: Selbstbeherrschung ohne Verlust des Selbstgefühles* • *Erwartung eines Lebens mit hohem Grad von Autonomie, Stolz und Gelegenheit zum Vorwärtskommen: wenn die Umwelt keine Möglichkeit dazu bietet, dann tiefe, chronische Enttäuschung*

Zu dieser Phase, die in der Fachliteratur schon früh und viel behandelt wurde, möchte ich zunächst einige Sentenzen und Sprüche zitieren, die unserer Generation als Kindern oft gesagt wurden. Ich bekam z.B. oft zu hören: »Das Kind hat einen eisernen Willen, schrecklich!«, oder es gab die damals noch üblichen Sprüche wie: »Kinder mit 'nem Willen – kriegen was auf die Brillen«, oder: »Nicht so egoistisch sein!«, oder den Ratschlag von anderer Seite noch für die Erziehung meiner Kinder: »Du musst den Trotz des Kindes brechen, solange es noch klein ist und es nicht erinnert.« Aber auch meine Klientinnen der nächsten Generation erinnern noch Beschimpfungen wie »egoistisch, störrisch, verstockt, eigensinnig« und Drohungen wie »Das werde ich dir schon austreiben« oder »Wenn erst Papa nach Hause kommt« usw.

Eine Veränderung hat hier inzwischen sicher stattgefunden, die Übergänge sind hier allerdings sehr fließend bzw. die Weitergabe kann bei den verschiedenen Jahrgängen und Schichten sehr unterschiedlich sein. Viel hing davon ab, wieweit Mütter Zugang zu der sich entwickelnden Gegenströmung fanden: Die Beschäftigung mit den Erziehungsdevisen der antiautoritären Erziehung im Zuge der 68er-Bewegung oder die Lektüre der *Familienkonferenz* von Gordon stellte die Stärkung der Autonomie des Kindes zweifellos als Ziel heraus.

Unsere Kinder erlebten aber unsere Suche nach Alternativen zu dem selbst Erfahrenen und zu den um uns herum noch reichlich üblichen Erziehungsdevisen auch als Verunsicherung. Die konservativeren Eltern waren »konsequenter« und ließen sich auf die neuen Strömungen nicht ein, verteufelten sie sogar oftmals, so dass es auch oft innerhalb der Großfamilien scharfe Diskrepanzen gab.

Ausblick auf die Kindeskinder

Bei den heutigen jungen Müttern nun erlebe ich oft das viel zu frühe und generalisierte Fragen an die Kinder »Was willst Du?«, für dessen Entscheidung die Kompetenzen des Kindes wirklich noch nicht ausreichen, und es ist zu spüren, wie ein Kind dann überfordert ist. Hier sind, so denke ich, die Auswirkungen der beschriebenen Verunsicherung durch die Eltern zu erkennen. Ich möchte hier eine Passage aus dem Buch von Prekop[13] zitieren:

> »Die Eltern passen sich (…) dem Baby an. Dadurch entgeht dem Kind nicht nur die Chance, seine Adaption an das Umfeld als Voraussetzung für die Lebenstüchtigkeit zu üben, sondern auch die Möglichkeit, sich geborgen zu fühlen. Das Baby ist nämlich in einer bestimmten Stufe seiner Denk- und Persönlichkeitsentwicklung in besonderem Maße dafür sensibel, sich selbst als allmächtig und die Eltern als voll beherrschbar zu erkennen. Wird ihm diese Erfahrung zu seiner zuverlässigsten, bleibt ihm nichts anderes übrig, als das Beherrschen der Umwelt zur Ersatzbefriedigung seiner Grundbedürfnisse nach Geborgenheit zu machen. Es wird von der Erfahrung seines Herrschens suchtartig abhängig.«

Das häufig zu beobachtende stolze Demonstrieren der Eigenständigkeiten des Kindes durch die Mütter könnte auch zu Scham und Selbstzweifel der

13 Prekop (1998), S. 55

Kinder führen, wie ich in meiner Praxis erfuhr. Oder die Kleinkinder beobachten mit gutem Instinkt, was wohl die Mütter hören wollen bei den ständigen Fragen: »Was willst Du?« (die jungen Eltern wollen ja nichts falsch machen!) – und es muss hinterfragt werden, ob so der autonome Wille des heranwachsenden Kindes wirklich gefördert wird – oder die Eltern sich um Konflikt und Verantwortung drücken.

In den Anträgen für die Jugendlichen geht es oft um den sog. »Autonomie-Abhängigkeits-Konflikt«, und hinter der Sprache des »Ich will« in Bezug auf z. B. Essen, Kleidung und Chaos liegt oft die völlige Unfähigkeit zu wirklich eigenem altersgemäßen Willen und eigenen altersgemäßen Entscheidungen; vielmehr äußert sich die stärkste Energie in der Verweigerung von z. B. Essen oder Schule und Struktur. Dabei leiden diese Jugendlichen und merken sehr wohl, wie destruktiv für sie selbst diese negative Form der Abhängigkeit ist, die Zuwendung durch ständige Ermahnung, Kritik und Beschämung – und wie unfähig sie zu konstruktiver Autonomie und Entwicklung zu eigenständigem Willen sind.

Eriksons 3. Phase: Initiative ⇔ Schuldgefühl

• *Bewegung: kraftvoller Schwerpunkt in sich selbst* • *Geschlechtsunterschiede erregen Wissbegier. Ödipale Phase* • *Initiative: Wahl der sozialen Ziele und deren ausdauernde Verfolgung* • *Schule als Frust oder Chance* • *Bereitschaft, schnell und begierig zu lernen, großzuwerden, Pflichten und Leistung anzunehmen – Zuwendung zur Dingwelt – statt Macht* • *Bauen und planen mit anderen, statt sie beherrschen und zwingen zu wollen, Werk-Identifizierungen* • *Ausrichtung auf das Mögliche und Greifbare, an Ziele eines aktiven Erwachsenenlebens heften* • *Gewissen als Lenker der Initiative. Moral. Grundstein der Moralität darf aber nicht überlastet und missbraucht werden* • *Hass auf die Eltern, wenn sie als Vorbilder und Vollstrecker des Gewissens sich selbst an ihre Moral nicht halten* • *Willkür und Macht können zu Moralität und Rachsucht und Unterdrückung anderer führen oder zu Schuldgefühlen, d.h. Einschränkung seiner selbst und nicht seine Kraft und Fähigkeiten zu leben und zu entwickeln* • *Stattdessen: Überkompensieren, Dauermotor, psychosomatische Krankheiten, u.a. Impotenz und Frigidität*

Mit der Entfaltung der eigenen Initiative in geschlechtsspezifischen Spielen, Fähigkeiten, Fantasien und Kreativität waren die Kriegskinder natürlich auch eingeschränkt. Sie erlebten ihre Mütter in den vielen Herausforderungen, aber auch Brüchen und Krisen als stark, Verantwortung übernehmend, selbständig in ihrer Frauenrolle und den Wandel nach der Rückkehr der Väter, die um ihre Dominanz bemüht waren und sich von Emanzipationstendenzen der Mütter und Töchter bedroht fühlten. Diese Tabus waren offenbar so tief verinnerlicht, dass z.B. meine Schwester und ich erst nach dem Tod unseres Vaters zu studieren begannen. So erlebe ich auch bisweilen bei Freundinnen meiner Generation, die selbstbewusst und emanzipiert sind, in der Tiefe noch eine Bremse, sich klar, gezielt und entschieden zu geben.

So kann der Selbstzweifel, ob wir ein gutes Vertrauen zum eigenen Sein und Wunsch entwickeln konnten und bewahren können, sehr tief sitzen und immer wieder auftauchen, z.B. in Träumen oder am nächsten oder übernächsten Tag.

Ich hörte von den Töchtern dieser Kriegskinder in meiner Praxis immer wieder: »So wie meine Mutter wollte und will ich nicht werden«, oder: »Die Hände meiner Mutter rochen immer nach Seife«, oder: »Meine Mutter konnte nichts geben, und es ist immer noch kalt, wenn ich nach Hause komme, sie spart das Geld für die Heizung«, oder: »Ich musste immer nur funktionieren«, oder: »Ich musste ganz bald für sie sorgen, sie war wie ein Kind«, oder: »Die Eltern haben immer gearbeitet und wir waren allein«.

Der Mangel an idealen Leitbildern für ein erstrebenswertes Frauenbild war ein häufiges Thema bei den jungen Frauen, den Klientinnen und Studentinnen. Auf der Suche nach Vorbildern mussten sie sich in die Literatur begeben. Das Mainstream-Klischee oder die harte Karrierefrau war für sie kein erstrebenswertes Vorbild.

Wie es nun mit der Initiative, Bewegung und dem »kraftvollen Schwerpunkt in sich selbst« bei den Kindern und Jugendlichen heute ist, hängt sicherlich von der Gegensteuerung der Eltern ab: Was setzen sie der Flut von Spielzeug, Werbung, Medien, Konsum und Mainstream-Klischees entgegen? Wird der altersgemäße Symbolhunger mit Medien »abgefüllt« oder bemühen sich die Eltern, ihren Kindern lebendige Natur- und Erlebniserfahrungen zu vermitteln? Wie viel Kraft und Zeit haben sie noch neben ihrem Existenzkampf? Die Mutter eines zwölfjährigen Klienten, alleinerziehend und erfolgreiche Bankerin, ließ ihren Jungen schon früh oftmals allein, und wir stellten bald fest, dass er sich aus starken und gewalttätigen Figuren aus den Fernsehserien, Wikingerhelden usw. eine Fantasiewelt aufbaute, die ihm in der Identifikation Schutz bot – aber seine eigene maskuline Entwicklung blieb stecken, und er sprach verwaschen und kleinkindhaft.

Eriksons 4. Phase: Leistung[14] ⇔ Minderwertigkeitsgefühl

• *Regsamkeit, Kompetenz statt Trägheit* • *Bedeutung von fördernder Schule und Nachbarschaft, Arbeitsteilung* • *Technologisches Ethos, Werksinn* • *Wie in allen anderen Phasen, besonders auch hier: die Chance, in der Gesellschaft mit den erworbenen Kompetenzen eine anerkannte und einträgliche Stellung in Aussicht zu haben* • *Wenn Anerkennung nur abhängig ist von Hautfarbe, Geschlecht und Milieu (und heute von der Arbeitsmarktlage) – dann ist das Identitätsgefühl in Gefahr*

Für den Erwerb der Kompetenz »Leistung« waren die Kriegskinder gut gerüstet und wurden groß in der Zeit des Wirtschaftswunders und hatten gute Chancen in Beruf und Kapitalerwerb. Kompensierten sie damit möglicherweise die innere Leere und ein Hungergefühl und vermieden die Nachentwicklung der emotionalen Kompetenzen? Hängt auch damit möglicherweise bei der Töchtergeneration und deren erlittenem emotionalen Hunger die damals aufkommende Magersucht bzw. Bulimie zusammen, ein Symptom, das sich immer mehr verbreitet (s. auch 5. Phase)?

In meiner jahrelangen Arbeit mit Studenten der Kunstpädagogik und Heilpädagogik – wir arbeiteten mit symbolischem Gestalten und Verstehen von Märchen – rührte das Gestalten des Hänsel-und-Gretel-Märchens immer am meisten an die eigene Erfahrung: Die Mütter hatten emotional nichts zu geben gehabt. Andererseits: »Rumpelstilzchen«, in dem die Müllerstochter verkauft wird, um im »Königsreich« Stroh zu Gold zu machen, und damit ihre kreative weibliche Potenz verlieren soll, war das am häufigsten gewählte Märchen.

Bei den jungen Erwachsenen also war die Entscheidung für die Entwicklung zur Leistung sozusagen noch »in die Wiege gelegt« und unhinterfragt. Eher blockierte sie ein gewisser Perfektheitsanspruch (Schmidbauer, *Alles oder Nichts*), wie z.B. eine junge Frau, die durch ein Überspringen aller kleinen Schritte die Erwartungen ihrer Familie erfüllen wollte und nach zweimaligem Durchfallen durchs Physikum erst ihre eigene Motivation und Lernbereitschaft erproben musste, um dann den eigenen Weg zu finden.

Bei den ganz Jungen habe ich beobachtet, dass die Neigung, Begabung und Motivation zu bestimmten Berufsfeldern in so großem Maß mit der Perspektive »arbeitslos« blockiert wurde, dass der regressive Sog immer

14 Erikson verwendet für »Leistung« in späteren Werken auch »Werksinn« oder »Regsamkeit« oder »Fleiß«.

stärker wurde. Besonders bei bereits arbeitslosen Eltern verweigern die Kinder – teilweise im unbewussten Loyalitätskonflikt, teilweise aus Perspektivlosigkeit – jede Konzentration auf Leistung, sie resignieren und sind in Gefahr, zu Staatssäuglingen zu regredieren. Wieweit in der männlichen Linie auch der »Leistungsbeweis« in aggressiven Aktionen und Gruppen mit fundamentalistischen Ideologien ein Ausweg bzw. die Folge ist, sollte man noch mehr bedenken. Es sind dies wohl nicht die verantwortungsvoll und sicher »gebundenen«, sondern die von Prekop beschriebenen in praktischen Dingen verwöhnten, aber in Bezug auf Geborgenheit und Sicherheit (s. o.) verlassenen Kinder, denen die Erfahrung von Gewissen und Struktur fehlt.

Eriksons 5. Phase: Identität ⇔ Identitätsdiffusion

• *Positives Identitätsgefühl: wenn die Energiesteuerung auch in einer kulturellen Synthese eingebettet ist, d.h. wenn diese Werte auch in der Gesellschaft sinnvoll gelebt werden können und Aussicht auf eine berufliche Laufbahn ermöglichen* • *Im negativen Fall kann es zu Unterdrückung, Ausnutzung für Herrschaftssysteme, Feindbilder und Rache für die Leiden in der eigenen Kindheit kommen. Individuelle Identität muss im sozialen Kontext eine erfolgreiche Variante der Gruppenidentität sein und Sinn machen*

In den 70er-Jahren beschäftigten wir uns mit den Strömungen der Frankfurter Schule und den Idealen der Humanistischen Psychologie. Das waren die damals progressiven Eltern, die bis in die Nächte herein diskutierten und sich damit auch viel beschäftigten: wie die Kinder für eine bessere Welt erzogen werden könnten. Wir dachten damals, unsere Kinder würden mit einer Identität inmitten der Werte der Humanistischen Psychologie in ihrem Lebenslauf in der Gesellschaft eine Chance haben, wie Erikson sagt. Ist dem so?

Andere Eltern, z.B. Mütter der Jahrgänge, die schon im BDM waren, wollten nichts mit den neuen Ideologien zu tun haben und hielten ihre Jugendlichen streng innerhalb der Grenzen des Funktionierens: Mehrere meiner Klientinnen der Tochtergeneration haben eine Essproblematik – Magersucht, Bulimie oder Übergewichtigkeit. Ich meine, die Essstörungen sind in den Jugendjahren dieser Generation zu einem neuen psychohistorisch relevanten Symptom bei Frauen geworden (s. 4. Phase).

Die Kriegskinder-Eltern, die in der Nachkriegszeit ihre Jugendkrise haben ausfallen lassen müssen, haben vermutlich in der Jugendkrise ihrer Kinder nicht oder noch nicht genug eigene stimmige Identität zur freien Verfügung gehabt, um ausreichend Netz und Rahmen sein zu können.

Zudem war zu der Zeit der Jugend der »Kinder der Kriegskinder« die Pluralität der Identifikationsmöglichkeiten groß, komplex und extrem.

In der Nachkriegszeit fehlte meiner Generation neben dem nötigen Raum von Geduld, Verständnis und Aushalten bei den Eltern die für diese Phase so nötige Clique, Peergroup, denn als Flüchtlingskinder waren wir zunächst aus den bestehenden Cliquen ausgegrenzt. In einem Freundeskreis erzählten wir uns neulich die schlimmen Sprüche, die wir als Flüchtlinge in den Pausen oder auf dem Heimweg zu hören bekamen.

Im Anschluss an eine Aussage Freuds, in der dieser »seine Bewusstheit der inneren Identität« mit der Bereitschaft verbindet, »in die Opposition zu gehen und auf das Einvernehmen mit der ›kompakten Majorität‹ zu verzichten«, betont Erikson in *Jugend und Krise*[15], dass der Wunsch, zu der dominanten Mehrheit gehören zu wollen, den Einzelnen in seiner Identität sehr beschränkt – dagegen muss sich der in der Minderheit Befindliche und eigenständig Denkende ausreichend in seiner Identität stimmig fühlen, um auf das Einvernehmen mit der kompakten Majorität verzichten zu können.

Das Finden und Halten der Identität war für die Kriegskinder also nicht leicht und selbstverständlich, und das wird sich auf deren Kinder in ihrer Jugendkrise ganz sicher ausgewirkt haben – ich denke: sehr unterschiedlich in der weiblichen Linie und der männlichen (ein weiteres interessantes Thema!).

Bei den jungen Frauen und den Studentinnen habe ich noch deutlich die Bemühung und einen gewissen Stolz auf die eigene Meinung und Authentizität, eine Bezogenheit und ein Austauschen und Vergleichen in Frauenfreundschaften bemerkt und den Wunsch, diese Errungenschaften in Ehe, Mutterschaft und Beruf weiterzuentwickeln und leben zu können.

Anders bei den ganz Jungen: Eine 16-jährige Klientin, Einzelkind, zu eng gebunden (die Familie wohnt immer noch in zwei Zimmern) und von der Mutter vereinnahmt, konnte sich in ihrer durchaus individuellen Identität nicht vergewissern und inmitten der Mainstream-Anderen nicht behaupten und selbstbewusst halten und wurde mit nichtkonformen Äußerungen als »zickig« ausgegrenzt (Ähnliches hörte ich auch von mehreren anderen Schülerinnen) und vom Gymnasium auf die Realschule zurückversetzt, wo für sie die Suche nach individueller Identität noch schwerer war. Die Klientin bekam keinerlei Unterstützung und Bestärkung von ihren Eltern, deren Eltern wiederum stark kriegsgeschädigt waren (die Mutter lese immer Bücher über den Zweiten Weltkrieg, aber sie sage nichts). Als die Klientin als Kind den Großvater gefragt habe, was da am Baum herunterfließe (Harz), habe er ge-

15 Erikson (1974), S. 17 f.

antwortet: »Das sind die Tränen, die der Baum weint«; die Klientin empfand es (sie erinnerte das genau) als seine ungeweinten Tränen. Ihre eigene depressive, auch suizidale Phase begann bald nach dem Tod beider, kurz nacheinander gestorbenen Großeltern. Nachdem wir es gemeinsam verstehen konnten, schob sie in einem Traum den Großvater liebevoll, sie war ihm sehr verbunden, in seinem Rollstuhl auf die hintere Seite im Zimmer, um sich den Weg freizumachen zur Tür. Wie auch diese Klientin kamen viele meiner jugendlichen Klientinnen mit dem Symptom der Selbstverletzung (»damit ich mich besser, ganz als Ich, fühlen kann«), und sehr bald, als es wirklich in der Therapiebeziehung um ihre Suche nach einer meist individuelleren Identität ging, erübrigte sich das Symptom.

Eriksons 6. Phase: Intimität ⇔ Isolierung

• *Jeweils das einsetzen, was in der vorherigen Stufe errungen worden ist* • *Identität, die keine Angst vor Ich-Verlust hat, bei der Verschmelzung mit den Anderen: Freundschaft, Wettstreit, Gefolgschaft, Liebe und Inspiration* • *Liebe und Arbeit* • *Krise: Abwehr alles Andersartigen, Freunde zum Feind machen. Folge: Isolierung* • *Stattdessen: Lösung und Entspannung der Aggression wegen der täglichen Gegensätzlichkeiten: männlich ⇔ weiblich, Liebe ⇔ Hass, Wirklichkeit ⇔ Fantasie* • *Arbeit und Spiel in einer wechselseitigen Regulation*

Die Paarbeziehungen der Kriegskinder

Die Variante des Erlebens der Eltern in den Kriegsjahren und danach (Radebolds *Abwesende Väter* oder Roberts *Starke Mütter – ferne Väter*) wirkte sich natürlich auf die gesuchten oder gefundenen Paarbeziehungen dieser Jahrgänge aus, und ich denke, wiederum nach Jahrgängen und Erleben sehr unterschiedlich:

Viele suchten nach der schwierigen Kindheit in der Kriegs- und Nachkriegszeit in der Beziehung eine Heilung der eigenen Wunden, und es kam bei vielen zu vorwiegend symbiotischen Beziehungsmustern, die sich im positiven Fall mühsam differenzieren und entwickeln mussten, oft erst, wenn die eigenen Kinder schon aus dem Haus gingen. Oder die Beziehungen wurden in den vertrauten Mustern starr oder zerbrachen.

Die jüngeren Jahrgänge, die nicht bewusst erlebt hatten oder erinnerten und stattdessen nebulose Schatten oder »Implantate« (Eckstaedt) in sich trugen, haben wieder andere Wege gesucht: Manche Töchter nahmen unbewusst die Delegationen des Ungelebten ihrer Mütter an und erlebten z.B. das »Chaos der Liebe« (Beck/Beck-Gernsheim) oder auch künstlerische Laufbahnen oder wissenschaftliche Karrieren ohne Kinder und/oder Liebe – oder lebten auch den von den Vätern nicht gelebten Widerstand (Gudrun Ensslin z.B.) mit den entsprechenden Bindungen über ein ideologisches Einverständnis.

Wie die Töchter nun die Paarbeziehung ihrer Eltern erlebt haben, hat sich natürlich auf die Gestaltung und Wahl ihrer eigenen Beziehungen ausgewirkt: Sind sie extrem vereinnahmt worden, weil ihre allein gebliebenen oder emotional einsamen Mütter sie für den eigenen emotionalen Mangel (miss)brauchten? Oder wurden sie als die Trösterinnen ihrer narzisstisch tief gekränkten und depressiven Väter »benutzt« – sie waren ja fürs Funktionieren erzogen worden?

Haben sie erlebt, wie ihre Mütter mit ihren heimgekehrten Männern konfliktvermeidend (in Watte packend und die uneinschätzbaren Zornausbrüche ertragend) umgingen, und wurden sie auch konfliktscheu, da sie keine konstruktiven Erfahrungen damit hatten?

In meiner therapeutischen Arbeit mit der nächsten Generation musste sehr oft erst das verschwiegene diesbezügliche Leid ihrer Mütter und/oder Väter beleuchtet werden, damit sie sich aus der Vernetzung lösen und die eigenen Beziehungen davon entlasten konnten, bis sie selbst wagten, Konflikte anzusprechen, zu fragen und zuzumuten, herauszufordern. Oder sie flüchteten ins Gegenteil und zerrieben die Schwingungen der Gegenseitigkeiten in zu viele Hinterfragungen und Forderungen nach Diskussion und Gespräch.

Auffallend war für mich das häufige Klagen über »Angst vor Nähe« (in Bezug auf verschiedene Arten von Beziehungen) und die Unfähigkeit, ihre Beziehungen autonom zu regulieren; sie hatten keine Worte und Vorbilder dafür. Ich verstehe darin die intuitive Vorsicht, mit der die Töchter der Kriegskinder in ihrer primären Nähebeziehung mit ihren Müttern (und dann auch Vätern) umgingen oder umgehen mussten. In deren Liebesbeziehungen spielt die Angst vor Ich-Verlust sicher auch eine bedeutende Rolle – während bei den jetzt Jugendlichen sich eher eine gewisse Sucht danach hereinmischt, so bemerkte ich.

Eine 19-jährige Klientin litt unter panischen Ängsten, einerseits von ihrem von Drogenabhängigkeit geheilten Freund verlassen zu werden, anderseits ständig aggressive Durchbrüche gegen ihn herauszulassen. Ihre beiden Eltern sind kurz nach dem Kriege geboren und offenbar stark traumatisiert. Fünf Jahre nach dem Bruder geboren, sollte sie, so wurde es ihr auch gesagt, als das »Goldkind« die elterliche Krise heilen. Sie sei von Anbeginn das

Trösterchen für ihre Mutter gewesen; diese sei – von früh an bis sie auszog – immer zu ihr ins Bett gekrochen, wenn es ihr nicht gut ging. So ist sie offensichtlich narzisstisch missbraucht (wie so viele!) und nach dem Suizid des Vaters vereinnahmt und, da der Bruder sich entzog, parentifiziert worden. Ähnlich scheint die Geschichte des Freundes gewesen zu sein, und beide haben sich auf verschiedene Weise losgerissen von zu Hause und versuchten nun, füreinander durch ambivalente Verschmolzenheit die besseren Primärobjekte zu sein, und sie geriet natürlich an die alte Wunde, zum Glück intelligent und motiviert genug, um sich jetzt zu verstehen und sich erst mal selbst und für sich selbst zu fühlen.

Eriksons 7. Phase: Generativität ⇔ Stagnation

• *Regeneration als Bedürfnis der reifen Persönlichkeit (wie Produktivität und Schöpfertum)* • *Zeugung/Stiftung und Erziehung der nächsten Generation* • *Wo nicht, ist jeder des Anderen Kind oder ständig sein eigenes* • *kreist in sich: Stagnation und Persönlichkeitsverarmung, Befasstsein mit sich selbst*

Ich möchte blitzlichtartig aus den Ausschnitten, die sich mir geboten haben und bieten, einige Beobachtungen und Vergleiche ansprechen. Die Mütter der heutigen jungen Frauen im gebärfähigen Alter – diese bekommen meist später, wenn der Beruf steht, ihre Kinder – sind meist in den Kriegsjahren geboren und Kind gewesen und haben jene »frühe Sozialisation« erlebt, von der Sigrid Chamberlain gesprochen hat.

Diese Kriegskinder-Frauen haben ihre Kinder/Töchter zwischen 1960 und 1970 geboren.

Der Survival Value, die Identität, die damals in der Gesellschaft eine Chance hatte, hatte viel mit Leistung, Wirtschaftswachstum und Eigentumsbildung zu tun, und in den Geburtskliniken und Ratgebern hatte sich noch nichts verändert.

Zum psychischen Empfinden von Identität gehört nach Erikson Vertrauen darauf, dass die eigene innere Einheitlichkeit und Kontinuität derjenigen Einheitlichkeit und Kontinuität entspricht, die man in den Augen anderer hat und dass der individuelle Weg der Bewältigung von Erfahrungen eine erfolgreiche Variante der Wege ist, auf denen andere um einen herum Erfahrungen bewältigen, und die Tatsache, dass man es auch tut, anerkennen. Kurz: Individuelle Identität muss eine erfolgreiche Variante der Gruppenidentität sein und einen Sinn haben und eine Chance.

Wie steht es nun damit in einer Zeit der Arbeitslosigkeit, speziell für die junge Generation und die Perspektiven für ihre Kinder? Zu welcher Identitätsvariante sind die heutigen jungen Mütter gelangt und welche werden sie vielleicht nötig haben?

Wie steht diese Generation zur Elternschaft, zur Generativität, zur Mutterschaft? Ich erlebe einige sehr bewusst darauf zusteuernde Frauen: »Jetzt bin ich so weit und meine biologische Uhr läuft – aber die Männer sind nicht wirklich so weit«. – Bei wieder anderen sind die Männer bereit, und die Frauen haben Ängste. – Andere wieder sagen deutlich: »Das muss ich einem Kind nicht antun.« – oder andere: »Alleinerziehende Mutter will ich nicht werden.« – oder: »Meine Karriere will ich nicht aufgeben.« – oder: »Ich habe selbst noch nicht genug bekommen.« Und bei fast allen: »In diese Welt kann ich doch kein Kind gebären.«

Die Frauen um die 30 haben sich viel Eigenständigkeit in Beruf, Fortbildung, Karriere und einem vielfältigen Beziehungsnetz aufgebaut, in dem sie sich stabil fühlen, gesehen und vergewissert. Sollen sie das für mehrere Jahre aufgeben – und wie kommen sie wieder hinein?

In den letzten 20 Jahren nun hat sich im Vergleich zu den Jahren der Geburt der beschriebenen Generation viel getan: Es ist vielleicht kein Zufall, dass sich die Neue Säuglingsforschung mit empirischen Untersuchungen dieser allerersten Zeit, die Erikson mit »Grundvertrauen versus Grundmisstrauen« bezeichnete, mit großer Akribie zuwendet.

Daniel Stern in den USA 1985 mit dem Buch *The Interpersonal World of the Infant* und Martin Dornes in Deutschland 1993 mit dem viel zitierten Titel *Der kompetente Säugling* schufen Grundlagen für ein im Psychobereich, aber auch in dem praktischen Umgang mit dieser Phase evolutionäres Forschungsgebiet.

Das andere »neue« Gebiet stellt die »Bindungsforschung« dar (Bowlby). Man hat gemerkt, dass da viel im Argen war und hier die Wurzeln mancher tiefen Störungen zu suchen sind. Die primäre Wechselseitigkeit, die Erikson als so elementar wichtig beschrieben hat, hat wieder Bedeutung gewonnen – aber sie hat neue Namen: »Primäre Intersubjektivität« und »Empathie und Resonanz« werden als Bausteine der psychischen Entwicklung erkannt. Dabei kommt es auf die empathisch regulierte »Passung« an: Nur dann kann das Neugeborene »andocken« und wird ein kohärentes Selbst konstituieren können. Die heutigen Mütter bekommen vor allem von den Hebammen und Kinderärzten, auch in Medien und Gesprächen mit Gleichaltrigen viele Ratschläge, die gemäß den neuen Erkenntnissen sind – aber wie steht es mit ihrer seelischen Verfassung, mit ihrem Identitätsgefühl und der Vergewisserung, als Mütter geschätzt zu werden? Als Schwangere fühlen sich die, von denen ich weiß, zunächst stolz und richtig und auch manchmal bewundert oder beneidet. Dann kommen aber die Schwierigkeiten im Arbeitsbereich: Sie strengen sich sehr an, um nicht ausgegrenzt oder gemobbt zu werden. Oft müssen sie von den Frauenärztinnen früher krankgeschrieben werden, zum Schutz von Mutter und Kind. Und wie ist es nach der Geburt? Die Mütter können sich mit ihren ersten Kindern auf keine Tradition stützen, keinen Ratschlägen von Müttern vertrauen. »Das, was richtig ist« hat sich zwischen ihrer eigenen Säuglingszeit und ihrem ersten Kind um 180 Grad gedreht.

Wie geht es nun den heutigen Müttern damit? In welchem Spannungsfeld befinden sie sich? Die jungen Mütter in diesen Jahrgängen wissen sehr wohl durch Medien und Gespräche, dass schon in der Schwangerschaft viel von ihnen abhängt, ob es dem wachsenden Wesen, das sie ja im Ultraschall sehen, dem Jungen oder Mädchen (auch das wissen sie ja!) gut geht. »Muss ich wirklich laut mit ihm sprechen, ist das wichtig?« Sie wissen auch mehr oder weniger vom »kompetenten Säugling«, der schon alles merkt, dass die »Passung« der Interaktion zu dem Neugeborenen von entscheidender Bedeutung ist für die Persönlichkeitsentwicklung ihres Kindes. Dass es so bedeutend ist, ob sie dem angeborenen Instinkt und dem Bedürfnis zum Andocken auf ideale Weise gerecht werden können. Eine meiner Klientinnen war verzweifelt, so erzählte sie im Nachhinein, dass das Stillen am Anfang nicht so gut ging und ihr Baby zu dünn war. Erst als die Hebamme »aufgab« und ihr »erlaubte«, zuzufüttern, begann die Milch zu fließen. Ihre Mutter hatte sie nicht stillen, nähren und halten können und sie für Monate in die Klinik geben müssen. So müssen auch die meisten der heutigen Mütter (so wie auch schon ihre Mütter) etwas geben, was sie selbst nicht bekommen und erfahren haben. Meine Klientin hat dann übermäßig lange das Beenden des Stillens hinausgezögert, bis sie sich eingestand, dass sie selbst diese Einheiten der Innigkeit brauchte und nicht hergeben wollte. Ihre eheliche Beziehung wurde währenddessen immer schwieriger und unerotischer.

Als Tochter einer Kriegskind-Mutter können sie also unbewusst an und mit ihrem Kind die eigene Wunde heilen wollen. Denn dafür kann sich der heute übliche Umgang mit den Säuglingen durchaus anbieten; gerade die Innigkeit, Nähe, Zärtlichkeit und Berührung, das individuelle Stillen und Tragen haben auch sie vermutlich noch nicht in ihrer Kindheit für sich erleben können. Sie müssen sorgsam sein, dass sie nicht ihren eigenen Mangel mit den Signalen des Kindes vermischen oder abwehren. Dazu wieder ein Zitat von Prekop[16]:

16 Prekop (1998), S. 56

> »Betroffen sind von den Problemen nicht die Mütter, die ihre Kinder wegen ihrer eigenen Emanzipation vernachlässigt haben, sondern ganz im Gegenteil: Es handelt sich um eine viel jüngere Generation, die aus innigster Überzeugung heraus und aus Angst vor Fehlern versucht hat, sich ganz und gar dem Kind zu widmen. Ausgerechnet diese Eltern, die diese Gesellschaft menschlicher machen möchten, kommen in Schwierigkeiten.«

Die Suche nach ausgleichender mütterlicher Liebe von den Ehemännern führt nicht selten zur großen Beziehungskrise, aus der die Männer sich oft entfernen.

Erikson sagt in seinem späteren Buch *Identität und Lebenszyklus* im Kapitel »Ausblick«[17]:

> »Nachdem wir in den letzten Jahrzehnten mehr über die Entwicklung des Individuums und über deren Motivation (insbesondere die unbewußten Motivationen) gelernt haben als in der gesamten menschlichen Geschichte vor uns, kommt eine wachsende Zahl von Fachleuten zu der Schlußfolgerung, daß ein Kind und selbst ein Säugling – vielleicht sogar schon der Foetus – auf höchst sensible Weise das Milieu ›reflektieren‹, in welchem sie aufwachsen. Das Kind spürt die Spannungen, Unsicherheiten und Haßregungen seiner Eltern, auch wenn es die Gründe nicht kennt und die offenen Ausbrüche nicht sieht. Man kann Kinder nicht täuschen. Wenn das Kind sich zu einer gesunden Persönlichkeit entwickeln soll, müssen auch die Eltern genuine Persönlichkeiten in einem genuinen Milieu sein.«

Erikson nennt hier Eltern, Lehrer und Ärzte. Praktisch sind es nun aber mal zunächst die Frauen, bzw. die Mütter, was die Gesellschaft bedenken sollte. Wie viel zutiefst stimmige Identität müssen diese heutigen Mütter eigentlich aufbringen, um nach den neuen Erkenntnissen das Richtige für ihr Kind zu machen? Und andererseits: Wie gehen sie mit ihrer »Ausgegrenztheit« um, mit ihrer Angst und ihrem Wunsch, in der Gesellschaft integriert und anerkannt zu bleiben, wie sie es vor der Mutterschaft waren? Die Erwartungen an sie sind hoch: Sie sollen ihrem Kind die bestmögliche Passung und Bindung vermitteln und stehen oft vor der Frage: »Schaffen wir es oder erzeuge ich einen ›kleinen Tyrannen‹?« Aber sie wollen ja ihr Bestes tun, damit das Kind seine Persönlichkeit und seinen Intellekt frei entfalten kann, also nicht mehr dem Mainstream hörig ist – und was dann? Wie gehen diese Mütter mit ihrer abgesenkten Angst um: In welche Welt hinein erziehe ich mein Kind? Ich erlebe Frauen auf der Suche nach Vorbildern einer guten Identität als

---

17 Erikson (1966), S. 120

Frau, im Beruf und als Mutter und darin auch nach einer Chance in der Gesellschaft. Könnte es so sein, dass an diese Mütter, die eben nicht in einer primitiven Kultur leben, sondern in einer hochkomplexen und gefährdeten, die Erwartung und auch Hoffnung geht, es nun doch endlich mit all den neuen Erkenntnissen besser zu machen, um der Apokalypse zu entgehen? Sind diese jungen Eltern in der Situation der Minderheiten, die eine besonders stimmige Identität finden müssen, um auf das »Einvernehmen mit der kompakten Majorität« verzichten zu können?

Ich denke, wenn es gut werden soll, brauchen diese jungen Eltern viel Anerkennung, Austauschmöglichkeiten und Unterstützung, damit sie die Unterstützung geben können, die deMause als evolutionären Fortschritt antizipiert. Sie brauchen eine stimmige Identität, um aus der Moral, d.h. aus den vielen Regeln von Männerhand, eine eigenverantwortliche Ethik der Empathie und Intersubjektivität wachsen zu lassen, den Balanceakt der Wechselseitigkeit zu schaffen, die Erikson als grundlegend benennt.

Eriksons 8. Phase: Integrität ⇔ Verzweiflung

• *Annehmen der Sorge für Dinge und Menschen und Ideenschöpfungen* • *Ordnung und Sinnerfülltheit unseres einmaligen und einzigartigen Lebensweges als notwendig und unersetzlich* • *Für das eigene Leben allein verantwortlich* • *Bereitschaft, für die Würde seiner eigenen Lebensform zu kämpfen* • *Zusammenhang mit Gesellschaft, Anhängerschaft und Verantwortungsübernahme* • *Weisheit* • *Krise: der einzige und einmalige Lebenslauf wird nicht als die Ultima Ratio anerkannt* • *Folge: Verzweiflung und Todesfurcht* • *Wie bei allen Übergängen kommt es auch und besonders hier zu Krisen, Wendepunkten und Augenblicken der Entscheidung zwischen Fortschritt und Rückschritt, Integration und Retardierung* • *Keine endgültigen Errungenschaften, sondern immer wieder auftauchende Kämpfe und Neuentscheidungen*

Hier geht es also um die Phase, in der zurzeit auch die Kriegskinder-Mütter (und natürlich auch -Väter) sind: Sie haben die vorgegebene berufliche Altersgrenze erreicht und verlieren die bisherigen Rollen – die Rolle, die Bedeutung und das Beziehungsnetz vom Beruf, auch die Frauenrolle, denn ältere Frauen haben in unserer Gesellschaft immer noch einen schwierigeren oder anderen Stand als ältere Männer, die in der »vaterlosen Gesellschaft« (Mitscherlich) mehr begehrt, mit Ehrenämtern überhäuft und respektiert werden; ältere Frauen werden oft, so meine Beobachtung, mit der Brille der

Mutterprojektion gesehen. Die echte Mutterrolle, die einen großen Teil ihrer Lebenszeit und Energie und Zuwendung in Anspruch genommen hat, hat sich erledigt, wenn es denn gut gelaufen ist. Ob und wieweit sie in die Großmutterrolle gelangen, ist ungewisser als bei ihren Müttern, die selbstverständlich in diese mehr oder weniger begehrte Rolle hineinwuchsen.

Es kommt also zu einem sehr drastischen Übergang zur letzten Lebensphase – auch das kann mehr oder weniger bewusst sein oder verdrängt werden – mit der dazugehörigen Krise, in der es um die inneren Kämpfe geht: Rückschritt oder Fortschritt, Stagnation oder Integration, Somatisierung oder Rückblick und Aushalten, Umgehen mit allen schwierigen Erinnerungen und Gefühlen.

Es ist sicher kein Zufall, dass spätestens jetzt längst nicht alle, aber viele der Kriegskinder-Mütter sich dem Rückblick zuwenden. Für die, die nach oder neben der Phase mit den Kindern im Berufsleben waren, ist die Altersgrenze erreicht. Sie haben Zeit und Geld (wenn es nicht für die arbeitslosen Kinder benötigt wird), sehr spät noch das »Nehmen-Können« des Leichten und Angenehmen des Lebens zu lernen – und viele lassen sich darauf ein, sich auch genug Zeit zu nehmen, sich dem Rückblick zu stellen, alte Briefe und Geschichten hervorzuholen und sich mit dem So-geworden-Sein zu beschäftigen. Sie können sich stimmig fühlen und entlastet und geborgen in dem breiten Strom der gegenwärtigen Erinnerungskultur – also wechselnd schwingende Befindlichkeiten von Integrität und Dankbarkeit empfinden. Viele von dieser Gruppe suchen sich noch diese oder jene Aufgaben, um ihre reiche Erfahrungswelt weitergeben zu können oder sich zu engagieren, wo es nötig sein kann.

Andere wieder reisen sehr viel und »haben pausenlos etwas vor«, und es entsteht der Eindruck, sie laufen vor der ruhigen Besinnlichkeit weg – auch dafür bietet unsere Gesellschaft viel, sind doch die Alten die ergiebigsten Konsumenten und werden geschickt dafür geworben. Sie bemühen sich weder um Integrität noch wirken sie verzweifelt, eher strahlend – aber auf der Flucht vor sich selbst. Mir ist aufgefallen, dass es bisweilen gerade den Kindern dieser Eltern besonders schlecht geht – als würden sie die geleugnete Last ihrer Eltern austragen oder alle konstruktive Lebensenergie statt für ihre Lebensgestaltung dafür brauchen, sich in der Selbstzerstörung aus der destruktiven Verstrickung mit den Eltern doch noch lösen zu wollen.

Bei anderen bemühen sich die jungen Erwachsenen, die Kinder der Kriegskinder also (auch viele meiner Klientinnen), die verlorene, verschwiegene Geschichte der Eltern ins Licht zu holen, die sog. »candlelight childs«.[18]

---

18 Diesen Ausdruck verwendete Christina von Braun in Zusammenhang mit dem Film *Rosenstraße* von Margarethe von Trotta; er gilt auch für ihre Verfilmung der *Jahrestage* von Johnson.

Wo die Alten nicht den Weg der Selbstbesinnung in Kunst, Psychotherapie oder anderswie gegangen sind, tun es häufig die Töchter, »bevor ich Kinder habe«, so hörte ich oftmals, auch von den Studentinnen und Jugendlichen, mit denen ich gearbeitet habe.

Einer der späten Leidenswege ist auch die Somatisierung (sehr viel mehr Männer als Frauen in unserer Generation, so fällt mir auf: Zufall?). Bei der Teilnahme an einer Balintgruppe, an der auch hauptsächlich Ärzte teilnahmen, fiel mir auf, dass die Fälle, bei denen die Ärzte nicht so recht weiterkamen mit somatischen Behandlungen, meistens Kriegskinderjahrgänge waren, die dann von den Medikamenten keine Hilfe erfahren konnten, sich oft vielen zugriffigen Untersuchungen aussetzten und möglicherweise eher geschädigt als geheilt wieder auf sich verwiesen wurden.

Es gibt natürlich auch viele, die ihre Wiederaufbauenergie ungebrochen weitergelebt und weitergereicht haben, sonst wären wir nicht da, wo wir sind – im positiven wie im negativen Aspekt des kapitalistischen Systems bzw. der »Diktatur des Kapitals«. Hat die Generation der Kriegskinder dieser Entwicklung möglicherweise auch zu wenig oder zu spät Widerstand entgegengesetzt – wie damals deren Väter und Mütter den NS-Phänomenen? Ein überwältigender Teil des Kapitals liegt in Händen oder auf Konten der Kriegskindergeneration – und deren Kinder bangen um ihre Arbeitsplätze oder müssen sich beruflich über die Maßen einsetzen und versäumen ihre Vater- oder Mutterpflichten – und zahlen für die Renten der Alten. Ein weiterer Teil der Generation unserer Kinder ist arbeitslos und kann die erworbenen Kompetenzen nicht leben, lebt mit einem Existenzminimum. An allen sozialen und entwicklungsfördernden Institutionen und Projekten (und ein auffallend großer Teil der Kinder der Kriegskinder hat sich gerade in diesen Berufsfeldern ausgebildet und engagiert!) wird gekürzt, und die Perspektiven für die Kindeskinder sind beängstigend.

Wie wirkt sich dieses alles nun auf die Beziehungen zwischen den Generationen aus? In den Medien wird geklagt über die Alten, die so große Kosten verursachen, und diese werden ja auch immer älter und auch abhängiger und hilfsbedürftiger. Die Veränderung der Alterspyramide führt zu immer größer werdenden Schwierigkeiten, die die bisher funktionierenden Sozial- und Krankenversicherungsprinzipien ad absurdum führen. Werden die Alten Angst haben müssen vor Neid und Aggression der jungen und jüngsten Arbeitslosen?

Die Bezogenheit zwischen den Generationen gestaltet sich nicht mehr nach den alten Regeln (Vererben und Erben, verbunden mit einer Sorgepflicht, Moral und Ethik, verwandtschaftliche und nachbarschaftliche Regeln), und die gegenwärtigen Modi bewegen sich in einer komplexen Vielfalt.

»Wir brauchen neue Solidaritäten«, formulierte Peter Sloterdijk dazu in einem Vortrag bei einem Gerontologiekongress. Ich denke, diese können sich nur in einem intersubjektiven Dialog entwickeln, einem wieder neuen Balancespiel (in dem wir noch keine Vorbilder haben!): sehr pragmatische Solidarität ⇔ stimmiges Maß an Bezogenheit und Abgrenzung, eine immer wieder neu zu entscheidende Balance zwischen Geben und Nehmen (s. o.).

Hoffentlich kann es uns gelingen, mit diesen von Augenblick zu Augenblick immer neu zu treffenden Entscheidungen möglichst weise umzugehen.

Schluss

Ich möchte am Ende wieder auf meine Anfangsfrage zurückkommen: Berechtigen die neuen Erkenntnisse und die neue Praxis und Lehre in Bezug auf die Bedeutung der ersten Phase der menschlichen Entwicklung die Hypothese von Lloyd deMause, dass es sich bei den neuzeitlichen Veränderungen um einen evolutionären Fortschritt handele? Für eine psychohistorische Sichtweise scheint es mir von großer Bedeutung zu sein, die psychosoziale Situation und die psychohistorische Bedeutung der Mütter nicht zu ignorieren.

Ich möchte hierzu Christa Rohde-Dachser zitieren, die darauf hinweist, dass »es eine der psychoanalytischen Theoriebildung immanente Tendenz zur Schuldzuweisung an die Mütter gibt (...) Sie gilt der Kategorie der Mütter, dem Muttersein als solchem«[19]. Sie weist darauf hin, dass sich in der seit der Vertreibung aus dem Garten Eden immer neu inszenierten Schuldzuweisung an Eva nicht nur ein patriarchaler Mythos durchsetzt, in dem es darum geht, das Bild des Mannes und Vaters unkontaminiert zu erhalten und das »Böse« im »Andern« zu deponieren, dem damit gleichzeitig die Pflicht zur Sühne aufgetragen wird.[20] In Bezug auf die Bedeutung des genaueren Hinschauens auf die notwendige Identität der Mütter fiel mir ein Satz auf, der mir für den psychohistorischen Blickwinkel relevant scheint: Eine Idealisierung sei gleichzeitig eine Entwertung, wenn Mutterschaft so isoliert gesehen werde, dass

> »die Frage nach der Mutter als Person, nach *ihren* Ressourcen, *ihren* sozialen Bindungen, aber auch *ihrer* sozialen Zurichtung, nicht mehr gestellt zu werden braucht. Auch dies ist eine Perspektive, die der des Kindes am Anfang seines Lebens entspricht, wo die Mutter als Person noch keine Konturen besitzt. Von dieser Position ist es nur ein kleiner Schritt hin zu Augustinus' berühmtem

19 Rohde-Dachser (1989), S. 252

20 Ebd., S. 258

> Ausruf: ›Gebt mir bessere Mütter, und ich gebe Euch eine bessere Welt‹ (zit. n. Lloyd deMause 1974).«[21]

Ich nehme am Ende noch einmal die für meine Fragestellung wichtigste Erkenntnis von Erikson auf, dass die Wendepunkte und Krisen bei den Übergängen zwischen den Entwicklungsphasen die Ansatzstellen für fördernde Unterstützung zur Reifung sein können oder auch Ansatzstellen zu deren Verhinderung.

Ich habe versucht zu verdeutlichen, wie in der weiblichen Linie »die soziale Zurichtung« (s.o.) der Mütter nach den beiden Weltkriegen und ihre so oft nicht bewusst gewordenen Wunden sich auf die nächste und übernächste Generation auswirken kann: In einer Zeit der praktischen Umsetzung der zweifellos sehr zu begrüßenden neuen Entwicklungsforschungen können sich die neuen Methoden anbieten für eine emotionale Vereinnahmung bzw. einen narzisstischen Missbrauch der Kinder. – Andere junge Frauen der mittleren Generation wiederum, denen bewusst ist, was es für sie bedeuten würde, es besser zu machen, als sie es erfahren haben, und wie viel von ihnen abhängt, trauen sich diese Aufgabe nicht zu, sind noch in ihren eigenen Bedürfnissen fixiert oder stellen sich der Generativität nicht. – Voraussetzung für eine konstruktive Generativität ist ja auch das Zusammenleben in einer stimmigen und stabilen Beziehung, die genug Halt geben kann für den Balanceakt der Erziehung und für progressive Entscheidungen in den normalen Krisen und Übergängen.

In diese im weitesten Sinne auch durch zu unbewusste individuelle »Schranken« entstandenen »Ansatzstellen« greifen in erschreckendem Maße die kollektiven gesellschaftlichen Ströme ein, und es ist m. E. offensichtlich, wie die politisch-soziale Umwelt in diese krisenhaften Übergänge, wenn sie denn nicht idealtypisch gelöst wurden, hineinwirkt: Die Perspektivlosigkeit auf dem Arbeitsmarkt und die marktwirtschaftlichen Manipulationen und fundamentalistischen Verführungen finden sehr wohl offene Ansatzstellen, die im Zeitalter der Globalisierung passend funktionalisiert werden können:

So können z.B. die nicht um ihrer selbst willen gebundenen, sondern »überfütterten« Kinder und vor allem Jugendlichen für Sucht und Konsum »passend« sein. Als regressiver »Lösungsversuch« müssen wohl auch fundamentalistische Wege verstanden werden. Oder aber können die narzisstischen Wunden der Eltern dazu führen, dass sie zu ihrer eigenen »Heilung« die Töchter dem herrschenden Prinzip verschreiben (Rumpelstilzchen s.o.) bzw. dem unhinterfragten Survival-Value und kapitalistisch orientierten

---

21 Ebd., S. 257

Opportunismus zuarbeiten und zu ellbogenstarken und coolen Karrierefrauen erziehen.

Wir können aber auch hoffen, dass die sich in der jungen Generation entwickelnde, viel tolerantere Beziehungskultur zur freien Verfügung von genug stimmiger Identität führen möge, die an die nächste Generation weitergegeben werden kann. Damit sie aber nicht über lange Strecken in der mühseligen Situation der Minorität zu sein haben, werden sie viel Unterstützung, Anerkennung und Hoffnung für die Zukunft ihrer Kinder und Chancen in der Gesellschaft brauchen, damit die neuen Erkenntnisse zu einem evolutionären Fortschritt, einer Reifung der Menschheit (deMause) führen können.

Literatur

Asper, Kathrin (1987): Verlassenheit und Selbstentfremdung. Olten 1987.
Bauriedl, Thea (1996): Leben in Beziehungen. Freiburg 1996.
Beck, Ulrich / Beck-Gernsheim, Elisabeth (1990): Das ganz normale Chaos der Liebe. Frankfurt/M. 1990.
Benjamin, Jessica (1990): Die Fesseln der Liebe. Frankfurt/M. 1990.
Bowlby, John (1969): Bindung. Eine Analyse der Mutter-Kind-Beziehung. Frankfurt/M. 1984. (Orig.1969).
Chamberlain, Sigrid (1997): Adolf Hitler, die deutsche Mutter und ihr erstes Kind. Gießen 1997.
Conzen, Peter (1996): Erik H. Erikson. Stuttgart 1996.
DeMause, Lloyd (Hg.) (1982): Hört ihr die Kinder weinen. Frankfurt/M. 2. Aufl. 1982. (Orig. 1974).
DeMause, Lloyd (2000): Was ist Psychohistorie? Gießen 2000.
Dornes, Martin (1993): Der kompetente Säugling. Frankfurt/M. 1993.
Eckstaedt, Anita (1989): Nationalsozialismus in der »zweiten Generation«. Frankfurt/M. 1989.
Erikson, Erik H. (1966): Identität und Lebenszyklus. Frankfurt/M. 1966. (Orig. 1959).
Erikson, Erik H. (1973): Autobiographisches zur Identitätskrise. In: Psyche 27, 1973, S. 793–831.
Erikson, Erik H. (1974): Jugend und Krise. Stuttgart 2. Aufl. 1974. (Orig. 1968).
Erikson, Erik H. (1982): Kindheit und Gesellschaft. Stuttgart 8. Aufl. 1982. (Orig. 1950).
Erikson, Erik H. (1988): Der vollständige Lebenszyklus. Frankfurt 1988. (Orig. 1982).
Green, André (2004): Die tote Mutter. Gießen 2004.
Haarer, Johanna (1954): Die Mutter und ihr erstes Kind. München 1954.
Koch-Wagner, Gesa (2001): Gefühlserbschaften aus Kriegs- und Nazizeit. Mutter-Tochter-Beziehungen unter dem Einfluss von Kriegstraumen und nationalsozialistischen Ideologiefragmenten. o. O. 2001.
Prekop, Jirina (1998): Der kleine Tyrann. Welchen Halt brauchen Kinder? München 1998.
Roberts, Ulla (1994): Starke Mütter – ferne Väter. Frankfurt 1994.
Radebold, Hartmut (2000): Abwesende Väter. Göttingen 2000.
Rohde-Dachser, Christa (1989): Abschied von der Schuld der Mütter. In: Praxis der Psychotherapie und Psychosomatik 34, 1989, S. 250–260.

Schmidbauer, Wolfgang (1977): Die hilflosen Helfer. Reinbek 1977.
Schmidbauer, Wolfgang (1980): Alles oder nichts. Reinbek 1980.
Stern, Daniel (1985): The Interpersonal World of the Infant. New York 1985.

Anhang

Phasen	A *Psycho-sexuelle Phasen und Modi*	B *Psycho-soziale Krisen*	C *Radius wichtiger Beziehungen*	D *Grund-stärken*	E *Kernpatho-logie, grund-legende Antipathien*	F *Verwandte Prinzipien der Sozial-ordnung*	G *Bindende Rituali-sierungen*	H *Ritualismus*
I Säuglings-alter	Oral-respira-torisch, sensorisch-kinästhetisch (Einverleibungs-modi)	Grundvertrauen *vs.* Grund-Misstrauen	Mütterliche Person	Hoffnung	Rückzug	Kosmische Ordnung	Das Numinose	Idolismus
II Kleinkind-alter	Analurethal, muskulär (Modi des Zurückhaltens und Ausscheidens)	Autonomie *vs.* Scham, Zweifel	Eltern-personen	Wille	Zwang	»Gesetz & Ordnung«	Einsicht	Legalismus
III Spielalter	Infantilgenital, lokomotorisch (Modi des Eindringens und Umschließens)	Initiative *vs.* Schuldgefühl	Kernfamilie	Entschluss-kraft	Hemmung	Ideale Leitbilder	Das Drama-tische	Moralismu s
IV Schulalter	»Latenz«	Regsamkeit *vs.* Minder-wertigkeit	»Nachbarschaft« Schule	Kompetenz	Trägheit	Techno-logische Ordnung	Das Formale (der Technik)	Formalism us
V Adoleszenz	Pubertät	Identität *vs.* Identitäts-konfusion	Gleichaltrigen-gruppen u. fremde Gruppen	Treue	Zurückwei-sung	Ideologische Weltsicht	Das Ideo-logische	Totalismus
VI Frühes Erwachse-nenalter	Genitalität	Intimität *vs.* Isolierung	Partner in Freundschaft, Sexualität, Wettbewerb, Zu-sammenarbeit	Liebe	Exklusivität	Grundmuster von Zusammen-arbeit u. Rivalitä	Das Zusammen schließende	Elitismus
VII Erwachse-nenalter	(Prokreativität)	Generativität *vs.* Stagnation	Arbeits-teilung und gemeinsamer Haushalt	Fürsorge	Abweisung	Zeitströmunge n in Erzieh-ung &Tradition	Das Schöpfer-ische	Autoritaris-mus
VIII Alter	(Generalisierung der Körpermodi)	Integrität *vs.* Verzweiflung	»Die Menschheit«, »Menschen meiner Art«	Weisheit	Hochmut	Weisheit	Das Philo-sophische	Dogmatis-mus

Aus Erikson (1995), S. 36–37.

Der Kontext der Erziehung

Krieg im Kinderzimmer

Psychogramm eines Nazitäters

Ute Althaus

Krieg kann nur entstehen, wenn Menschen bei einem der kriegstreibenden Staaten an der Macht sind, die den Krieg wollen. Beim 2. Weltkrieg waren es die Nazis. Ich beziehe mich mit dieser Bezeichnung auf die Kategorisierung von Sebastian Haffner, die er in seinem Buch *Jekyll and Hyde* 1939 eingeführt hat. Sebastian Haffner unterscheidet zwischen den Naziführern, den Nazis, der loyalen Bevölkerung, der illoyalen Bevölkerung, der Opposition und den Emigranten. Die Nazis und die loyale Bevölkerung verhalfen Hitler zur Macht. Wer waren diese Nazis, die dem Führer begeistert zujubelten und selber aktiv dazu beitrugen, die verbrecherischen, mörderischen Ziele der Partei zu verwirklichen? Wie sind sie zu denen geworden, die sie waren? Ich will diesen Fragen am Beispiel eines Einzelfalls nachgehen, und zwar am Beispiel meines Vaters. Anhand von Briefen, Zeitdokumenten und Archivmaterial konnte ich sein Leben rekonstruieren und die Fragen stellen, auf die ich von ihm zu seinen Lebzeiten keine befriedigenden Antworten bekam.

Ich bin mit Familiengeheimnissen aufgewachsen; es gab etwas, das ich nicht wissen durfte, und doch musste ich genau wissen, welche Fragen und welche Themen nicht erlaubt waren. Der Vater war im Zuchthaus, das wusste ich; warum, wusste ich nicht, das gehörte zum Familiengeheimnis. Ich sollte antworten, mein Vater wäre in Gefangenschaft, wenn ich danach gefragt würde. Meine Mutter konnte meinen Vater zwei Mal pro Jahr besuchen, bei den Vätern meiner Freundinnen, die in Gefangenschaft waren, war das nicht möglich. Es war für mich als Kind verwirrend. Erst in meinem Erwachsenenalter konnte ich schrittweise dieses Familiengeheimnis lüften und durch die Bearbeitung der Briefe und anderer Zeitdokumente, die nach dem Tod meines Vaters 1992 auftauchten und die ich in Archiven finden konnte, mehr Klarheit in diese Verwirrung bringen.

Meine beiden Eltern waren begeisterte Nazis und hatten nach dem Krieg – ich zitiere meine Mutter wörtlich – *»mit diesem Quatsch nie etwas zu tun gehabt«*. Die Briefe aus dieser Zeit sprechen eine andere Sprache. Mein Vater, promovierter Physiker aus einer angesehenen Professorenfamilie, trat 1931 als Assistent der Universität Leipzig in den nationalsozialistischen Dozentenbund, 1933 in die SA ein. Ab 1930 gibt es begeisterte Briefe von ihm über den

Nationalsozialismus mit den dazugehörenden antisemitischen Äußerungen. Er verließ 1935 die Universität und die vom Vater gewünschte Universitätslaufbahn und machte eine steile Offizierskarriere als Nachrichtenoffizier. In den letzten Kriegstagen, wenige Stunden vor dem Einmarsch der Amerikaner, hat mein Vater als Kampfkommandant in Ansbach in Bayern einen jungen Studenten, der zum Widerstand gegen die Nazis aufrief, persönlich gehängt. Diese Tat wurde im amerikanischen Heeresbericht als Beispiel, wie die Deutschen mit den Deutschen umgingen, veröffentlicht. Die Amerikaner fanden meinen Vater, der sich nach Kriegsende dieser Tat in einem Kriegsgefangenenlager rühmte, und übergaben ihn einem deutschen Gericht, das ihn zu zehn Jahren Zuchthaus verurteilte; nach sechs Jahren des Strafvollzugs wurde er begnadigt. Aus dieser Zeit stammen ein Teil der Briefe und seine vom Nationalsozialismus bereinigte Biografie:

> »Es war erstaunlich, wie sehr Hitler von seinen Anhängern als Retter, Prophet, als der Unfehlbare, alles in allem als der Führer vergöttert wurde (...) Von allem Überschwang hielt mich von Anfang an die Erkenntnis zurück, dass ich als Dinarier sowieso nicht zur nordischen Rasse gehörte.«

Nach nationalsozialistischer Manier bezieht er sich bei dieser Argumentation allein auf Rassezugehörigkeit und versucht damit zu »beweisen«, dass er kein Nazi war. Nach dem Krieg leugneten beide Eltern ihre Mittäterschaft; über den Nationalsozialismus wurde geschwiegen; darauf angesprochen, holte mein Vater zu langen monologischen Rechtfertigungen aus. Meine Eltern sind damit keineswegs Einzelfälle.

Die Verleugnungsstrategien begannen bereits am Ende des Krieges. Saul Padover, ein amerikanischer Offizier einer Einheit für psychologische Kriegsführung, befragte 1944 und 1945 deutsche Soldaten. Nur verschwindend wenige Personen bezeichneten sich selbst als Anhänger des NS-Systems – mehrheitlich findet die Nachrichteneinheit Menschen vor, die ihrer Darstellung nach mehr oder minder gezwungenermaßen Parteimitglieder wurden, ohne vom Nationalsozialismus etwas zu halten und natürlich ohne je etwas verschuldet zu haben. Was diese »Muss-Nazis« Padover zufolge auszeichnet, sei das Fehlen jeglichen Schuldgefühls, dafür aber ein ungeheures Maß an Larmoyanz, ein ausgeprägt rassistisches Feindbild gegenüber Russen, Polen und Osteuropäern überhaupt und eine gleichermaßen ausgeprägte Unterwürfigkeit den Amerikanern gegenüber. Nach einer Untersuchung von Welzel, Möller, Tschugnall (*Opa war kein Nazi*, 2002) ist das Bild heute nicht sehr anders. Zwei Drittel der Enkel der Generation, die im Krieg aktiv war, rechnen ihre Großeltern eher zu Gegnern des Nationalsozialismus und rücken sie z.T. in die Nähe der Widerstandsbewegung. Bei solchen Prozentzahlen wären die Nationalsozialisten nicht an die Macht gekommen, zumindest nicht an der Macht geblieben.

Erziehungsbuch aus der zweiten Hälfte des 19. Jahrhunderts

Die Generation, die im Krieg aktiv war, ist um die Jahrhundertwende geboren, mein Vater 1895. Es ist die Zeit, die als die Zeit der Schwarzen Pädagogik bezeichnet wird. Hier ein typisches Beispiel für die Erziehungsbücher, die damals kursierten.

Dr. Friedrich August von Ammon schreibt im Vorwort der 9. Auflage seines Buches *Die ersten Mutterpflichten und die erste Kinderpflege, Belehrungsbuch für junge Frauen und Mütter* 1892 (Erstauflage 1860, Leipzig):

Die werdenden Mütter bräuchten eine zweite Erziehung, um ihre Mutterpflichten richtig ausführen zu können, da sie »mehr falsche Ansichten und Vorurtheile« hätten, die sich im »Schoß der Familien weitervererbten« (S. IV). Klar ist auch, wer erzieht: Der Mann und Arzt übernimmt diese wichtige Aufgabe! An die von vornherein entmündigte Mutter sind harte Anforderungen gestellt.

Die Mutter bekommt ein enges Korsett verpasst, sie soll ruhig, heiter und zufrieden sein; alle anderen Gefühle wie Ärger, Verdruss und besonders Wut und Zorn – z.B. über all die Einschränkungen – sind unter Strafe verboten: Ihre Milch werde schlecht und sie schade dem Kind.

> »Eine auf diese Weise veränderte, gleichsam vergiftete, Milch erregte bei dem Säugling Unruhe, Kolik, Erbrechen, grüne Darmausleerungen, Durchfall, Fieberbewegungen und Zuckungen. Ja, man sah sogar, wenn auch selten, durch eine solch veränderte Milch den Tod des Säuglings plötzlich erfolgen.« (s.o., S. 96)

Die Zwangsjacke, die ihr selber durch diese »Erziehung zum Mutter-Sein« angezogen wird, wird ihre Haltung dem Kind gegenüber beeinflussen. Wie kann sie mit Gefühlen des Säuglings umgehen, die ihr selber nicht erlaubt sind? Wird sie ein wütendes Schreien ihres Kindes nicht schon sehr frühzeitig unterbinden, weil es ihre eigene stoische, heitere Ruhe gefährden könnte? Das Kind muss beherrscht werden, um sich selber beherrschen zu können? Herr Ammon ermuntert die junge Mutter zu diesem Unterwerfungsprozess:

> »Die Stillende darf aber bei allen Opfern, die sie dem Säugling bringt, sich nie durch falsche Nachgiebigkeit zur Sklavin des Kindes machen; sie ist berufen, dessen Herrin zu sein und lange zu bleiben.« (s.o., S. 101)

Es erstaunt nicht weiter, dass in den folgenden Kapiteln dieses Erziehungsbuches die Bedürfnisse des Säuglings genauso einschränkt werden wie die der Mutter:

»Das neugeborene Kind ist sehr hülfsbedürftig. (…) Es würde ohne Mutterliebe umkommen. Außer Nahrung, Wärme, Ruhe und einem reinen weichen Lager verlangt es aber nichts.« (s.o., S. 175) Was Herr Ammon unter Mutterliebe versteht, wird im Folgenden deutlicher werden.

Weil Säuglinge und kleine Kinder schreien, weil sie doch noch mehr und auch noch anderes brauchen als das, was Herr Ammon an einer Hand aufzählt, ist diesem Thema ein längeres Kapitel gewidmet.

Die Mutter wird angehalten, das Schreien des Kindes genau zu erforschen und sich dazu an den oben beschriebenen »Grundbedürfnissen« des Säuglings zu orientieren.

> »Findet man die Ursache des Schreiens nicht oder kann man ihm nicht abhelfen, und das Kind beharrt im Schreien, so darf man es keineswegs lange liebkosen, sondern muss es schreien lassen.«

Ich möchte im Folgenden die Frauen der damaligen Zeit betrachten, die in Familien mit starker patriarchaler Prägung aufwuchsen, in dieser Haltung gefangen blieben und deswegen als junge Mütter den rigiden, gesellschaftlich anerkannten Erziehungsnormen wenig Eigenständigkeit und Herzenswärme entgegensetzen konnten. Um der patriarchalen Ächtung, keine gute Mutter zu sein, zu entgehen, wird sie ihre »Mutterpflichten« auftragsgemäß erfüllen in der Hoffnung, sich dadurch die gesellschaftliche Wertschätzung zu verdienen. Was ihr in dieser Zeit bisher als »nur« Frau und früher als »nur« Mädchen eher vorenthalten wurde, wird ihr für ihre Rolle als »gute Mutter« eines »braven, wohl erzogenen« Kindes in Aussicht gestellt! Der Säugling verhilft ihr zur gesellschaftlichen Anerkennung, seine vitalen Lebensäußerungen aber, die nicht den kindlichen Grundbedürfnissen eines Herrn Ammon entsprechen, stellen diese wiederum in Frage. In einer tragischen Verschiebung wird die Mutter nicht die patriarchale Gesellschaftsordnung, die ihr seit ihrer frühesten Kindheit durch die Eltern als mächtig und unumstößlich vermittelt wurde, sondern das Kind, das sich nicht widerstandslos fügt, bekämpfen. Eine solche, im patriarchalen System gefangene Mutter wird tragischerweise ihre Säuglingspflege eher nach den Erziehungsvorschriften als nach den kindlichen Bedürfnissen ausrichten.

Ein besonderer Kampf – und damit bin ich wieder bei Herrn Ammon – richtet sich gegen den »Eigenwillen« und den »Trotz« des Kindes. Dieser »Auswuchs des zu rasch wachsenden Ich- und Selbstgefühls« könne nicht von einem Tag auf den anderen »getilgt« werden, sondern durch stetige Erziehung.

> »Artet der Eigenwillen nicht aus und fügt sich das Kind dem Stärkeren, so ist dasselbe auf dem Weg, den Gehorsam kennen zu lernen, und ist Gehorsam im Gemüte, so wird nicht fern die Liebe sein.« (Ammon, S. 297)

Gehorsam wird hier mit Liebe auf eine Linie gesetzt. Nicht anders bei meinem Vater, Ernst, der am 27.11.1949 über seinen Sohn Hans an seine Frau Herta[1] schreibt:

> »Hans macht mir mit seiner Lernerei schrecklichen Kummer. Hat der Bub in all dem Elend gar nichts gelernt? Er hat seine Mutti eben nicht lieb, sonst machte er diese gemeinen Schwierigkeiten nicht.«

Im Nationalsozialismus ist die Erziehungshaltung keine andere als in der Zeit der Schwarzen Pädagogik. Ich zitiere aus dem Erziehungsbuch, das als Lehrmaterial in den Mütterschulen gebraucht wurde (Haarer 1934; die letzte Auflage dieses Buches kam 1987 heraus, das »deutsch« wurde im Titel gestrichen):

> »Auch das schreiende und widerstrebende Kind muss tun, was die Mutter für nötig hält und wird, falls es sich weiter ungezogen aufführt, gewissermaßen kaltgestellt, in einen Raum gebracht, wo es allein sein kann und so lange nicht beachtet, bis es sein Verhalten ändert. Man glaubt gar nicht, wie früh und wie rasch ein Kind solches Vorgehen begreift.« (S. 265)

Ein dermaßen »konsequent« – ein magisches Wort bei Frau Haarer sowie in meiner Ursprungsfamilie – erzogenes Kind ist zutiefst verunsichert und traumatisiert und wird sich wie jedes Kind Schutz und Hilfe suchend an die Mutter anklammern. Auf jede Trennung von ihr wird es beunruhigt und voller Panik reagieren. Das wiederum mobilisiert die mütterlichen Erziehungsstrategien, das patriarchale Damoklesschwert, das Baby sei verwöhnt, droht. Reagiert die Mutter in solchen Zeiten unerbittlich auf die Beziehungswünsche ihres Kindes, bleibt der Säugling mit seiner Panik alleine und wird immer hoffnungsloser. Nicht nur die mütterlichen Erziehungsstrategien, sondern auch die eigenen vitalen Bedürfnisse werden für das Kind zur Bedrohung, weil sie den mütterlichen Zorn und ihre unerbittlichen Erziehungsmaßnahmen erregen können. Das Kind ist klein und abhängig; es bleibt ihm tragischerweise nur die Möglichkeit, die Eltern durch angepasstes Verhalten zu besänftigen. Obwohl das Kind nach außen braves Verhalten zeigt, ist es innerlich voll aufgestauter Wut über all die Beschränkungen, voll

---

1 Nicht alle Familienangehörigen gehen in der gleichen Weise wie ich mit dieser Familiengeschichte um. Um deren Identität zu schützen, habe ich die Namen meiner Mutter und meiner Geschwister geändert.

Panik und Angst vor den elterlichen Strafen und vor seiner eigenen Lebenslust (Niemelä 1992).

Je erbarmungsloser die Erziehung zum Gehorsam, desto mehr schrumpft der Freiraum des Kindes, um spielerisch Erfahrungen zu machen, Vertrauen in seine Fähigkeiten zu gewinnen, um daraus einen eigenen Lebensentwurf zu entwickeln, denn jede Abweichung von den elterlichen Vorstellungen wird von diesen aufs heftigste geahndet.

Ernst am 3.4.1949 über seine 14-jährige Tochter Sonja:

> »Sonja hat es in der Hand: Wird sie nicht versetzt, dann Schluss! Und dann hilft kein Heulen mehr! Auch stellen wir sie in der Konfirmation zurück, bis sie das 5. Gebot begriffen hat. Kann nicht einmal ein männlicher Kollege mit ihr reden? Wenn sie schwarten will, dann soll sie Tagelöhnerin werden mit 8 Stunden Arbeit, dann hat sie keine Pflichten mehr. Dann kann sie hocken, möglichst abgesondert und im Dreck, aber auch besonders im seelischen Dreck verkommen [im Original unterstrichen].«

Hasserfüllt wird hier gegen die Eigenständigkeit der Tochter gekämpft. In einem solchen Klima wuchs Ernst selbst auf.

Ernsts Aufwachsen

Ernst war der einzige Sohn von vier Kindern, die innerhalb von knapp vier Jahren zur Welt kamen. Seine nächstältere Schwester war 11,5 Monate älter, die nach ihm kommende 11 Monate jünger als er. Schon allein die schnelle Geschwisterfolge lässt auf eine eher deprivierte Kindheit schließen. Hinzu kamen noch die Erziehungsprinzipien der damaligen Zeit, denen die Mutter keine große Eigenständigkeit entgegensetzte.

Ernsts Vater war nicht weniger unerbittlich. Ich zitiere wörtlich aus Ernsts Biografie:

> »Der Vater (Univ. Prof.) arbeitete eigentlich immer. Von den Geldmitteln (5000 RM Gehalt und 5000 RM Zinsen pro Jahr) zweigte er viel für das Institut ab zur Anschaffung von Instrumenten unter Verzicht auf Reisen und Sommerfrischen. Vielleicht entsprang auch daraus sein stiller Wunsch, dass sein Sohn Professor im gleichen Fach werden solle. Er träumte von einer Gelehrtendynastie, wie sie z.B. die Kohlrausch sind.«

Auf Ernst, dem einzigen Sohn der Familie, lastete ein unerbittlicher Leistungsdruck während der Schulzeit und anschließend während des Studiums am Institut seines Vaters.

Für Ernst bleibt kaum Luft und Raum, eine eigene Identität mit eigenen Wünschen und einem eigenen Lebensentwurf zu entwickeln. Er bezeichnet sich in der Zeit des Studiums als den »gehemmten Bub«, den »die Mutter oft freudig begleitete« (Biografie). Aus diesem erstickenden Horror flieht Ernst in die scheinbar heile Welt der Pfadfinder, die er mit viel Pathos und sich mit den entsprechenden Tugenden schmückt: »Wer nicht reinpasste, flog raus.«

Von all den Gefühlen, über die Ernst schreibt, wird nur ein Gefühl in Ernsts Briefen vor dem Krieg, im Krieg und nach dem Krieg deutlich spürbar: Wut, die sich immer wieder zu Hass steigern kann. Wenn er dagegen über Liebe, Treue, Pflichterfüllung, Freiheit, Kameradschaft und dergleichen mehr schreibt, kann ich kaum eine entsprechende Gefühlsqualität aus dem Kontext herauslesen.

Ernst muss voller Wut und Hass auf beide Eltern gewesen sein. Den Eltern gegenüber äußert er diese Wut nicht, entweder delegiert er sie: »die Geschichte gehe über den Vater hinweg und wird nicht mal einen Moment an dieser Enge verweilen« (Ernst 1928 an seine Mutter), oder er agierte sie an seinen Mitmenschen aus: »ich musste mit [seiner Schwester] Hanna sehr energisch werden, Hanna ist wie der Vater« (s.o.). Eine Loslösung, durch die er die Eltern und sich selber realistischer als Menschen mit positiven und negativen Eigenschaften wahrnehmen lernt, schafft er von beiden nicht, er bleibt der »gehemmte Bub«. Seine Wut über diese Einschränkungen kann er weder dem Vater, »der Alte wettert, dann muss ich es tragen« (s.o.), noch der Mutter, »die so lieb ist, wie Mütter sind« (Biografie), direkt zeigen. Den Eltern und Autoritätspersonen gegenüber bleibt er devot. Eine solche Abhängigkeit ist ihm ebenfalls nicht bewusst, er benennt sie als »Treue zu sich selber« um und schreibt aus dem Zuchthaus z.B. an seine Frau Herta zu ihrem 43. Geburtstag:

> »Ernst 10.11.51
> Vielleicht ist es Dir ein Trost und eine Freude, dass ich mich bemühe, mir treu zu bleiben um Deinetwillen, dass ich mich nicht selber verraten und die alten Erbschaften beider Elternhäuser nicht feig im Goetzendienst der Nützlichkeit wegwerfen will. Es ist arg schwer, mehr kann ich Dir nicht schenken. Auch du wirst dir nicht untreu und dafür danke ich Dir ganz besonders.«

Auch die Entwertungen und den Leistungsdruck, den Ernst von seinem Vater erfahren hat, deutet er in seiner Biografie als Liebe um:

> »(...) in dem Wort ›Väterchen‹ lag eine tief empfundene Verehrung und Dankbarkeit für den, der seinen Sohn mit seiner Erziehung so reich beschenkt hatte. Der Acker war ein schwerer Boden gewesen und von den vielfältigen und

> reichen Aussaat planender und sorgender Liebe schien bei dem dummen Bub nur wenig aufzugehen. Aber was tief wurzelte brachte Früchte zu seiner Zeit. Es war deine Vaterpflicht, alles im Innern unter den Pflug zu nehmen. Vielleicht verstanden wir uns darum nicht immer, weil ich in meinem Innern ein Brachland brauchte für die Samenkörner, die der Gotteswind zuträgt.
> Ja, Väterchen, du bist ein treuer sorgender Hausvater gewesen. Hab Dank, du rastloser Sämann, hab Dank! Auch dort, wo die Dornen wachsen und die Steine liegen und die Körner nicht auf Grund fielen, hat sie ausgeworfen deine Liebe.«

Eine bedingungslose Liebe, die nicht an Leistung gebunden ist und die die Eigenständigkeit des Kindes respektiert und dessen Pflanzen wachsen lässt, um im gleichen Bild zu bleiben, hat Ernst in seinem Elternhaus nicht kennen gelernt. Liebevoll weiche Gefühle werden eher entwertet. So jedenfalls reagiert er seinen Kindern gegenüber. »Auf unverschämte Antworten gibt es mitleidlos nur trocken Brot ... Bitte versündige dich nicht mit dieser verwünschten Milde. Deine Mutterliebe darf nicht zur Affenliebe entarten« (Ernst, 3.4.1949).

An mehreren Stellen in den Briefen von 1928 äußert Ernst, der in dieser Zeit noch im Elternhaus wohnt, wenn auch verschlüsselt, seinen Wunsch, aus dieser Lebenssituation befreit zu werden. Den einzigen Weg für eine solche Befreiung sieht er darin, dass sich der Vater ändert. Er kann sich vom Vater nicht lösen und sehen, dass dieser zu einer anderen Beziehung gar nicht fähig ist, sondern legt die Verantwortung für die eigene Befreiung diesem in die Hände, er solle »den Sohn als nächstes Glied einer Generationen- und Wissenschaftler-Kette anerkennen« (Ernst 1928 an seine Mutter).

In dieser Lage trifft Ernst 1930, 35-jährig, einen Pfadfinderfreund, der ihm schwärmerisch von Hitler erzählt. Der Funke springt bei Ernst spontan über und er schreibt einen begeisterten Brief an seinen Onkel. Hitler prangere die Friedensverträge an, mache Schluss mit den Alten, die diese Verträge unterschrieben hätten und immer wieder unterschreiben würden. Man wolle »endlich selber jung sein und selber blühen können« (1930).

Im Nationalsozialismus ist seine Eigenständigkeit wieder nicht gefragt. In Knauers Lexikon z.B. steht 1939 unter dem Stichwort »Nationalsozialismus«:

> »Gegenüber der liberalistischen Weltanschauung, in deren Mittelpunkt das Individuum steht, bedeutet der Nationalsozialismus bewusste Betonung der Gemeinschaftsverbundenheit des Einzelnen. Dem Ich-Prinzip wird das Wir gegenübergestellt, der Einzelne ist nichts, die Nation ist alles.«

Als *Gleicher unter Gleichen* wird ihm ein Platz in der Volksgemeinschaft versprochen, um den Preis, dass er sich dieser Bewegung mit Haut und Haar verschreiben muss. Der Volkskörper sei alles, der Einzelne sei nichts. Auch hier sind Ernsts Eigenständigkeit und seine Individualität nicht gefragt. Das sind für ihn vertraute Töne seiner Kindheit und lösen bei ihm die entsprechenden Reaktionen dem Führer gegenüber, wie seinem Vater gegenüber, aus: Er klammert sich an den, der ihm seine Eigenständigkeit und Würde abspricht, und verherrlicht dessen vermeintliche Stärke. Für diese Selbstaufgabe wird ihm bei den Nazis im Unterschied zu seiner Familie Macht versprochen. Gleichzeitig bekommt er einen Fokus und eine Legitimation für seine Wut und seinen Hass geliefert. Mit erschreckender Selbstverständlichkeit schreibt Ernst in einem Brief von 1930 an seinen Onkel:

> »Ein Kapitel für sich sind die Juden. Sie werden schlechte Zeiten bekommen. Schon heute sind sie sehr nervös. Die Kapitalflucht, die unmittelbar nach der Wahl einsetzte, ist darauf zurückzuführen, daß die Juden ihre Mittel rasch in Sicherheit brachten. Hitler sagte, daß er einen wahren Volksstaat aufbauen will, in dem die Rassenmerkmale des Blutes die treibende Kraft sein sollen. Die Juden sind wesensfremd, Semiten, und fliegen daher raus. Sie erhalten kein Stimmrecht, werden nach dem sozialistischen Programm vielleicht auch enteignet werden.«

In Briefen vor dieser Zeit habe ich in Ernsts Schriften nichts Antisemitisches gefunden, dagegen Situationen, in denen er andere ausgrenzt. Es geht Ernst in meinen Augen mehr um den Hass und die Möglichkeit, selber aktiv auszugrenzen, als um die Juden selbst.

Vergleiche ich die Eigenschaften, die Ernst in diesem Brief von 1930 in Hitler sieht, mit jenen, mit denen er sich selbst in einem Brief von 1928 darstellt, dann gibt es eine verblüffende Übereinstimmung. Hitler habe einen starken Willen, glaube an sich selbst, sei frei, bescheiden, natürlich, hieb- und stichfest in seinen Argumentationen. Ernst beschreibt sich (1928), als er bei einem Skitag über seine häusliche Situation nachdenkt, als frei und über den Problemen stehend, sachlich, klar und ohne Bosheit, fähig zum Naturerleben, was nur die armen Völker könnten, also auch er: natürlich und bescheiden. Es scheint, als habe Ernst sein Selbstbild nahtlos in die nationalsozialistische Propaganda miteinfließen lassen, und er schmückt Hitler mit den gleichen Tugenden, mit denen er sich selber schmückt. Ich denke, eine Führerverherrlichung kommt bei diesen Nazis immer einer Selbstverherrlichung gleich. Ernst hat bei den Nazis seine Heimat und in Hitler seinen Übervater gefunden.

Kriegsende

Ich mache einen Sprung bis 1945; Ernst ist Kampfkommandant von Ansbach mit der Aufgabe, den Vormarsch der Amerikaner aufzuhalten. Der Krieg ist verloren, der Nationalsozialismus droht zusammenzubrechen. Das muss Ernst trotz allem Fanatismus und trotz der Verblendung seiner Realitätswahrnehmung klar gesehen haben. Seine an die Nazis gebundene Identität ist jetzt bei Kriegsende in Gefahr. Das muss eine mörderische Wut in ihm freigesetzt haben. Hat er das als Kind nicht schon einmal erlebt, als seine Eltern ihm wenig eigenen Lebensraum ließen und seine Identität beschnitten? Leider hat er in diesen letzten Kriegstagen immer noch die Macht, diesen mörderischen Hass auszuagieren. Je näher die Amerikaner kommen, desto häufiger droht er mit dem Standgericht und bläst sich immer mehr auf, indem er sich zum General mit direktem Draht zum Führer hochstilisiert. Jeder, der nicht mit Hurra an seiner Seite für den Endsieg kämpft, wird zu seinem Gegner. Ernst selbst sieht sich in dieser Situation »als Herr über Leben und Tod« (Prozessakten 14.12.1946 Amtsgericht Ansbach), wie er in seiner Verteidigungsschrift darlegt, die er mit *Das Gesetz der Pflicht* überschrieben hat. Sein mörderischer Hass richtet sich gegen die, die seine Nazi-Identität zu bedrohen scheinen, weil sie die Wahrheit über den verlorenen Krieg und die mörderischen Machenschaften der Nazis aussprechen. Der junge, mutige, 21-jährige Student Robert Limpert aus Ansbach wird tragischerweise sein Opfer.

Literatur

Althaus U., »NS-Offizier war ich nicht«, 2006 Haland&Wirth im Psychosozial-Verlag (Gießen).
v. Ammon F. Dr., Die ersten Mutterpflichten und die erste Kinderpflege, 1892 Leipzig (33. Aufl., 1860 Erstausgabe).
Chamberlain A., Hitler, die Deutsche Mutter und ihr erstes Kind, 1997 Psychosozial.
Dill G., Nationalsozialistische Säuglingspflege, 1999 Enke-Verlag.
Haffner S., Jekyll & Hyde, 1996 Berlin.
Harrer J., Die Deutsche Mutter und ihr erstes Kind, 1942 München.
Niemelä, P., Vicissitudes of Mother's Hate. In: Björkqvist K., Niemelä P.: Of Mice and Women: Aspects of Female Aggression, 1992 San Diego (Academic Press).

Hart wie Kruppstahl – Über die Instrumentalisierung der Kindheit für den Krieg im Nationalsozialismus

Uwe Langendorf

»Jedes Kind ist eine Schlacht«, sagte Hitler (Chamberlain (1997), S. 15). Kürzer lässt sich sein Programm nicht zusammenfassen.

Das Thema »Kindheit und Krieg im Nationalsozialismus« ist einerseits wichtig in Bezug auf langfristige, generationsübergreifende Traumatisierungen, andererseits könnte es Aufschluss geben über die Frage, wie eine moderne Industriegesellschaft in eine solche maligne Abhängigkeit geraten konnte ... Damit ist zugleich das größere Problem angesprochen, ob wir in der Hitlerdiktatur und dem Holocaust einen singulären – letztlich unerklärlichen – Zusammenbruch der Zivilisation sehen, eine Regression in ältestes Barbarentum, oder im Gegenteil darin eine extreme Ausformung bestimmter Tendenzen dieser Zivilisation erkennen.

Diese Untersuchung widmet sich der Frage, wie die Instrumentalisierung der Kinder für den Nationalsozialismus und zugleich für den Krieg gelingen konnte. Wobei ich die Auffassung vertrete, dass die beiden Bereiche, Nationalsozialismus und Krieg bzw. Militarismus, eine historische Einheit bilden und nicht getrennt gesehen werden dürfen.

Für das nationalsozialistische Denken standen die Kinder im Mittelpunkt einer Zweck-Mittel-Rationalität: Die Erziehung sollte die Kinder für den Krieg gebrauchsfertig machen, andererseits wurde der Krieg als Mittel der Erziehung gebraucht. Es handelt sich dabei um totale Bemächtigung und Enteignung des Kindes. Das geht über autoritär-militaristische Schwarze Pädagogik weit hinaus. Der Nationalsozialismus arbeitet mit extremem Zwang und zugleich mit Verführung: Er verführt zur Identifikation mit dem Herrenvolk, zu rauschhaften Verschmelzungen, andererseits zum Hass und zur Verachtung des Schwachen, schließlich zu subtiler Korruption, und er führt zur Zerstörung von Bindungen und Bindungsfähigkeit und deren Ersatz durch den Führerkult.

Es wurde immer wieder gefragt, wie es möglich war, ein ganzes Kulturvolk zu verleiten, sich einer so brutalen Diktatur zu unterwerfen. Erklärungen reichen vom verlorenen Krieg und der Wirtschaftskrise bis zu einer minderwertigen nationalen Charakteranlage, wie sie Goldhagen nach Bohleber anzunehmen scheint (Bohleber 1997, S. 570 ff.), und einer kollektiven Psychose (Jung 1974, S. 261).

Unter psychohistorischen Gesichtspunkten scheint mir ein anderer Aspekt im Vordergrund zu stehen:

Meine These: Hitler konnte überzeugen, weil er nur aussprach, wovon viele schon lange überzeugt waren. Keine seiner Ideen stammt von ihm selbst. Die Entstehung dieser Gedankenwelt reicht tief ins 19. Jahrhundert zurück.

Es handelt sich um:

- Nationalismus
- Kampf um Lebensraum
- Rassismus, verbunden mit Antisemitismus
- Rassenzüchtung
- Vernichtung des Minderwertigen und Schädlichen
- Bedrohung durch Volksdegeneration und Volkstod
- Idealisierung des Krieges

Der Nationalismus hat seine Wurzeln in der Romantik. Glotz setzt den Ursprung des Nationalgedankens bei Herder (1744–1803) an. Im 19. Jahrhundert entstanden die Ideen von der Reinheit der Nation und der Ausmerzung des fremden Blutes, fast immer auch des jüdischen, in mehreren europäischen Ländern und wurden zur Ursache zahlreicher gewaltsamer Unruhen und Kriege, vor allem in sog. Vielvölkerstaaten wie dem Kaiserreich Österreich-Ungarn und dem Osmanischen Reich. Gleichzeitig schienen sich antisemitische Strömungen verstärkt zu haben (Glotz 2003, S. 69).

Die wichtigsten geistigen Strömungen, die zu Wegbereitern des Nationalsozialismus wurden, können unter dem Begriff »Biologismus« zusammengefasst werden (dtv-Lexikon 1999 II, S. 274).

Nach 1850 entstanden kurz hintereinander die wichtigsten Theorien, die das bisherige Weltbild revolutionierten:

1855 entwickelt Gobineau (1816–1882) seine Lehre von der Ungleichheit der Rassen in seiner Arbeit *Essai sur l'inégalité des races humaines*. Er deutet Geschichte als Rassenkampf. Die arische Rasse ist die hochstehendste und einzig kulturschaffende, ihr reinster Vertreter ist der germanische Adel, während das Proletariat einer niederen Rasse angehört. Er sieht die Völker in ständiger Degeneration durch Rassenmischung. Die Gleichheit (*égalité*), die die Französische Revolution gefordert hat, ist für ihn das Ende, das »die Menschenherden empfindungslos in ihrer Nichtigkeit dahinleben« lässt (Nolte 1984, S. 347).

1857 entwickelt der französische Psychiater Morel seine Theorie von der erblichen, über Generationen fortschreitenden psychopathischen Degeneration (Wulff 1972, S. 62).

1859 veröffentlicht Darwin (1809–1882) sein Werk »über die Entstehung der Arten durch natürliche Zuchtwahl (natural selection) oder die Erhaltung der begünstigten Rassen im Kampfe ums Dasein (struggle for life)« (Baader 1984, S. 63).

1865 entdeckt Mendel (1822–1884) die Erbgesetze.

Der von Darwins Entwicklungstheorie abgeleitete Darwinismus, der die Menschheitsgeschichte aus dem Kampf der Völker ums Dasein und dem Lebensrecht der Sieger (survival of the fittest) ableiten wollte, ging mit der Rassentheorie bald enge Verbindungen ein. Ein wichtiger Vertreter des Sozialdarwinismus ist in Deutschland Haeckel (1834–1919). In seinem Werk *Natürliche Schöpfungsgeschichte* (1868) schreibt er:

> »Es ist die natürliche Züchtung im Kampf ums Dasein, die die Mannigfaltigkeit des natürlichen Lebens hervorgebracht hat und die auch die Völkergeschichte bestimmt; hinzukäme jedoch die künstliche Züchtung etwa der Spartaner, die bereits die neugeborenen Kinder einer Auslese unterwarfen und alle schwächlichen töteten.« (ders., S. 64)

Das Gegenteil dieser positiven künstlichen Züchtung liege in der individuellen Auslese durch die Medizin vor, die durch ihre Therapie z.B. Schwindsucht, Skrofelkrankheit, Syphilis und Geisteskrankheiten, die alle erblich seien, in ihrer Weiterverbreitung unterstütze.

Darwins Vetter Galton prägt 1883 den Begriff »Eugenik«. Deren Ziel sei,

> »die Geburtenrate der Ungeeigneten (unfit) zu kontrollieren, anstelle es ihnen zu gestatten, ins Dasein zu treten. Die zweite Absicht ist die Verbesserung der Rasse durch Förderung der Produktivität der Geeigneten (fit) mittels früher Heiraten und gesunder Aufzucht ihrer Kinder« (ders., S. 64/65).

Noch stärker und polemischer ist der Rassegedanke ausgeprägt bei H. S. Chamberlain (1855–1927), einem Schwiegersohn Richard Wagners. Politisch stand er den »Alldeutschen« nahe. Wilhelm II. bezeichnete ihn als »Streitkumpan und Bundesgenosse im Kampf um Germanien« (ders., S. 66). Für ihn ist die germanische (deutsche) die höchstwertige Rasse, daher zur Weltherrschaft berufen. Demokratie sei zu beseitigen, eine Herrschaft der Wenigen zu errichten. Die moderne Zivilisation bedrohe die menschliche Gesellschaft, weil sie ihre biologische Substanz ruiniere. Rassenvermischung führe zur Entartung und zum Untergang des Volkes. Daher sah er in der jüdischen Rasse die größte Gefahr. Hier ist am deutlichsten die Gefahr der Volksdegeneration durch rassische Entartung und die Notwendigkeit von Gegenmaßnahmen als Rettung ausgedrückt. Im Alter war Chamberlain ein glühender Bewunderer Hitlers, er nannte ihn den »Erwecker der Seelen aus Schlaf und Schlendrian« (Buchholz 2004, S. 309).

Zunächst unabhängig davon, aber ebenfalls im Gefolge des Darwinismus entwickelte sich die Sozialhygiene mit einem zivilisationskritischen Pessimismus: Das freie Spiel der Auslese, die »ökonomische Ausjäte« (Baader 1984, S. 68), wird durch die moderne Zivilisation, Sozialgesetze, Medizin – v. a. Kinderheilkunde –, Humanismus und Demokratie gehindert. Die Folge ist eine Vermehrung der Entarteten, dies führt zur Volksdegeneration und zwangsläufig zum Volkstod. Ein wichtiger Vertreter ist Alfred Ploetz, der 1895 den Begriff »Rassehygiene« prägt (ders., S. 68). Er lehnt Kranken- und Arbeitslosenversicherung ab, auch z. T. die moderne Medizin und Kinderheilkunde, weil sie die »natürliche Auslese der Schwachen« behindere.

> »Die Beschränkung des Kampfes ums Dasein und das Anwachsen der Kontraselektion erscheinen hauptsächlich im Gefolge des Siegeszuges, die der humanitäre Gleichberechtigungsgedanke durch unsere moderne Kulturwelt angetreten hat.« (ders., S. 69)

1905 gründet er die Gesellschaft für Rassehygiene. In der Psychiatrie des 19. Jahrhunderts wird die Theorie von der erblich-progressiven Degeneration unter dem Bild einer zunehmenden Psychopathie zuerst von Morel vertreten (Wulff 1972, S. 62). An ihn schließen sich deutsche Psychiater an wie Kraepelin, die in der Verbreitung der erblichen Psychopathie, zu der auch Trunksucht, Bettelei, Verbrechertum gezählt werden, ebenfalls die Gefahr des Volkstodes erblicken, außerdem die wachsenden Pflegekosten aufrechnen. »Es führt also diese Art von Züchtung (der Entarteten) von selbst mit Nothwendigkeit den Untergang des degenerierten Geschlechts herbei« (Baader 1984, S. 65). Sie erhoffen die Rettung durch Gegenmaßnahmen des Staates: geplante Züchtung, Ausmerzung der Entarteten durch Asylierung und Sterilisation. Das Vorbild ist Sparta. Auch an Euthanasie wird schon gedacht. Hier finden sie sich mit den Forderungen der Rasseeugeniker zusammen, die wieder die Rassenvermischung als Ursache der Entartung ansehen: Die Zielbegriffe der Züchtungsprogramme sind »Aufartung« und »Aufnordung«.

Allgemein war die Angst vor fortschreitender Entartung, Zerfall der Erbsubstanz des Volkes und als letzte Konsequenz dem Volkstod, Forderung nach dem autoritären Züchterstaat, Erweiterung des Lebensraums, Beseitigung ethischer Vorbehalte für das Recht des Stärkeren und Kampf gegen das Judentum. Der Erste Weltkrieg gab diesen Tendenzen zusätzlichen Schub. Erstmals wurde von der Gebärpflicht der deutschen Frau als Soldatin im Überlebenskampf des Volkes gesprochen. »Die Mutter leistet dadurch ihre Wehrpflicht dem Staate, daß sie die Soldaten der nächsten Generation stellt« (ders., S. 71). Nach dem Krieg kam eine Idealisierung des »Fronterlebnisses« hinzu (wie bei E. Jünger, v. Richthofen) (Kamp 1940).

All diese Gedanken hatten verbreitet Zustimmung gefunden. Hitler brauchte sie nur noch zu bündeln, um als Retter, Erlöser und Heiland begrüßt zu werden. Aus einem privaten Brief von 1933: »Sein Ruhm steigt zu den Sternen, der Heiland ist er einer bösen, traurigen deutschen Welt« (Buchholz 2004, S. 309).

Sein propagandistischer Trick bestand darin, alles Negative in einem einzigen Gegner zu konzentrieren und damit eine simple Erklärung für alles und jedes anzubieten, die leicht eingehämmert werden konnte: der Jude als Urfeind.

Hitler:

> »Es gehört zur Genialität eines großen Führers, selbst auseinander liegende Gegner immer als nur zu einer Kategorie gehörend erscheinen zu lassen (…) dies stärkt den Glauben an das eigene Recht und steigert die Erbitterung gegen den Angreifer auf dasselbe« (Burke 1967, S. 9).

In Hitler fand sich zusammen, was schon lange zusammenkommen wollte. Aus diesen Prämissen geht auch hervor, warum es notwendig schien, Fortpflanzung und Erziehung staatlich zu reglementieren und die Kindheit zu militarisieren. Und dies in mehrfacher Hinsicht. Einmal sollte die Erziehung ganz real der Kriegsvorbereitung dienen. Andererseits wurde das Kriegsmotiv pädagogisch genutzt, um Härte und »Wehrwille« zu propagieren. Schließlich ließ sich mit der Kriegsvorbereitung die Gesellschaft optimal unter Kontrolle halten. Und zuletzt war im Weltbild des Nationalsozialismus das ganze Leben des Volkes ein Kriegszustand. Da die Existenz des Einzelnen dem Interesse des Ganzen unterzuordnen war, ließ sich der totale Anspruch auf das Kind überzeugend begründen. Das Motto war ja: »Jedes Kind ist eine Schlacht.«

Hitler hat sein Erfassungsprogramm so dargestellt: Als Zehnjährige sollen die Jungen und Mädchen in die NS-Organisationen

> »und vier Jahre später vom Jungvolk in die Hitlerjugend und dort behalten wir sie wieder vier Jahre, und geben sie erst recht nicht zurück in die Hände unserer alten Klassen- und Standeserzeuger, sondern dann nehmen wir sie sofort in die Partei oder in die Arbeitsfront, in die SA oder in die SS, in das NSKK und so weiter … und was dann nach sechs oder sieben Monaten (Arbeitsdienst) noch an Klassenbewusstsein oder Standesdünkel da oder da noch vorhanden sein sollte, das übernimmt dann die Wehrmacht zur weiteren Behandlung auf zwei Jahre.« (Johansen 1978, S. 211)

In Reinkultur wurde das rassische Zuchtprogramm der Aufnordung in den Zuchtanstalten der SS, genannt »Lebensborn«, unter Himmlers Regie seit 1935 durchgeführt. Die Folgen sind bis heute tabu. Aber in großem Stil war das ganze deutsche Volk einem Zuchtprogramm unterworfen, einerseits in der Steuerung der Fortpflanzung, andererseits in der Totalerfassung der Kinder, ihrer Entfremdung von den Eltern und ihrer Unterwerfung unter das NS-Erziehungssystem. Vorbild der Gleichschaltung waren das Heer und die Kampfgemeinschaft des Weltkrieges. Daher: »Jedes Kind ist eine Schlacht.«

Zu welchem Zeitpunkt beginnt die Totalerfassung des Kindes? Die »Reichshebamme« Johanna Haarer, Autorin mehrerer Erziehungsbücher und Ideologin der nationalsozialistischen Kindererziehung, sagt: Die Erziehung beginnt »unmittelbar nach der Geburt« (Chamberlain 1997, S. 23). S. Chamberlain hat in ihrem Buch *Adolf Hitler, die deutsche Mutter und ihr erstes Kind* das nationalsozialistische Erziehungssystem analysiert. Es ist systematisch darauf angelegt, die Bindung zwischen Mutter und Kind zu verhindern und zu einem Machtkampf werden zu lassen, der mit der Selbstaufgabe des Kindes enden muss, das von seinen Grundbedürfnissen abgeschnitten von früh an zur Fühllosigkeit erzogen wird. Es ist wohl kein Zufall, dass der Nationalsozialismus in vielen Bereichen, von der Pädagogik bis zur Architektur, die Kälte idealisiert (Milde 1995, S. 146). Kinder, die mit solchen Defiziten aufwachsen, sind durch die Ersatzangebote des Staates umso leichter zu manipulieren. Das ungeborgene Kind kann eine sekundäre Geborgenheit darin suchen, dass es dem Führer »gehört«, nicht den Eltern, nicht sich selbst.

Hitler: »Jedes Kind, das die Frau zur Welt bringt, ist eine Schlacht, die sie besteht für das Sein oder Nichtsein ihres Volkes« (Chamberlain 1997, S. 15). Damit wird die Mutter zur Soldatin des Führers, sowohl sie wie das Kind stehen unter seinem Befehl. Die Inbesitznahme durch den Staat wurde mit der Redewendung »dem Führer ein Kind schenken« ausgedrückt. 1940 hieß es zu Hitlers Geburtstag bei der Übernahme der Zehnjährigen:

»Ab heute seid ihr die jüngsten Kämpfer des Führers und legt euer Dasein in seine Hände. Eure Mütter aber bringen ihm in euch das schönste Geburtstagsgeschenk« (Johansen 1978, S. 211).

Das Kind gehört nicht den Eltern, sie bringen es für den Führer zur Welt und damit für den Krieg und erfüllen mit der Erzeugung von Nachwuchs ihre soldatische Pflicht.

Die Frage scheint mir berechtigt, ob die Enteignung des Kindes schon weit früher, vor der Geburt, sogar vor der Zeugung beginnt und ob dies für das Kind schon in frühestem Stadium von Bedeutung sein könnte. Alle Eltern bilden ja aus Erwartungen, Hoffnungen, Fantasien erste Identitätsvorstellungen um das erwartete Kind herum. Sie weben damit gleichsam eine psychische Hülle, in die das Kind dann hineingeboren wird. Diese Hülle ist von der Einstellung der Eltern zum Kind stark geprägt. Bildlich gesprochen braucht das Neugeborene diese Hülle, um eine gesunde Haut bilden zu können. Durch den Nationalsozialismus werden die Erwartungen der Eltern auf die Enteignung des Kindes hin festgelegt, zur Unterwerfung unter den Führer und zugleich zur Militarisierung gedrängt. »Jedes Kind ist eine Schlacht.« Dadurch wird, meine ich, die Bildung dieser Hülle schon im Vorhinein gestört. Sie wird für das Kind zur Isolierschicht.

Nehmen wir an, das Kind könne ohne eine lebendige Hülle keine richtige (seelische) Haut bilden, dann würde diesem Defekt beim Hitlerkind mit einer Uniform abgeholfen (Anzieu 1996). Ein von seinen natürlichen Ressourcen abgeschnittenes Kind ist fast beliebig verfügbar und verführbar und findet seinen Ersatz im Gruppengefühl und im Führerkult, den der Nationalsozialismus zu inszenieren verstand.

»Was uns mit geheimnisvoller Macht anzog und mitriss, das waren die kompakten marschierenden Kolonnen der Jugend mit ihren wehenden Fahnen, den vorwärtsgerichteten Augen und dem Trommelschlag und Gesang« (Johansen 1978, S. 201).

Die Enteignung betrifft aber nicht nur das Kind, sondern die Eltern selbst in ihrer Elternfunktion. Denn bereits der Wunsch nach einem Kind ist reglementiert. Eltern haben zwar die Pflicht, dem Führer Kinder zu schenken, aber längst nicht jeder ist dazu auch berechtigt. Die Paare müssen vorab einen Ariernachweis führen (Gesetz zur Reinerhaltung des deutschen Blutes) und müssen sich vom Gesundheitsamt ihre Erbgesundheit bescheinigen lassen (Ehegesundheitsgesetz). Wer im Verdacht steht, unter einer erblichen Belastung zu leiden, kann vom Erbgesundheitsgericht nach dem Gesetz zur Verhütung erbkranken Nachwuchses zur Sterilisierung gezwungen werden (ders., S. 95). Schrieb doch Hitler bereits in *Mein Kampf*: »Wer körperlich und geistig nicht gesund und würdig ist, darf sein Leid nicht im Körper seines Kindes verewigen« (Baader, S. 95). Denn (so Hitler weiter):

> »Ein völkischer Staat wird in erster Linie die Ehe aus dem Niveau einer dauernden Rassenschande herauszuheben haben, um ihr die Weihen jener Institutionen zu geben, die berufen ist, Ebenbilder des Herrn zu zeugen und nicht Missgeburten zwischen Mensch und Affe« (Mann 1997, S. 91).

Das Reichsgesetz über die Hitlerjugend regulierte die weitere Gleichschaltung der Kinder:

> »Die gesamte deutsche Jugend ist außer in Elternhaus und Schule in der Hitlerjugend körperlich, geistig und sittlich im Geiste des Nationalsozialismus zum Dienst am Volk und zur Volksgemeinschaft zu erziehen.« (Johansen 1978, S. 207)

Pädagoge Hitler forderte schon 1924,

> »die gesamte Erziehungsarbeit in erster Linie nicht auf des Einpumpen bloßen Wissens einzustellen, sondern auf das Heranzüchten kerngesunder Körper. Erst in zweiter Linie kommt die Entwicklung des Charakters, besonders die Förderung der Willens- und Entschlusskraft, verbunden mit der Erziehung zur Verantwortungsfreudigkeit, und erst als letztes die wissenschaftliche Schulung.« (Johansen 1978, S. 202)

Er wollte Rekruten, nicht Schüler.

Wie das Ergebnis aussehen sollte, hat er so beschrieben:

> »In meinen Ordensburgen wird eine Jugend heranwachsen, vor der sich die Welt erschrecken wird. Eine gewalttätige, herrische, unerschrockene, grausame Jugend will ich. Es darf nichts Schwaches und Zärtliches an ihr sein.« (Leeb 1998, S. 11)

Die Erziehung hat zum Ziel »Wehrwille«, Härte und Treue zum Führer. Daher lesen wir in der Zeitschrift des NS-Lehrerbundes *Die deutsche Schule* von 1935: »Wehrerziehung ist keine Sonderaufgabe einer umfassenderen Allgemeinerziehung, sondern das Kernstück unserer gesamten Erziehungsverantwortung« (Mann 1997, S. 63).

Die Einsatzfähigkeit für den Krieg ist das große Erziehungsziel und zugleich Erziehungsmittel. Es wird »Krieg gespielt« in Zeltlagern, Nachtmärschen, Übungen, und damit wird der Krieg zu einem spannenden Abenteuer. Die deutschen Spielwarenhersteller beklagten sich, dass Spielwaren unverkäuflich geworden seien. Der »Reichsführer« HJ Baldur von Schirach reagierte ironisch: Er könne den Herren nicht helfen, die Pimpfe seien nun einmal militärisch von Natur und »ausschließlich interessiert an Zelt, Kompass und Landkarte« (ders., S. 37).

Gleichzeitig lief der Kampf gegen alles »Weiche«, gegen Zärtliches, Liebebedürftiges, der Kampf gegen das »Muttersöhnchen« (aus: Morgen, Zeitschrift des Jungvolks):

> »Muttersöhnchen faulenzen, wenn sie müde sind und auch sonst, Muttersöhnchen heulen, wenn ein Schlag sie trifft, Muttersöhnchen laufen nach Hause, wenn es draußen regnet oder stürmt. Muttersöhnchen kennen weder Nachtmarsch noch Kriegsspiel, bringen es nie fertig, müde von Arbeit und Beruf zu sein und dennoch Dienst zu tun. Muttersöhnchen kennen nicht die Rauheit der Wälder und die Steine der Berge, kennen nicht die staubigen Landstraßen und das Leben der Zeltlager; Muttersöhnchen maunzen auf weichen Kissen und schlafen unter seidenen Decken. Jungvolkjungen sind hart.« (ders., S. 34)

Der Nationalsozialismus nannte sich »Bewegung«, und das war auch sein Prinzip: alles erfassen, alles kontrollieren, ständig in Bewegung halten, nicht zur Besinnung kommen lassen, im »sinnlosen Taumel« (Brockhaus 2002, S. 403), wie Goebbels vom Tag der Machtergreifung sprach. In den ersten Jahren wurde eine permanente Volksfeststimmung unterhalten, die später von einer ständigen Vorkriegsstimmung abgelöst wurde.

Goebbels: »Man mag uns Nationalsozialisten vorwerfen, was man will; eins wird man nicht behaupten können: dass wir langweilig wären« (ders., S. 401).

Die »Gleichschaltung« wurde durch ein einfaches und sehr wirksames System der Selbstkontrolle und gegenseitigen Kontrolle unterstützt: Durch Teilnahme an Organisationen und Veranstaltungen und kleine, aber leicht beobachtbare Alltagsgesten wurde eine alltägliche Anpassung erzwungen, denn: Wer sich ausschloss, fiel auf. Mit jedem Gruß musste man den Führer grüßen, mit jeder Briefmarke Hitler hinten lecken, an jedem Eintopfsonntag gemeinsam auslöffeln, was man sich eingebrockt hatte. Das Perfide: Diese Verhaltensweisen waren »weich« vorgeschrieben, so dass jeder die alltägliche Anpassung eigentlich freiwillig vornahm, eine ständige Einübung in Unterwerfung. Dies gilt auch für die verordneten erst kleinen, dann größeren Diskriminierungen. Bestimmte Leute sollte man besser meiden, vor allem Juden. Diesem Verfeindungsgebot sich zu unterwerfen muss für viele beschämend gewesen sein, auch für Kinder, die frühere Spielkameraden nicht mehr kennen durften. Notwendigerweise richtete man einen inneren Aufpasser ein, der darauf achtete, was man wem gegenüber sagen konnte, durfte, sollte; das galt auch für Eltern den eigenen Kindern gegenüber, denn ein unbedachtes Wort, ein Witz konnte einen nach Dachau bringen.

Damit ist die allgegenwärtige Drohung angedeutet. Dachau wurde genügend bekannt gemacht und doch im Dunkeln gelassen, was hinter dem Zaun wirklich vorging. Gerade die Unbestimmtheit, wer wofür ins KZ kommen und was ihm dort geschehen könnte, machte das Unheimliche der Drohung aus und bewirkte eine Angst, die nur verleugnet werden konnte, denn schon sich vor Dachau zu fürchten wäre ein Beweis für Illoyalität gewesen. Dachau war bis zum Krieg der Prototyp des KZ, Drohmittel gegen die Gesellschaft, Vernichtungsmittel gegen jede Opposition, Versuchslabor und Schulungsstätte. Hier wurden die Techniken entwickelt, wie Menschen dehumanisiert, willenlos gemacht und zu gegenseitiger Kontrolle instrumentalisiert werden konnten. Hier wurden die Mannschaften der SS trainiert in Brutalität und Entmenschlichung. Die hier entwickelten Techniken konnten in den zahlreichen KZ eingesetzt und weiter verfeinert werden (Kogon 1974, S. 56).

Wie das Hitlerregime schon in seinen Anfängen in das Innere der Menschen einzudringen vermochte, zeigt Ch. Beradt mit *Das Dritte Reich des*

Traums, in dem sie Träume aus jener Zeit gesammelt hat. In diesen Träumen werden die Angst, das Gefühl der Ohnmacht und die Selbstzensur deutlich (Beradt 1981, S. 7).

Gerade der »weiche« Anpassungszwang musste zu einem inneren Konflikt führen. Denn jede Unterwerfungsgeste (wie der deutsche Gruß) bedeutet einen winzigen Selbstverrat, einen Kompromiss auf Kosten der Selbstachtung und geht einher mit der Abspaltung eines Überich- und Ichidealanteils, der nun von innen her das Ich angreift. Irgendwann beginnt das Ich zu seiner Verteidigung, den Kompromiss zu rechtfertigen und damit auf die Linie der Diktatur einzuschwenken. Dies ist der Beginn einer schleichenden inneren Korruption.

Hinzu kam natürlich, dass das Mitmachen handfeste Vorteile versprach, Verweigerung aber noch handfestere Nachteile bis hin zu »Besuchen« durch die SA oder Gestapo.

Für die Kinder verschärfte sich mit der inneren Gebrochenheit der Eltern ihre Isolierung, die sie den Einflüssen der NS-Pädagogik noch zugänglicher machen musste.

Wie weitgehend das Denken des Nationalsozialismus verinnerlicht wurde, soll an einem kleinen Dokument gezeigt werden. Es handelt sich um einen Schulaufsatz eines 16-jährigen Gymnasiasten vom März 1939. Das Thema war: »Unsere heutige Erziehung zur Wehrhaftigkeit – Wehrdienst ist Ehrendienst am deutschen Volke«. Er fordert von den Soldaten bedingungslosen Einsatz für das Lebensrecht und den Lebensraum der Nation bis zum Opfer des eigenen Lebens.« Der Schüler beginnt:

> »So oft und so lange Geist und Sinn dieser Worte, die aus den Leitsätzen des Jahres 1935 über Erziehung und Ausbildung im Heere entnommen sind, in der Geschichte des deutschen Volkes lebendig waren, ging es aufwärts, war seine innere und äußere Freiheit gesichert. Sie war gefährdet oder ging gar verloren, sobald Krieger und Soldaten aus dem Mutterboden des Volkstums entwurzelt wurden.«

Er führt aus, wie der Wehrwille im Germanentum lebendig gewesen sei bis ins Mittelalter, durch das Söldnertum untergraben und zuletzt durch den »Versailler Schandvertrag« in Deutschland zerstört worden sei. Er fährt fort:

> »Doch in dem einfachen Soldaten Adolf Hitler war dieser Wehrwille lebendig verkörpert und er wusste ihn in die Herzen aller seiner Mitkämpfer zu legen. Nach der Machtübernahme war der Wehrwille im ganzen Volke tief verankert und im Programm der N.S.D.A.P. schon ein Jahrzehnt zuvor niedergelegt. (…) Und nun ging unser Führer daran, das zu schaffen, was man nicht für möglich

gehalten hat: eine Wehrwaffe, die heute gefürchtet und geachtet in der Welt steht. Wie groß der Wehrwille im Volke ist und wie er auch in ihm erhalten bleiben soll, sehen wir deutlich an der Erziehung des deutschen Menschen zur Wehrhaftigkeit (...) Schon mit 10 Jahren wird der Junge in der Jugendorganisation, der HJ aufgenommen und tut dort 4 Jahre lang im Jungvolk seinen Dienst und dabei zeigen bzw. entwickeln sich seine charakterlichen Eigenschaften wie z.B. Mut, Zähigkeit, Entschlossenheit. Körperlich soll er dabei schon hart, zäh und flink werden (...) Auch weltanschaulich wird der Pimpf schon erzogen. Ihm werden deutsche Helden- und Führergestalten von frühgermanischer Zeit bis heute vor Augen gehalten, die er sich zum Vorbild nehmen soll. In Zeltgemeinschaften wird er schon früh an das Zusammenleben mit andern Kameraden gewöhnt, sodass egoistisch-kindische Gedanken gar nicht erst in ihm aufkommen sollen. Auch wird er hier zu gesunder Lebensführung und Ordnungsliebe erzogen. Mit 14 Jahren kommt er dann in die Hitlerjugend; dort wird diese Erziehung fortgesetzt und wenn dieser junge Mann dann seinen Wehrdienst ableisten muss, dann bringt er schon so manches mit, was ihm früher erst so mühsam beigebracht werden musste: Hier wird er nun mit der Waffe vertraut gemacht, sodass er in der Lage ist, sein Vaterland mit der Waffe in der Hand zu verteidigen und (...) von einem Wehrwillen beseelt ist, der es ihm möglich macht, in dieser schweren Zeit sein Leben für Volk und Heimat einzusetzen. Hat er seiner Dienstpflicht genügt, dann wird er in die N.S.Gemeinschaften der SA, SS, der NSKK und der NSFK aufgenommen, in denen sein Wehrwille und seine Wehrhaftigkeit erhalten werden. So soll der deutsche Mensch zu dem Soldaten erzogen werden, der den Frieden liebt, den Krieg aber nicht scheut, und der zu jeder Zeit bereit ist, für sein Volk einzustehen. Leitspruch sollen ihm die Worte eines der größten Freiheitshelden, des Dichters mit ›Leier und Schwert‹ sein: ›Zum Opfergang für die Freiheit und für die Ehre seiner Nation ist keiner zu gut, wohl aber sind viele zu schwach.‹«

Am 13.3.1939 wurde der Aufsatz geschrieben. Zwei Tage später kapitulierte der tschechoslowakische Staatspräsident vor Hitler, der die Besetzung der gesamten Tschechoslowakei befahl.

Der Aufsatzschreiber hat sich freiwillig zum Wehrdienst gemeldet und wurde 1944 in Russland vermisst.

Der »totale Krieg« war für die Kinder nur die Fortsetzung dessen, wofür sie erzogen worden waren, die Bewährung im Ernstfall. Vielleicht hat die früh eingeübte Fühllosigkeit es manchem ermöglicht, die Schrecken des Krieges durch eine leichte Derealisation abzuwehren und bis zum Ende zu funktionieren. Andererseits waren die Kinder durch die NS-Erziehung denkbar schlecht darauf vorbereitet, die Kriegstraumen zu verarbeiten. Sie hatten lernen müssen, dass es einzig auf ihren fanatischen Siegeswillen ankäme. Daher bedeutete die Niederlage, dass sie den Untergang verdient hatten. So hat Hitler ja auch gedacht, wie aus seinem Zerstörungsbefehl (»Nerobefehl«) vom 19.3.1945 hervorgeht:

> »Wenn der Krieg verloren geht, wird auch das Volk verloren sein. Dieses Schicksal ist unabwendbar. Es ist nicht notwendig, auf die Grundlagen, die das Volk zu einem primitiven Weiterleben braucht, Rücksicht zu nehmen. Im Gegenteil ist es besser, selbst diese Dinge zu zerstören, denn das Volk hätte sich als das schwächere erwiesen und dem stärkeren Ostvolk gehöre dann ausschließlich die Zukunft. Was nach dem Kampf übrigbleibt, sind ohnehin nur die Minderwertigen, denn die guten sind gefallen.« (Hofer 1957, S. 260)

Kinder und Jugendliche wurden durch den Krieg schwer in Mitleidenschaft gezogen. Auf vielfache Weise waren sie zum Kriegshilfsdienst herangezogen für Schanzarbeiten, als Flakhelfer, Meldegänger bis hin zu Fronteinsatz und Panzerabwehr, was zahllosen Kindern das Leben kostete. Die 12. SS-Panzerdivision »Hitlerjugend«, bestehend aus etwa 10.000 Jugendlichen, wurde 1944 in der Normandie eingesetzt und bis auf geringe Reste, etwa 600 Mann, vernichtet (Johansen 1978, S. 212).

Gleichzeitig mit den schweren Verlusten vollzog sich schrittweise der Verlust der bisherigen Ideale und die Enttäuschung, von der großen Vaterfigur des Führers verlassen zu sein. Auch für die Verarbeitung dieser Verluste waren sie schlecht gerüstet. Ich vermute, dass wiederum auf die Abwehr durch Fühllosigkeit zurückgegriffen werden musste.

Zuletzt will ich auf die Frage zurückkommen: Drittes Reich, Zivilisationsbruch oder Zivilisationsexzess? Meiner Meinung nach entstand diese Diktatur aus Tendenzen, die sich schon seit einem halben Jahrhundert in Europa gebildet hatten. Ich sehe in ihr das Werk politischer Ingenieure, die besonders effiziente und gefährliche Techniken der sozialen Manipulation der Massen und der Instrumentalisierung der Kindheit entwickelt haben und denen es gelungen war, die humanitären Gegenkräfte der Kultur bis auf geringe Reste auszuschalten. Es scheint mir nicht ausgeschlossen, dass entsprechende Tendenzen in modernen Massengesellschaften potenziell weiterhin virulent sind.

Literatur

Anzieu, Didier (1996): Das Haut-Ich (Frankfurt/M).

Baader, Gerhard: Die Medizin im Nationalsozialismus. Ihre Wurzeln und die erste Periode ihrer Realisierung 1933–1945. In: Pross, Christian et al. (1984): Nicht misshandeln. Das Krankenhaus Moabit. Stätten der Geschichte Berlins, Bd. 5 (Berlin).

Beradt, Charlotte (1981): Das Dritte Reich des Traums (München).

Bohleber, Werner (1997): Unbewusste Determinanten des Antisemitismus in Deutschland. Psyche 51, Jg. Nr. 6, S. 570–605.
Brockhaus, Gudrun: »Kampf – wie eine Erlösung« (Goebbels). Motive der nationalsozialistischen Erlebniswelt. In: Schlösser, Annemarie et al. (2002): Gewalt und Zivilisation (Gießen).
Buchholz, Michael: Der nationalsozialistische Antisemitismus als politische Religion. In: Gerlach, Alf et al. (2004): Psychoanalyse des Glaubens (Gießen).
Burke, Kenneth (1967): Die Rhetorik in Hitlers »Mein Kampf« und andere Strategien der Überredung (Frankfurt/M).
Chamberlain, Sigrid (1997): Adolf Hitler, die deutsche Mutter und ihr erstes Kind. Über zwei NS-Erziehungsbücher (Gießen).
dtv-Lexikon (1999) (München).
Glotz, Peter (2003): Die Vertreibung. Böhmen als Lehrstück (München).
Hofer, Walther (1957): Der Nationalsozialismus. Dokumente 1933–1945 (Frankfurt/M).
Johansen, Erna (1978): Betrogene Kinder. Eine Sozialgeschichte der Kindheit (Frankfurt/M).
Jung, Carl Gustav (1974): Nachwort zu: Aufsätze zur Zeitgeschichte, GW X (Olten).
Kamp, Kurt (1940): Die Haltung des Frontkämpfers (Würzburg).
Kogon, Eugen (1974): Der SS-Staat. Das System der deutschen Konzentrationslager (München).
Leeb, Johannes (1998): Wir waren Hitlers Eliteschüler. Ehemalige Zöglinge der NS-Ausleseschulen brechen ihr Schweigen (München).
Mann, Erika (1997): Zehn Millionen Kinder. Die Erziehung der Jugend im Dritten Reich (Hamburg).
Milde, David: Lernen von den Eskimos. Der Weltfahrer Colin Roß zwischen Moderne und Nationalsozialismus. In: Emmerich, Wolfgang et al. (1995): Der Technikdiskurs der Hitler-Stalin-Ära (Stuttgart).
Nolte, Ernst (1984): Der Faschismus in seiner Epoche (München).
Wulff, Erich (1972): Psychopathie? Soziopathie? Z. Das Argument, 14. Jg., Heft X, S. 62–78 (Berlin).

Psychohistorische Zusammenhänge

Kriegskinder an der Macht

Die Folgen traumatischer Erfahrungen in der Politik

Hans-Jürgen Wirth

»Erinnern hilft vorbeugen«: Slogan der Friedensbewegung

Die deutsche Vergangenheit wirft bis heute ihre Schatten auf das Leben in der Bundesrepublik. Die Versuche, den Nationalsozialismus zu verdrängen, konnten seine unbewusste und bewusste Virulenz nicht ausschalten. Vielmehr prägten die Mechanismen der Abwehr einerseits und die Wiederkehr der verdrängten Vergangenheit andererseits das gesellschaftliche Leben und hatten insbesondere auf das Verhältnis zwischen den Generationen einen starken Einfluss. Die Beziehung der Generationen lud sich auf mit der emotionalen Spannung, die sich aus den abgewehrten Erinnerungen an die Nazizeit speiste. Die sich verändernden Generationskonflikte der letzten fünf Jahrzehnte sind ein Spiegel für die Nachwirkungen des Nationalsozialismus auf die unbewussten kollektiven Prozesse in der Nachkriegsgesellschaft der Bundesrepublik (vgl. Wirth 1986; 1988; 1997).

Der vorliegende Beitrag umfasst zwei Teile. Der erste Teil skizziert in einem historischen Rückblick die verschiedenen Etappen der öffentlichen Auseinandersetzung mit dem Nationalsozialismus. Anschließend werden im zweiten Teil am Beispiel von Joschka Fischer einige Konfliktlinien gezeigt, die typisch für eine Kindheit im Nachkriegsdeutschland sind.

Die Unfähigkeit zu trauern

Das 1967 erschienene Buch *Die Unfähigkeit zu trauern* von Alexander und Margarete Mitscherlich lieferte eine eindringliche Diagnose der psychosozialen Befindlichkeit der Nachkriegsgesellschaft. Die Mitscherlichs führten aus, dass sich das deutsche Volk nach dem Ende des Krieges mit den Leichenbergen in den Konzentrationslagern und dem Unglück konfrontiert sah, das es über die Welt gebracht hatte. Tiefe Trauer, Melancholie und Depression wären als kollektive psychische Reaktion zu erwarten gewesen. Doch zeigte sich bei den Deutschen in zweifacher Hinsicht eine »Unfähigkeit zu trauern« – erstens über den Verlust des Führers und des mit ihm verbundenen kollektiven Ich-Ideals. Und erst in zweiter Linie – wie die Autoren ausdrücklich betonen – folgte »die Abwehr der Trauer um die zahllosen Opfer« (1967, S. 35) des Nationalsozialismus. Die zu erwartende Melancholie, die Trauer, die Reue, die Scham- und Schuldgefühle blieben aus und wurden durch eine »kollektive Verleugnung der Vergangenheit« (ebd., S. 40) abgewehrt. Die Verleugnung der Vergangenheit beanspruchte jedoch ungeheure psychische Kräfte und bewirkte eine psychische Starrheit und politische und kulturelle Fantasielosigkeit. Allein in dem manischen Aktivismus, mit dem sofort an die Beseitigung der Ruinen und den Wiederaufbau herangegangen wurde und der uns schließlich das deutsche Wirtschaftswunder bescherte, zeigte sich etwas von der Verbissenheit und der narzisstischen Wut, mit der die eigene Schuld an der faschistischen Vergangenheit abgewehrt wurde.

»Keine Experimente« (so ein Wahlslogan der CDU), nur nichts Fremdes, Ungewohntes, Verunsicherndes an sich heranlassen – so lautet bis heute die Devise des »dumpfen Deutschen«. Diese politische und kulturelle Dumpfheit der fünfziger Jahre hat Sebastian Haffner mit einem teils zutreffenden, teils rechtfertigenden Begriff als »Heilschlaf« bezeichnet.

Das Buch der Mitscherlichs hatte einen ganz außergewöhnlich starken Einfluss auf die öffentliche Diskussion über den Nationalsozialismus. Es gibt nur wenige psychologische Fachbücher, denen es vergönnt ist, sich über Jahrzehnte hinweg derart beständig in der öffentlichen Diskussion zu behaupten. Der Begriff von der notwendigen »Trauerarbeit« ist noch heute ein geflügeltes Wort in der öffentlichen Debatte um die NS-Zeit.

Bemerkenswert ist, dass sich kaum fachwissenschaftliche Kritik an den Thesen des Buches regte. Erst 1992 warf der Psychoanalytiker und Körpertherapeut Tilmann Moser dem Autorenpaar vor, ihr Buch zeichne sich durch einen moralisierenden und anklagenden Duktus aus. Die moralisierende Anklage sei uneinfühlsam und habe im Grunde eine Abwehrreaktion hervorrufen müssen. Bei dem Buch handele es sich um eine »psychoanalytische Bußpredigt, Daueranklage und diffamierende Entlarvung der Deutschen« (Moser 1992, S. 391). Es fehle den Autoren »fast von Anfang an eine Bereitschaft zur Einfühlung« (ebd., S. 393).

Wie zu erwarten war, hat die Kritik von Moser die Verteidiger der Mitscherlichs auf den Plan gerufen (vgl. Schneider 1993; Knoell 1993). Doch ein Großteil der Psychoanalytiker stand Alexander und Margarete Mitscherlich höchst ambivalent gegenüber: Einerseits war man für den Beitrag der Mitscherlichs dankbar, mit Hilfe dessen die deutsche Psychoanalyse nach dem Ende der NS-Zeit wieder so schnell Anschluss an die Internationale Psychoanalytische Vereinigung fand. Alexander Mitscherlich genoss als erklärter Gegner des Nationalsozialismus hohes nationales und internationales Ansehen – ein Umstand, der mit dazu beitrug, dass ihm 1968 der Friedenspreis des Deutschen Buchhandels verliehen wurde. In seiner Rolle als gesellschaftskritisch engagierter Intellektueller war Alexander Mitscherlich für viele identitätsstiftend (vgl. Habermas 1963). Und wahrscheinlich war auch das moralische Engagement des Autorenpaares dafür verantwortlich, dass man sein Buch nicht kritisierte.

Andererseits fühlten sich viele Psychoanalytiker durch das gesellschafts- und kulturkritische Engagement der Mitscherlichs überfordert und in ihrem klinischen Alltagsgeschäft gestört. Als Kompromissbildung zwischen diesen beiden Strömungen wurde Alexander Mitscherlich idealisiert. In jeder Idealisierung verbirgt sich jedoch eine aggressive Entwertung, die sich in diesem Fall darin ausdrückt, dass das umfangreiche wissenschaftliche Werk von Alexander Mitscherlich praktisch nicht (mehr) rezipiert wird. Man zitiert noch rituell die Schlagworte von der »Unfähigkeit zu trauern« und der »vaterlosen Gesellschaft« – allerdings ohne sie mit Inhalt zu füllen – und ignoriert gleichzeitig Mitscherlichs klinisches und theoretisches Werk.

Versteht man das Buch über *Die Unfähigkeit zu trauern* als eine Form der kollektiven sozialtherapeutischen Intervention – und das ist ja durchaus eine Intention der Autoren –, so könnte man in Anlehnung an Tilmann Moser sagen, dass es psychotherapeutisch noch besser angelegt gewesen wäre, wenn es nicht nur die notwendige Trauer um das Leid, das anderen zugefügt wurde, sondern auch die Trauer um das selbst erlittene Leid – und zwar nicht nur das »Leid«, die Idealfigur Hitler verloren zu haben – ausgesprochen hätte.

Die Mitscherlichs fordern zwar die Trauerarbeit um die verlorenen und entwerteten nationalsozialistischen Ideale ein, vernachlässigen aber die unmittelbaren Schmerzen und Leiden der deutschen Bevölkerung angesichts der zerstörten Häuser, der Toten und Verstümmelten in den eigenen Familien. Die seelische Bedeutung dieses Leidens ist sicher sehr viel höher einzuschätzen als der Verlust des Ich-Ideals Adolf Hitler (vgl. Richter 1986).

Vielleicht konnten die Mitscherlichs aufgrund ihrer zeitlichen Nähe zum Nationalsozialismus diese Art der Einfühlung in die Opferanteile des Tätervolkes noch nicht aufbringen. Zu bedrückend war noch die Nähe zu den Schrecken der NS-Zeit.

Trauer um die Opfer des Nationalsozialismus und Trauer um das eigene Opfer-Sein gehören sehr eng zusammen. Die Trauer um selbst erlittene Kränkungen und Verluste ist sogar eine Voraussetzung dafür, auch Trauer zu empfinden für das Leid, das anderen zugefügt wurde. Beide Formen der Trauer ergänzen und bedingen sich. Man muss das Gefühl der Trauer kennen, man muss selbst gelitten haben und Verluste, Verletzungen und Kränkungen erlebt haben, um überhaupt zu wissen, was Trauer ist, um Trauer zu fühlen, um Mitleid mit anderen empfinden zu können. Die Deutschen haben nach 1945 weder um die eigenen noch um die »fremden« Verluste getrauert. Diese doppelte Unfähigkeit zu trauern und bekümmert zu sein – über anderen zugefügte sowie über selbst erlittene Schmerzen und Verluste – bewirkte eine Panzerung gegen Gefühle überhaupt.

Die Achtundsechziger klagen an

Im Laufe der 60er-Jahre geriet diese Gefühlspanzerung der älteren Generation in Konflikt mit dem expressiven und experimentierfreudigen Lebensstil der jungen Generation, die nach dem Krieg geboren war. Zwar entwickelte sich in allen westlichen Industrienationen in dieser Zeit eine eigenständige Jugendkultur, doch in Deutschland waren die Generationskonflikte besonders heftig und hatten nachhaltige Auswirkungen auf die Gesellschaft. Die Intensität dieser Generationskonflikte lässt sich nur vor dem Hintergrund der deutschen Vergangenheit verstehen. Mit der Studentenbewegung kam es zu einer Politisierung des jugendlichen Protestes. Am Vietnamkrieg, dessen Problematik die Flakhelfer-Generation nicht wahrzunehmen bereit war, weil sie mit dem Retter und ehemaligen Feind Amerika überidentifiziert war, entzündete sich eine tiefgreifende Auseinandersetzung der Jugend mit großen Teilen der älteren Generation, »die sich dadurch in ihrem mühsam wieder aufgebauten Selbstwertgefühl zentral angegriffen fühlte« (Mitscherlich-Nielsen 1979, S. 21f.). Zugleich löste diese Kritik der Studenten erstmalig eine öffentliche, kontroverse und emotional bedeutsame Auseinandersetzung mit der deutschen Vergangenheit aus. Die studentische Protestbewegung attackierte die nationalsozialistische Vergangenheit vieler Politiker und Repräsentanten des öffentlichen und wirtschaftlichen Lebens – wie Kiesinger, Flick, Carstens, Filbinger u.a. – scharf. Den protestierenden Studenten erschien die Tatsache, dass viele dieser Repräsentanten ihre politische oder wirtschaftliche Karriere, die sie unter den Nazis begonnen hatten, jetzt bruchlos in der »BRD« fortsetzen konnten, als Beweis dafür, dass die Bundesrepublik ein faschistischer, zumindest ein »faschistoider« Staat sei. Die Weigerung des »Establishments«, zum Krieg der Amerikaner in Vietnam kritisch Stellung zu nehmen, und die massiven Überreaktionen des Staates auf die Proteste der Studenten schienen diese Einschätzung zu bestätigen.

Im Protest gegen den Vietnamkrieg der Amerikaner klagte die junge Generation unbewusst auch die Nazivergangenheit der Elterngeneration an (vgl. Richter 1985). Nur so lässt sich die Schärfe der Auseinandersetzungen über den Krieg in Vietnam, die außerhalb Amerikas nur in Deutschland einen solch unversöhnlichen Charakter annahmen, erklären. Die Studenten fühlten eine moralische Verpflichtung, gerade als Bürger Deutschlands, das den Zweiten Weltkrieg verschuldet und unter dem Banner des Antikommunismus Russland überfallen hatte, nun gegen einen neuen antikommunistischen Kreuzzug Stellung zu beziehen. Der Loyalitätskonflikt, in dem sich die Deutschen gegenüber ihrem Befreier Amerika befanden, wurde durch eine Spaltung der Ambivalenz auf die beiden Generationen aufgelöst. Die ältere Generation hatte ihr lädiertes Selbstbewusstsein durch eine Überidentifikation mit Amerika gestärkt und erlaubte sich deshalb keine Kritik an dem Krieg der Amerikaner, zumal sie auf diese Weise den alten Antikommunismus weiter pflegen konnte. Die junge Generation übernahm hingegen die andere Seite der Ambivalenz, nämlich die moralischen Lehren aus der nationalsozialistischen Katastrophe zu ziehen und einen Angriffskrieg im Zeichen des Antikommunismus abzulehnen.

Die Studenten fühlten sich moralisch im Recht, versuchten sie doch nur, die moralische Aufforderung ihrer geistigen Ersatzväter, der so genannten »kritischen Autoritäten« wie Theodor W. Adorno, Herbert Marcuse und Alexander Mitscherlich, zur Vergangenheitsbewältigung ins Praktische zu wenden, indem sie die Elterngeneration nach ihrer Haltung im Nationalsozialismus befragten. Allerdings kam kein offenes Gespräch zwischen den Generationen zustande. Die ältere Generation fühlte sich angegriffen, in ihrer neu aufgebauten Identität verunsichert und reagierte mit einer defensiven und aggressiven Abwehrhaltung. Die Protestgeneration ihrerseits kam über ein aggressives Attackieren und moralisches Anklagen nicht hinaus. Ihre Kritik blieb distanziert, moralisierend, scharf und über weite Strecken selbstgerecht und verhinderte damit ein offenes Gespräch. Anstatt dass sich ein »gemeinsamer Verarbeitungsprozess im Dialog unter mehreren Generationen« (Richter 1985, S. 294) entwickelt hätte, kam es bei den Etablierten zu einer Paranoia gegenüber allen, die sich als Verfassungsfeinde, Terroristen, Sympathisanten und Alternative verdächtig machten, und auf Seiten mancher Protestler zu einem blindwütigen Kampf gegen die ältere Generation und gegen die etablierte Gesellschaft.

Der jungen Generation erschien das moralische Versagen der Eltern so fundamental zu sein, dass sie glaubte, »alles, aber auch alles neu machen zu müssen« (Simon 2000, S. 60). Insbesondere die satte Selbstzufriedenheit in den Jahren des Wirtschaftswunders stand für die Nachkriegsjugend in einem unerträglichen Gegensatz zu dem von Deutschland verschuldeten Elend. Die »Fresswelle«, die »Bekleidungswelle« und die generelle Konsumorientierung, die aus Deutschland einen »großen Konsumverein« machte (Glaser 1986, S. 96), ekelte sie regelrecht an und begründete ihre radikale Kritik an der Konsumgesellschaft. Die Konsumverweigerung, der Hang zur Askese, Phänomene, die sich in allen Teilen der – scheinbar paradoxerweise zugleich hedonistischen – Protestbewegung finden lassen, sind als Gegenreaktion auf die Flucht in den Konsum zu verstehen, die die Mehrheit der Nachkriegsgesellschaft antrat. Auch neigte die junge Nachkriegsgeneration dazu, »im Gegenschlag zu den Herrschaftsattitüden der Vätergeneration, die sich selbst (...) als menschlich bessere und wertvollere Gruppen erlebten, (...) nun gerade die unterdrückten Gruppen als die menschlich besseren und wertvolleren anzusehen« (Elias 1992, S. 341) und sich mit den »Verdammten dieser Erde« zu solidarisieren und zu identifizieren. Die Scham über die Untaten der Elterngeneration unter dem Nationalsozialismus steigerte ihre Sensibilität »für die Schlechtigkeit der Welt überhaupt« (ebd., S. 343). Die Verantwortung, die diese Generation auf ihren Schultern spürte, war so übergroß, dass sie entweder erdrückend wirkte und zu Rückzug, Verweigerung, Depression und Selbstdestruktion führte oder aber zu einem gewaltsamen Befreiungsschlag. Beide Verarbeitungsmuster sind in der 68er-Generation weit verbreitet.

Wie Annette Simon (2000) in ihren Interviews mit Angehörigen der 68er-Generation feststellte, waren viele von einer Grundhaltung geprägt, die sie als »Nichts-Werden-Wollen« bezeichnet hat. Sie führt diese Einstellung auf »eine Verweigerungshaltung gegenüber den Aufstiegsphantasien« zurück, »die die Eltern in der Nachkriegszeit für diese Kinder entworfen hatten« (ebd.). Und doch war die Rebellion der 68er-Generation eigentlich nicht gegen die Eltern gerichtet, sondern ist als Wiedergutmachung zu verstehen, die einen wirklichen Neubeginn nach 1945 ermöglichen sollte. »Es war eine stellvertretende Rebellion, die im Grunde von einem schützenden Impuls gegenüber den Eltern beherrscht war, die ihre eigene Geschichte nicht mehr tragen konnten« (Bude 1995, S. 35). Die 68er-Generation hatte die schwere Last zu tragen, die in dem früh eingepflanzten Lebensgefühl des »Schuldig-Geborenseins« – so ein Buchtitel von Sichrovsky (1987) – bestand. Um die Schuld der Väter wiedergutzumachen, fühlte die 68er-Generation – nach einem Wort von Hegel – »Herzklopfen für das Wohl der Menschheit« (Hegel, zit. nach Elias 1992, S. 343) und überforderte sich heillos mit dem Anspruch, gegen alle Übel der Menschheit ankämpfen zu müssen.

Der unterlassene Widerstand der Eltern und der übersteigerte Widerstand der RAF

In zugespitzter Weise stellt sich diese Problematik bei den Mitgliedern der RAF dar (Wirth 2001, 2002). Bei ihnen ist unverkennbar, dass sie im unbewussten Auftrag ihrer Eltern handelten, als sie die aus ihrer Sicht »faschistische BRD« mit terroristischer Gewalt bekämpften. Auf einer unbewussten Ebene holten die Terroristen der RAF das nach, was ihre Eltern zu tun versäumt hatten: Widerstand zu leisten. Diese familiendynamischen Zusammenhänge sind beispielsweise in den Biografien von Birgit Hogefeld (vgl. Richter 2001) und Gudrun Ensslin (vgl. Aust 1986) deutlich zu erkennen. In beiden Fällen zeigten die Eltern ihre Sympathie mit den terroristischen Gewalttaten ihrer Töchter und rechtfertigten diese mit dem Verweis auf den unterlassenen Widerstand ihrer eigenen Generation während der Naziherrschaft. So distanziert sich Pfarrer Helmut Ensslin zwar von der Brandstiftung, die seine Tochter Gudrun in einem Frankfurter Kaufhaus verübt hat; doch zeigen seine »einfühlsamen« Interpretationen, dass er eine große Nähe zum Gefühlsleben und zur Gedankenwelt seiner Tochter empfindet. Die »jungen Menschen« seien frustriert – so Pfarrer Ensslin –, weil die ältere Generation sich habe korrumpieren lassen und nicht klar Stellung beziehe zu Judenhass und Völkermord in der deutschen Vergangenheit und zur »Restauration« in der deutschen Gegenwart. Aber die jungen Menschen seien nicht mehr gewillt, »diese Frustration dauernd zu schlucken« und sich durch ihr Stillhalten selbst auch zu korrumpieren. Mehrfach spricht Pfarrer Ensslin von der »heiligen Selbstverwirklichung« im Zusammenhang mit den Taten seiner Tochter. Die junge Generation übernimmt – so könnte man Helmut Ensslins weitere Ausführungen interpretieren – stellvertretend für die Elterngeneration die »heilige« Aufgabe, in einem Kreuzzug gegen den faschistischen Staat sich selbst und das deutsche Volk von dem Fluch des Nationalsozialismus zu reinigen. Helmut Ensslin spürt sehr feinfühlig das Sendungsbewusstsein, den religiös anmutenden Eifer, den Fanatismus, die Erlösungshoffnungen, die seine Tochter zu ihren Taten antreiben. Die RAF-Terroristen sind – so der Familientherapeut Helm Stierlin (1978) – »unbewusste Delegierte« ihrer Eltern, daher ihr »heiliger« Eifer. Sie handeln im unbewussten Auftrag der Elterngeneration an der »Bewältigung der deutschen Vergangenheit«, d.h. an der Vergangenheit ihrer Eltern. Aber diese Vergangenheit ist so gewaltig, so monströs, dass jeder Versuch, sie im Handstreich zu »bewältigen«, nicht nur scheitern muss, sondern selbst wieder neue Gewalt hervorbringt. Der Protestant Ensslin ist fasziniert von der extremen Risikobereitschaft, der Märtyrermentalität und der Radikalität seiner

Tochter. Er übernimmt die Selbstglorifizierung der RAF, ja, in gewisser Weise steigert er sie sogar noch, wenn er »das größere Fanal als die Brandlegung selbst« in der »heiligen Selbstverwirklichung« dieses »Menschenkindes« sieht, das, »um zu einer Selbstverwirklichung zu kommen«, über die Folgen, die seine Tat für andere, aber auch für es selbst hat, hinweggeht. Um ihrer »heiligen« Mission willen ist Gudrun bereit, andere, vor allem aber sich selbst zu opfern. Der eigene Märtyrertod wird geradezu gesucht, einerseits als Beweis für die Bösartigkeit des »Systems« und andererseits als Opfer, das die Schuld der Elterngeneration wiedergutmachen soll.

Die Terroristen der RAF führten der Nazigeneration demonstrativ vor, wie man rigorosen, bis zum Letzten, zur Selbstaufopferung gehenden Widerstand gegen ein Terrorsystem leistet. Dass sie die politische Realität der Bundesrepublik fälschlicherweise mit der des nationalsozialistischen Staates gleichsetzten und als »offenen Faschismus« bezeichneten, macht eine ihrer Realitätsverkennungen aus. Indem sie gegen die bestehende kapitalistische Gesellschaftsordnung ankämpften, wollten sie auf der bewussten Ebene die Arbeiterklasse und die unterdrückten Völker befreien. Unbewusst waren sie aber auch von dem Verlangen bestimmt, sich selbst von der unerträglichen moralischen Last der nationalsozialistischen Vergangenheit der Elterngeneration zu befreien. Dies führte zu einem übersteigerten moralischen Anspruch, sich nicht korrumpieren zu lassen, sich mit dem »Schweine-System« in keiner Weise einzulassen. Der Wunsch, nicht infiziert und integriert zu werden, schuf einen »generationsspezifische[n] militante[n] Antifaschismus« (Dubiel 1999, S. 147) und bewirkte demonstrative Abgrenzungsversuche, die bis zum Terrorismus gehen konnten. Die Aufteilung der Welt in gut und böse, die denunziatorische Bestialisierung des politischen Gegners als »Schwein«, das bedenkenlos getötet werden kann, und die Erlösungsfunktion sowohl der Gewalttat gegen andere als auch der Selbstopferung verbanden die geistig-emotionale Haltung der RAF mit der des Nationalsozialismus (vgl. Vondung 1988, S. 478ff.). Auf tragische Weise bildete der terroristische Kampf der RAF eine Wiederkehr der verdrängten nationalsozialistischen Vergangenheit. Da die Terroristen gleichsam nicht aus freien Stücken, sondern als unbewusste Delegierte im Auftrag der Elterngeneration handelten, blieben sie unbewusst gebunden an die unverarbeitete nationalsozialistische Vergangenheit, und sie waren gezwungen, diese zu wiederholen – gerade auch da, wo sie gegen diese ankämpften. Ihr Kampf gegen das, was sie als »offenen Faschismus« bezeichneten, nahm selbst faschistische Züge an.

Zwar lehnte die Studentenbewegung in ihrer überwiegenden Mehrheit die

Strategie des bewaffneten Kampfes zur Veränderung der gesellschaftlichen Verhältnisse grundsätzlich ab; gleichwohl teilte die gesamte 68er-Generation in gewissen Grundzügen den moralischen Rigorismus und das vom Antifaschismus geprägte Feind- und Weltbild der RAF-Terroristen. Wie Richter (2001, S. 75) schreibt, war die RAF eben nicht »von vornherein ein Außenseiter-Phänomen, sondern nur eine Extrem-Variante einer Bewegung, die ausgezogen war, der Hitler-Generation die heuchlerische Anpassungsmaske vom Gesicht zu reißen, weswegen die Kerngruppe sich auch noch längere Zeit auf ein beträchtliches linkes Sympathisanten-Gefolge stützen konnte«.

Ich war immer wieder verzweifelt und traurig über die Tatsache, dass die Terroristen der RAF aus der studentischen Protestbewegung hervorgingen, der auch ich mich zugehörig fühlte. Obwohl ich nie mit terroristischen Zielen und mit Gewalt sympathisierte, fühlte ich eine Art Mitverantwortung dafür, dass Menschen meiner Generation, Menschen, die ursprünglich mit den gleichen humanistischen Absichten angetreten waren wie ich, sich in terroristischer Gewalt verstrickten. Der Gedanke ließ sich nicht ganz von der Hand weisen, dass ich nur aufgrund glücklicher Umstände, die es mir ermöglichten, Frustrationen in der politischen Arbeit länger auszuhalten und kleine Erfolge schon als hoffnungsträchtige Hinweise auf zukünftige Entwicklungen zu interpretieren, nicht in der Nähe terroristischer Gruppierungen gelandet war. Ich will damit zweierlei sagen: Zum einen lässt sich der Terrorismus nicht auf die Psychopathologie Einzelner reduzieren, sondern Einzelne haben stellvertretend für ihre eigene Generation und für die der Eltern etwas ausagiert. Die späteren Terroristen hatten einst als uneigennützige Idealisten begonnen, sich politisch zu engagieren, verhärteten sich aber während der eskalierenden Auseinandersetzungen mit dem Staats- und Polizeiapparat zunehmend, der seinerseits zu immer härteren und schärferen Maßnahmen griff (vgl. Elias 1992, S. 343). Zum anderen zeigt sich beispielsweise an der Gegenüberstellung von Ex-Außenminister Fischer und dem Ex-Terroristen Hans-Joachim Klein, wie schmal der Grat ist, auf dem wir alle wandeln. Eigentlich käme es darauf an, dass wir erkennen, wie leicht sich jeder von uns in Unrecht verstricken kann. Das konnte man während der Nazizeit ebenso beobachten wie in der DDR und eben auch im Rahmen der 68er-Protestbewegung, auch wenn das begangene Unrecht sehr unterschiedlich zu bewerten ist. Entscheidend wäre, sich mit den dunklen Seiten der eigenen Vergangenheit offen auseinanderzusetzen.

Im Terrorismus der RAF hat sich die 68er-Generation in Gewalt verstrickt, eine Gewalt, die auf die Schrecken der Nazivergangenheit zurückverweist. Die Generation der 68er trägt eine Art moralischer und politischer

Mitverantwortung für die Gewalt der RAF, weil das ideologische Freund-Feind-Denken in gewissem Umfang das Denken dieser ganzen Generation infiziert hatte.

Die Konfrontation mit dem Holocaust

Gegen Ende der 70er-Jahre, kurz nach dem so genannten »Deutschen Herbst«, der den Höhepunkt des RAF-Terrorismus darstellte, führte der weltweit ausgestrahlte Hollywoodfilm »Holocaust« dazu, dass große Teile der deutschen Bevölkerung erstmals mit einer wahrnehmbaren emotionalen Erschütterung auf die Vernichtung der Juden reagierten. Dieser Film leitete eine qualitative Veränderung in der Auseinandersetzung mit der deutschen Vergangenheit ein. Hunderttausende verfolgten gebannt die mehrteilige Fernsehserie und wurden emotional so aufgewühlt wie bislang durch keinen Versuch der »Vergangenheitsbewältigung«. Auf die Filmstunden folgten Diskussionen, Tausende riefen beim Sender an, stellten Fragen über Fragen. Es sei, so schreibt Helmut Dahmer (1979, S. 26) in einem bissigen, aber auch verwunderten Kommentar zu der Serie, »als hätten die meisten Diskutanten und Frager 30 Jahre lang einen Dornröschenschlaf geschlafen, aus dem erst ›Holocaust‹ sie erweckte«.

Man kann Filme wie »Holocaust« und »Schindlers Liste« als Kitsch, als sentimentale Produkte der Unterhaltungsindustrie, kritisieren – wie dies der New Yorker Witz »There is no business like Shoah-business« treffend formuliert (vgl. Claussen 1997, S. 77).

Der kritische Einwand, in der Auseinandersetzung mit Auschwitz würden neue Formen der Abwehr produziert, lässt sich allerdings nicht nur gegen Hollywoodfilme, sondern gegen jedwede Beschäftigung mit diesem – prinzipiell »nicht zu bewältigenden« – Thema erheben. Offene Auseinandersetzung mit Auschwitz und Abwehr liegen oft dicht beieinander. Trotz der kultur- und medienkritischen Einwände gegen den Film »Holocaust« muss man konstatieren, dass er einen tief greifenden Wandel in der Einstellung der bundesdeutschen Öffentlichkeit zur NS-Zeit einläutete.

Die intellektuelle und emotionale Öffnung für die drei Jahrzehnte lang verleugnete Vergangenheit ist Teil eines gesellschaftlichen Bewusstseinswandels, der die 80er-Jahre charakterisiert. Mit Beginn dieser Zeit wich das Vertrauen in die prinzipielle Lösbarkeit aller gesellschaftlichen Probleme, das noch in den 50er- und 60er-Jahren das öffentliche Bewusstsein bestimmte, einer zunehmend skeptischeren Einstellung.

Die No-future-Stimmung in der Jugend brachte nur stellvertretend zum

Ausdruck, was auch große Teile der Erwachsenengeneration empfanden: Die Bedrohung durch die zunehmende Umweltzerstörung, die Drohung eines Atomkriegs, die Arbeitslosigkeit und die Energiekrise brachten den Fortschrittsoptimismus ins Wanken. Immer deutlicher drängte sich die Fantasie von einer sich selbst zerstörenden Gesellschaft ins Bewusstsein. Dieser Prozess ließ gleichzeitig die unterdrückten Erinnerungen an die Nazizeit wieder aufleben. Der Nationalsozialismus fand mehr und mehr Eingang in die öffentliche Diskussion (vgl. Wirth 1986). Die Krise unseres Fortschrittsglaubens habe uns – so schrieb der Historiker Wolfgang J. Mommsen (1986, S. 18) in einem Beitrag zum »Historikerstreit« – »wieder stärker dazu bereit gemacht, über die Bedingtheiten unserer Existenz nachzudenken, und dazu gehört nicht zuletzt auch die Reflexion auf unsere historische Existenz, auf unseren Standort innerhalb der geschichtlichen Entwicklung«.

An dieser Stelle bietet es sich an, einige weitere öffentliche Auseinandersetzungen über die NS-Zeit zu erwähnen, beispielsweise die Lebensberichte von Täterkindern der zweiten Generation, Helmut Kohls Formulierung von der »Gnade der späten Geburt«, die bei seinem Israelbesuch für Irritationen sorgte, seinen Goebbels-Gorbatschow-Vergleich oder seinen gemeinsamem Besuch mit Reagan in Bitburg. Bezeichnend war auch die Rede von Bundestagspräsident Philipp Jenninger, die er vor dem Bundestag zum 50. Jahrestag der Pogromnacht am 9. November 1938 hielt. Jenninger scheiterte daran, dass er den – an sich wertvollen – Versuch unternahm, sich in die Nazitäter einzufühlen, also versuchte, das »Faszinosum des Faschismus« (vgl. Wirth 1989) zu verstehen, die Zuhörer aber im Unklaren darüber ließ, ob er sich nur einfühlte oder ob er wirklich dem Faszinosum des Faschismus erlegen war. Zahlreiche weitere Skandale und öffentliche Debatten zeigen, wie sehr die NS-Zeit und das Verhältnis zu ihr zum Thema gemacht wurden: der Historikerstreit, die Goldhagen-Debatte, die Klemperer-Tagebücher, die Wehrmachtsausstellung, das Holocaust-Mahnmal in Berlin, die Walser-Bubis-Debatte, Günter Grass' spätes Bekenntnis seiner SS-Mitgliedschaft. Allein schon diese lückenhafte Aufzählung zeigt, dass das Thema unerschöpflich und unabschließbar ist (Peisker 2005). Gerade diese Unabschließbarkeit ist nur schwer zu akzeptieren. Jedoch ist jeder Versuch, endlich einen Schlussstrich unter diesen fluchbeladenen Abschnitt unserer Geschichte zu ziehen, unweigerlich zum Scheitern verurteilt. Die verdrängte Vergangenheit lässt sich nicht abschütteln, sondern es kommt zu einer Wiederkehr des Verdrängten, das sich störend in das Ritual der Vergangenheitsbewältigung einmischt.

Joschka Fischer als Repräsentant der 68er-Generation

Joschka Fischers Eltern waren Ungarndeutsche, die nach dem Zweiten Weltkrieg nach Baden-Württemberg flohen. Das Elternhaus war streng katholisch, Vater und Mutter ihr Leben lang CDU-Wähler (Fischer 1987, S. 60). Die Beziehung zu seinem Vater, einem Metzger, der in »mühseliger« Arbeit »ein karges Salär für eine fünfköpfige Familie« (Fischer zit. nach Koelbl 1999, S. 21) erwirtschaftete, schildert Fischer mit den Worten:

> »Er war präsent als Institution und doch nie präsent. (…) Auch wenn er da war, hielt er sich meist abseits. Saß in der Küche, rauchte, las seine Krimis und Groschenromane, trank seinen Kalterer See, marschierte auf und ab und roch streng nach Tabak. Seine Einsiedlerexistenz in der Küche hatte sicher auch mit dem Sauberkeitsfimmel meiner Mutter zu tun, im Wohnzimmer durfte nämlich nicht geraucht werden. Er war aber kein Pantoffelheld, eher ein Bär, dem der dauernde Streit, ob er rauchen darf, einfach zu lästig war« (ebd.).

Sein Vater starb, als Fischer »von zu Hause abrückte« (ebd.): »Ich habe ihn eigentlich nie gekannt.« Trotz seines distanzierten Verhältnisses zu seinem Vater bedeutete dessen Tod einen tiefen Einschnitt in Fischers Leben. Da die jüngere der Schwestern fast zeitgleich mit dem Vater an Nierenversagen starb und die älteste Schwester wegzog, sei die Familie »innerhalb einer Woche« zerbrochen, was Fischer als »sehr deprimierend« empfand. Fischer wächst »hauptsächlich« mit seiner Mutter und seinen Schwestern auf. Die Beziehung zu seiner Mutter habe ihn »in hohem Maße geprägt«:

> »Sie war die immer präsente Hausfrau, der Fürsorgebezugspunkt, zu dem man flüchten konnte, wenn man Angst hatte oder Geborgenheit wollte. Meine Eltern hatten entschieden, dass die Mutter nicht arbeiten geht, und so hatten wir eine schöne Kindheit. Arm aber glücklich. Sie war eine sehr starke, durchsetzungsfähige Frau. (…) Wahrscheinlich hat sie mich unbewusst auch in meinem Rebellentum geprägt, denn sie erzählte schon sehr früh Geschichten über meine kindlichen Ausbruchsversuche, dass ich mich etwa, kaum war ich geboren, vom Wickeltisch stürzen wollte. Anekdoten, die es in jeder Kindheitsbiographie gibt, aber in dieser Reihung musste mich das schon nachdenklich machen: Warum erzählt meine brave, biedere, ordnungsliebende, christdemokratisch wählende Mutter dauernd solche Geschichten über mich?« (ebd.)

Fischer bleibt unbewusst an die Mutter gebunden. Erst als sich seine Frau Claudia 1996 von ihm trennt und ihn damit in eine tiefe Lebenskrise stürzt, sei

> »die Nabelschnur zu meiner Mutter endgültig durchschnitten worden. Ich bin von meiner Mutter zu meiner ersten Frau, von meiner ersten zu meiner zweiten, von meiner zweiten zu meiner dritten. Ich habe mich als ausgewachsener Mann immer noch wie ein Klammeräffchen verhalten, obwohl ich schon längst nicht mehr klein und niedlich war« (ebd., S. 32).

In der Adoleszenz löste sich Fischer früh von seiner Familie – die er als »kleinbürgerlich« bezeichnet (zit. nach Gatter 1987, S. 93) – ab: »Als ich 16 war, habe ich mich dann selbst geprägt«, sagt Fischer (zit. nach Koelbl 1999, S. 21) nicht ohne Selbstbewusstsein. Er bricht sowohl den Besuch des Gymnasiums als auch eine Fotografenlehre ab und zieht Mitte der 60er-Jahre als Tramp durch Europa. Er kann rückblickend aber auch erkennen, dass seine Loslösung von der Mutter nicht konfliktlos vonstattenging, sondern kontraphobische Züge trug, wenn er – psychoanalytische Termini benutzend – über seine Mutterbeziehung ausführt:

> »Ich hatte (...) auch noch als Erwachsener ein fast neurotisches Verhältnis der Abwehr ihr gegenüber, weil sie mich immer noch wie einen kleinen Jungen behandelte. Vieles von dem, was ich gemacht habe, habe ich sozusagen gegen sie getan: Die Schule und die Lehre abgebrochen, all das waren, wenn man es psychologisch sieht, im hohen Maße Konflikte mit ihr« (ebd.).

Auch in dieser Hinsicht ist Joschka Fischer Repräsentant seiner Generation. In der Nachkriegszeit war das Zusammenleben in vielen Familien geprägt von dem Versuch der Elterngeneration, die gesellschaftliche und persönliche Verunsicherung durch einen Rückzug ins Private und die besondere Betonung scheinbar »unbelasteter« Sekundärtugenden wie Sauberkeit, Ordnungsliebe, Biederkeit und Bravheit zu überwinden, nachdem viele der »höheren Werte« wie Vaterlandsliebe, Ehre, Treue, Glauben so nachhaltig desavouiert worden waren. Der Putzfimmel zahlloser Hausfrauen in den 50er- und 60er-Jahren kann als das verdinglichte Bemühen verstanden werden, sich selbst und die Seinen von der Schande der nationalsozialistischen Vergangenheit zu säubern. Die massenhafte Verbreitung angstneurotischer Familienstrukturen, die Richter (1970, S. 63) für die 50er- und 60er-Jahre konstatiert, lässt sich nach Überlegungen von Tilman Moser (1995, S. 34) auf die »Schweigegebote« über die »Schrecken der Vergangenheit« zurückführen. Um sich nicht mit der nationalsozialistischen Vergangenheit konfrontieren zu müssen, klammerten sich viele Familien »mit Hilfe von Vermeidungs- und Verleugnungstaktiken an die Illusion einer friedlichen, guten, geordneten Welt« (Richter 1970, S. 63) und organisierten ihr familiäres Zusammenleben nach dem Vorbild eines harmonischen und konfliktfreien

Sanatoriums. Für das Verhältnis der Eltern zu ihren Kindern hatte dies zur Folge, dass diese ängstlich überbehütet und phobisch gebunden wurden. Die Jugend- und Protestbewegung der 60er-Jahre kann als ein Aufstand gegen diese überfürsorgliche und als einengend empfundene Bevormundung sowie als Thematisierung der Ursachen dieser angstneurotischen Realitätsverleugnung verstanden werden.

Auch Fischers abrupte Lösung vom Elternhaus geschah »in einer Mischung von Auseinandersetzung mit der Einstellung der Eltern zu Auschwitz und spät-pubertärem Aufbegehren« (Fischer, zit. nach Gatter 1987, S. 93). Das Verhältnis zu den Eltern, zur Generation der Eltern, d.h. zu den Erwachsenen und zu den gesellschaftlichen Autoritäten und Institutionen war für die 68er-Generation überschattet von der nationalsozialistischen Vergangenheit und geprägt von dem kulturellen Bruch zwischen den Generationen, den die Jüngeren provozierten, um sich aus der Pseudoharmonie der Nachkriegsgesellschaft zu befreien. Die folgenden Sätze Fischers könnten von jedem x-beliebigen Angehörigen der 68-Generation mit den gleichen Worten formuliert worden sein:

> »Es war eigentlich immer ein Kampf gegen die Autoritäten. Ich habe Institutionen immer als Behinderung empfunden, ob das die Familie war, der Kindergarten, die Schule, die Kirche oder gesellschaftliche Normen. In meiner Schullaufbahn gab es vielleicht drei Lehrer, an die ich mich gerne erinnere. Da war ich plötzlich mit roten Ohren zur Leistung bereit. Alles andere waren Widerwärtigkeiten, Beengungen und Hemmnisse. Ich hatte immer das Gefühl, ich muss mich zur Wehr setzen, mich durchboxen, meinen eigenen Weg gehen« (Fischer zit. nach Koelbl 1999, S. 19).

Fischer begreift sein politisches Engagement als einen Akt, den er stellvertretend für seine Generation ausführt. Über den Bundestagswahlkampf 1994, bei dem die Grünen den Wiedereinzug ins Bonner Parlament schaffen wollten und mussten, sagt Fischer: »Das war der entscheidende Existenzkampf für meine Generation. Wenn wir diesmal den Sprung ins Parlament nicht geschafft hätten, wäre es vorbei gewesen« (ebd., S. 27).

Fischers politische Ansichten wandeln und entwickeln sich im Laufe der Jahre, doch bleibt sein politisches Engagement durch die frühen familiären Erfahrungen geprägt. Anlässlich eines Jahresempfangs der Industrie- und Handelskammer 1986 in Frankfurt am Main notiert der damalige grüne Umweltminister Hessens in sein »politisches Tagebuch«:

> »Kohl kommt mit Verspätung, löst eine mächtige Bewegung in der dichtgedrängten, noblen Menge aus. Beifall, laute Bravorufe. Hier kommt, hier spricht

> Kohl zu den Seinen, ihr Kanzler, und mit dröhnender Zufriedenheit in der Stimme rechnet er den Versammelten Bilanzen vor, wie erfolgreich doch seine Politik für sie gewesen ist und bleibt. Tosender Beifall dankt es ihm. Ich denke an meinen verstorbenen Vater. Seit ich mich erinnern kann, hat er geschuftet wie ein Ochse. Nicht einmal zum Sterben hat er sich Zeit genommen, denn auch dieses Letzte geschah während der Arbeit. Er gehörte zu jenen, bei denen sich Leistung nie gelohnt hat. Aber CDU hat er gewählt, ein Leben lang, meine Mutter ebenso« (Fischer 1987, S. 60).

Trotz aller Kritik an den »väterlichen Autoritäten« ist bei Fischer durchaus eine teilweise Identifikation mit den Eigenschaften und Haltungen seines Vaters und auch der »Vaterfigur« Kohl zu verzeichnen. Jedenfalls fällt ihm bei Kohl sein Vater ein. Auf die Frage der Interviewerin (Koelbl 1999, S. 19), ob er den Machtinstinkt von Kanzler Kohl bewundere, antwortet Fischer:

> »Machtinstinkt hat er zweifellos. Und Durchsetzungsvermögen. Aber er gehört auch zu dem Politikertyp, der sehr viel einsteckt und trotzdem durchhält. Gewinnen ist nicht einfach, aber die eigentlichen Probleme beginnen erst danach. Niederlagen verkraften und oben bleiben ist viel schwerer. Wie schwer es ist, zeigt das Beispiel Oskar Lafontaine. Und auch ich musste in meinem langen politischen Leben schon einiges verdauen. An einer Niederlage habe ich schwer zu schlucken. Nach außen wird das dicke Fell demonstriert, aber in Wirklichkeit trifft sie mich voll.«

Fischer charakterisiert seine hervorstechendsten Eigenschaften als Politiker durch die Trias »vorsichtig sein, einstecken können und durchhalten« (ebd.), also genau die gleichen Eigenschaften, die auch Kohl auszeichnen. Fischers Politikstil ist dem Kohls in mancherlei Hinsicht ähnlich. Diese Ähnlichkeit trifft auch auf ihre körperliche Präsenz und Fülle zu. Auf sein Körpergewicht angesprochen, antwortet Fischer (zit. nach Koelbl 1999, S. 20): »Der Politikstil, den ich verkörpere, ist nicht distanziert. Ich werfe sozusagen den ganzen Mann in die Debatte.« Das hätte auch Kohl von sich sagen können – wäre er so selbstreflektiert wie Fischer.

Auch die Ähnlichkeit mit seinem Vater taucht gerade an einem Punkt auf, an dem Fischer seinen Vater kritisierte: seine Arbeitswut, die so weit ging, dass er sich nicht einmal Zeit zum Sterben ließ. 1986, als er von seiner Frau Claudia verlassen wird und in eine schwere Lebenskrise gerät, sagt er über sich selbst: »Ich war ein Gefangener meiner selbst und der Politik. Wie ein Hamster im Tretrad. Allerdings ein sehr erfolgreicher Hamster« (ebd., S. 30), im Unterschied zum erfolglosen, kastrierten väterlichen »Ochsen«, der sich für nichts und wieder nichts totschuftete. An anderer Stelle bezeichnet sich Fischer als »workaholicmäßig« (ebd., S. 25).

Aber Fischer hat die Grenzen seiner eigenen körperlichen und seelischen Belastbarkeit noch rechtzeitig erkannt. Er hatte die innere Entschlossenheit, den Willen, aber auch die innere Distanz zu sich selbst, die Reflexionsfähigkeit, um seinem Leben noch eine entscheidende Richtungsänderung zu geben. Möglicherweise hing die Abmagerungskur, die Joschka Fischer sich selbst verordnete, mit der Erkenntnis zusammen, dass er dabei war, sich nicht nur äußerlich in einen konturlosen Fleischkloß zu verwandeln, sondern auch innerlich in der Gefahr stand, seine Identität zu verlieren, sein »wahres Selbst« dem politischen Apparat zu opfern. Indem er abnahm, grenzte er sich auch psychisch gegen die totale Vereinnahmung durch den Machtapparat ab und bewies sich selbst, dass er den Werten und Idealen, die er in seiner Adoleszenz und Spätadoleszenz ausgebildet hatte – und dazu gehörten auch die Ideale Sportlichkeit, Jugendlichkeit und das Ideal, die eigene Persönlichkeit, das eigene Leben autonom zu gestalten und nicht einem Machtapparat zu opfern –, noch immer treu geblieben war. Fischers radikale Umstellung seiner Lebensweise wurde durch die Trennungsängste, Trennungsschmerzen und Verlassenheitsgefühle ausgelöst, die ihm durch »Claudias Abfuhr« (Schwelien 2000, S. 164) zugefügt worden waren und die zugleich tief sitzende Trennungsängste von seiner Mutter reaktivierten. Diese existenzielle Krise machte ihn empfänglich für die körperlichen Gefahren, denen er sich durch sein Übergewicht und seinen ruinösen Lebensstil aussetzte. Die Sorge um seine Gesundheit begann ihn ernsthaft zu beschäftigen: »Stiche in der Brust weckten mich nachts auf, oder ich spürte sie beim Einschlafen, und die Angst vor einem Herzinfarkt war fortan immer präsent« (Fischer zit. nach Schwelien 2000, S. 164).

Es ist schon eine erstaunliche Karriere, die der Schulabbrecher mit der abgebrochenen Fotografenlehre, der ehemalige Taxifahrer, Buchhändler und militante Straßenkämpfer aus der Frankfurter Spontiszene gemacht hat. Dass sie möglich war, spricht unter psychologischen Gesichtspunkten für die Lern- und Wandlungsfähigkeit von Joschka Fischer und der politisch engagierten 68er-Generation, die er repräsentiert. Unter politikwissenschaftlichen Aspekten kann diese Karriere aber auch als ein Kompliment an die Durchlässigkeit, Offenheit, Wandlungsfähigkeit und Integrationskraft des demokratischen Systems der Bundesrepublik Deutschland angesehen werden. Nach der Integration der nationalsozialistischen Mitläufer stellt die Integration der antiautoritären Bewegung eine der großen historischen Leistungen der noch jungen Demokratie dar. Es gelang ihr, die Spirale der

Gewalt wieder zurückzudrehen, die Spaltung der Gesellschaft zu überwinden und die radikalisierten Minderheiten wieder in das demokratische System zu integrieren. »Die Erfolgsstory der Grünen besteht darin, den Bruch überwunden zu haben«, sagte Daniel Cohn-Bendit in einem *Spiegel*-Interview. Die Biografie von Joschka Fischer steht symbolisch für diesen langwierigen und schmerzhaften Prozess. Aber nicht nur Joschka Fischer, die Grünen und die 68er haben sich gewandelt, sondern auch in der Bundesrepublik hat sich ein grundlegender Mentalitätswandel vollzogen, zu dem die Bewegung von '68 einen nicht unerheblichen Beitrag geleistet hat.

Gerhard Schröder und Joschka Fischer sind typische Vertreter der 68er-Generation. Damals gehörten sie unterschiedlichen, teilweise verfeindeten Fraktionen der Protestbewegung an: Auf der einen Seite der »reformistische« Juso-Chef Schröder, auf der anderen der »revolutionäre Sponti« Fischer. Beide kamen aus eher bescheidenen Verhältnissen und sind soziale Aufsteiger par excellence. Schröder, der schon immer offen machthungrig war, rüttelte bereits als Jungsozialist buchstäblich an den Gitterstäben, die das Bundeskanzleramt einzäunten. Fischer stellte als spontaneistisch-anarchistischer Straßenkämpfer die Legitimität staatlicher Machtstrukturen prinzipiell in Frage. Er genoss und nutzte den emotionalen Aufruhr der Adoleszenz bis ins postadoleszente Alter von 29 Jahren in vollen Zügen, bis er im »Deutschen Herbst« des Jahres 1977 eine Wandlung erfuhr. Fischer, der ja bekannt für seine Sprachgewalt, seine rhetorische Begabung und sein moralisches Pathos ist, brauchte recht lange, um sich vom revolutionären Pathos der Studenten- und speziell der Spontibewegung zu verabschieden. Erst im Jahre 1976, nach dem Selbstmord von Ulrike Meinhoff in Stammheim, konnte er sich zu einer Distanzierung von der RAF durchringen, auch wenn er sogar zu diesem Zeitpunkt noch mit verklärendem Pathos von den »Genossen der Stadtguerilla« sprach:

> »Wir können uns aber auch nicht einfach von den Genossen der Stadtguerilla distanzieren, weil wir uns dann von uns selbst distanzieren müssten, weil wir unter demselben Widerspruch leiden, zwischen Hoffnungslosigkeit und blindem Aktionismus hin- und herschwenken«,

sagte Fischer in seiner Rede auf dem vom »Sozialistischen Büro« veranstalteten Pfingstkongress 1976. In seinem Hin- und Herschwanken zwischen Distanzierungen von der RAF und Solidaritätsbekundungen mit ihr wird deutlich, wie zwiespältig und unentschlossen Fischers Haltung war. Noch in seiner abschließenden Aufforderung an die RAF, die Waffen niederzulegen, zeigt sich diese Ambivalenz:

> Gerade weil unsere Solidarität den Genossen im Untergrund gehört, weil wir uns so eng mit ihnen verbunden fühlen, fordern wir sie von hier aus auf, Schluß zu machen mit diesem Todestrip, runterzukommen von ihrer ›bewaffneten Selbstisolation‹, die Bomben wegzulegen und die Steine, mit einem Widerstand, der ein anderes Leben meint, wiederaufzunehmen« (Fischer, zit. nach Negt 1995, S. 265f.).

Es verdient festgehalten zu werden, dass Fischers öffentliche Distanzierung vom Terrorismus bereits vor dem »Deutschen Herbst« des Jahres 1977 stattfand. Doch lange genug hatte die romantische Verklärung von Revolution und Illegalität die längst überfällige Abgrenzung von der RAF erschwert. Die abenteuerlich-heroische Figur des »streetfighting man«, dem die Rolling Stones in ihrem Song 1968 ein Denkmal setzten, gehörte zum romantischen Mythos dieser Bewegung, dem auch Fischer verfallen war. Diese Mythen und das Pathos sowie die damit verknüpften Größen- und Allmachtsfantasien waren tief in der Psyche der 68er-Generation – nicht nur bei der kleinen Gruppe der Aktivisten, sondern auch in den Wertvorstellungen und im Zeitgeist einer ganzen Epoche – verwurzelt. Die Trennung davon war ein politisch zwar längst notwendiger, aber individuell und kollektiv äußerst schwieriger Schritt. Man kann Fischer allerdings zugutehalten, dass er sich schließlich nicht nur von dem Liebäugeln mit der Gewalt trennte, sondern seine Fehler und die der Bewegung zum zentralen Angelpunkt seines weiteren politischen Lebensweges machte und nun auch in dieser Hinsicht stellvertretend für seine Generation eine Aufgabe wahrnahm, die in diesem Fall aus dem Abschied von Illusionen und der Anerkennung der Realität bestand. Aus dem fundamentalistischen Saulus wurde ein realistischer Paulus. Entsprechend heftig waren die Anfeindungen, denen sich Fischer während seiner anschließenden parteipolitischen Karriere bei den Grünen durchgehend ausgesetzt sah. Im oft hasserfüllten Streit zwischen »Fundis« und »Realos« spielte mehr oder weniger untergründig die Frage nach der Legitimität von Gewalt immer noch eine Rolle. Fischer war innerhalb der Grünen aufgrund seiner militanten Vergangenheit eine glaubwürdige und letztlich überzeugende Identifikationsfigur, die den Grünen half, ihre ambivalente Haltung zur Frage der Gewalt, des Parlamentarismus und der Fundamentalopposition in realistischere Einstellungen zu wandeln. Notwendigerweise wurde er in diesem Prozess auch zur Zielscheibe für den Hass und die Verachtung, die von einem überhöhten, unnachgiebigen, sich revolutionär gerierenden »linken« Ich-Ideal ausgeübt wurde. Diese Kritik galt im Grunde dem eigenen Selbst der Militanzbefürworter. In Fischer fanden einerseits die opportunistischen Selbstanteile seiner Feinde eine willkommene Projektionsfläche und andererseits einen Sündenbock, den sie wegen des scheinbaren Verrats der revolutionären Ideale in die Wüste schicken wollten. Dass ihnen dies nicht gelungen ist, verdankt Fischer dem eher »schweigenden«, besonnenen Teil der 68er-Generation, der ihm die hohen Sympathiewerte bei Umfragen bescherte.

Der Historiker und Politologe Wolfgang Kraushaar, der 1974/75 AStA-Vorsitzender der Frankfurter Universität war und Fischer aus diesen Jahren persönlich kannte, schreibt über ihn:

> »Er personifiziert zwei ganz unterschiedliche Seiten der bundesdeutschen Geschichte: auf der einen Seite den Bruch mit der NS-Generation, den Angriff auf den Staat, und die Ablehnung des Parlamentarismus, auf der anderen Seite die Vitalität des parlamentarischen Systems, die Integrationsfähigkeit des Parteienstaates und die Relegitimierung des Verfassungsstaates. Dazwischen liegen rund dreißig Jahre, Jahre der Abrechnung, Kämpfe und Konflikte, aber auch solche der Veränderung, Aussöhnung und Entdramatisierung. Fischer fokussiert diese beiden Tendenzen in ihrem jeweiligen Extrem wie kaum ein Zweiter. Er ist die Person gewordene Versöhnung und Teilhabe. Gerade das macht ihn bei einem Teil seiner ehemaligen Weggefährten so verhasst. All jene, die auf Desintegration, Antistaatlichkeit und Konfrontation setzen, die eifernde Jutta Ditfurth an der Spitze, versuchen ihn zu entlarven, vorzuführen und auszumanövrieren« (Kraushaar 2001, S. 34f.).

In der Bundesrepublik existiert heute kein nennenswertes Gewaltpotenzial in der linken Szene und erst recht keine intellektuell und politisch ernst zu nehmende Gruppierung mehr, die Gewalt in der politischen Auseinandersetzung innerhalb einer parlamentarischen Demokratie befürworten würde. Dies ist das Ergebnis eines langen und oft schmerzlichen Lernprozesses, den die Linke durchmachen musste. Cohn-Bendit und Fischer haben wesentlich zur inneren Befriedung der Bundesrepublik beigetragen, und Cohn-Bendit ermöglichte einzelnen RAF-Sympathisanten den Ausstieg aus der Terrorszene.

Deutsche Dumpfheit – deutsche Sensibilität

Wie steht es heute um die Auseinandersetzung der Deutschen mit ihrer Vergangenheit? Nach dem Gesagten kann hier eine durchaus positive Antwort gegeben werden: Die Diagnose der Mitscherlichs trifft auf die heutige Gesellschaft nicht mehr zu. Dabei muss die schier endlose Reihe von Skandalen und Debatten nicht als ein schlechtes Zeichen gedeutet werden, sondern als Ausdruck dafür, dass ein Prozess der Auseinandersetzung, ein Trauerprozess, man könnte auch sagen ein kollektiver psychischer Heilungsprozess stattgefunden hat. Ähnlich wie in einer Psychotherapie müssen auch hier die Krankheitssymptome auftreten und sichtbar werden, damit man sie behandeln kann. Nur wenn es Entgleisungen wie die von Jenninger oder Martin Walser gibt, wird für alle sichtbar, wo und wie die Vergangenheit noch nicht bewusst und aufgearbeitet ist.

Die insgesamt doch relativ intensive Auseinandersetzung, die in Deutschland – wenn auch spät – stattgefunden hat, hat die Deutschen auch für die Gefahren sensibilisiert, die von den Atomwaffen und der Umweltgefährdung ausgehen. Unter der Regierung von Schröder und Fischer ist es sogar gelungen, sich aus der Überidentifikation mit dem Retter Amerika zu befreien. Aber vor allem die Tatsache, dass die Deutschen eine im internationalen Vergleich besondere Sensibilität für die Gefahren entwickelt haben, die von Umweltvergiftung und Atomwaffen ausgehen, hängt unmittelbar mit ihrer Bereitschaft zusammen, sich der Auseinandersetzung mit den dunklen Seiten ihrer Geschichte zu stellen.

Literatur

Aust, S. (1986): Der Bader-Meinhoff-Komplex. Hamburg (Hoffmann & Campe).

Bude, H. (1995): Das Altern einer Generation. Frankfurt am Main (Suhrkamp).

Claussen, D. (1997): Veränderte Vergangenheit. Über das Verschwinden von Auschwitz. In: Berg, N., Jochimsen, J., Stiegler, B. (Hg.) (1997): Shoah. Formen der Erinnerung. Geschichte, Philosophie, Literatur, Kunst. München (Fink), S. 77–92.

Dahmer, H. (1979): »Holocaust« und die Amnesie. In: Psyche 33, S. 1039–1045.

Dubiel, H. (1999): Niemand ist frei von der Geschichte. Die nationalsozialistische Herrschaft in den Debatten des Deutschen Bundestages. München (Hanser).

Elias, N. (1992): Studien über die Deutschen. Machtkämpfe und Habitusentwicklungen im 19. und 20. Jahrhundert. Frankfurt am Main (Suhrkamp).

Fischer, J. (1987): Regieren geht über studieren. Ein politisches Tagebuch. Frankfurt am Main (Athenäum).

Gatter, P. (1987): Die Aufsteiger. Ein politisches Porträt der Grünen. Hamburg (Hoffmann & Campe).

Glaser, H. (1986): Kulturgeschichte der Bundesrepublik Deutschland. Zwischen Grundgesetz und Großer Koalition. München/Wien (Hanser).

Habermas., J. (1963): Eine psychoanalytische Konstruktion des Fortschritts. In: Merkur 17. Jhg., S. 1105ff.

Knoell, D. R. (1993): Die doppelte als einseitige Vergangenheitsbewältigung. T. Mosers analytisch-therapeutischer Beitrag zum geistigen Wiederaufbau. In: Psyche 47, S. 775–794.

Koelbl, H. (1999): Spuren der Macht. Die Verwandlung des Menschen durch das Amt. Eine Langzeitstudie. München (Knesebeck).

Kraushaar, W. (2001): Fischer in Frankfurt. Karriere eines Außenseiters. Hamburg (Hamburger Edition).

Mitscherlich, A., Mitscherlich-Nielsen, M. (1967): Die Unfähigkeit zu trauern. Grundlagen kollektiven Verhaltens. München (Piper).
Mitscherlich-Nielsen, M. (1979): Die Notwendigkeit zu trauern. In: Psyche, 33. Jhg., S. 981–990.
Mommsen, W. J. (1986): Weder Leugnen noch Vergessen befreit von der Vergangenheit. In: Frankfurter Rundschau vom 1.12.1986.
Moser, T. (1992): Die Unfähigkeit zu trauern: Hält die Diagnose einer Überprüfung stand? Zur psychischen Verarbeitung des Holocaust in der Bundesrepublik. In: Psyche 46, S. 389–405.
Negt, O. (1995): Achtundsechzig. Politische Intellektuelle und die Macht. Göttingen (Steidl).
Peisker, I. (2005): Vergangenheit, die nicht vergeht. Eine psychoanalytische Zeitdiagnose zur Auseinandersetzung mit dem Nationalsozialismus. Gießen (Psychosozial-Verlag).
Richter, H.-E. (1970): Patient Familie. Entstehung, Struktur und Therapie von Konflikten in Ehe und Familie. Reinbek (Rowohlt).
Richter, H.-E. (1985): Bedenken gegen Anpassung. Hamburg (Hoffmann & Campe).
Richter, H.-E. (1986): Die Chance des Gewissens. Erinnerungen und Assoziationen. Hamburg (Hoffmann & Campe).
Richter, H.-E. (2001): Was mich mit einer gewandelten RAF-Gefangenen und ihrem Vater verbindet. In: Wirth, H.-J. (Hg.) (2001): Hitlers Enkel – oder Kinder der Demokratie? Die 68er-Generation, die RAF und die Fischer-Debatte. Gießen (Psychosozial-Verlag).
Schneider, C. (1993): Jenseits der Schuld? Die Unfähigkeit zu trauern in der zweiten Generation. In: Psyche 47, S. 754–774.
Schwelien, M. (2000): Joschka Fischer. Eine Karriere. Hamburg (Hoffmann & Campe).
Sichrovsky, P. (1987): Schuldig geboren. Kinder aus Nazi-Familien. Köln (Kiepenheuer & Witsch).
Simon, A. (2000): »Wir wollen immer artig sein« – Generationenkonflikte in Ost und West. In: Beziehungsdynamik 1, 1. Jhg., Heft I, S. 55–74.
Stierlin, H. (1978): Delegation und Familie. Beiträge zum Heidelberger Familiendynamischen Konzept. Frankfurt am Main (Suhrkamp).
Vondung, K. (1988): Die Apokalypse in Deutschland. München (dtv).
Wirth, H.-J. (1986): Deutsche Dumpfheit – deutsche Sensibilität. Über den besonderen Umgang der Deutschen mit existentiellen Bedrohungen. In: psychosozial 29, 9. Jg., S. 48–56.
Wirth, H.-J. (1988): Der Fall Jenninger und unsere Schwierigkeiten mit der deutschen Vergangenheit. In: psychosozial 36, 11. Jg., S. 55–61.
Wirth, H.-J. (Hg.) (1997): Geschichte ist ein Teil von uns. Geschichtsbewusstsein und politische Identität. Schwerpunktthema von psychosozial 67, 20. Jg., Heft I.
Wirth, H.-J. (Hg.) (2001): Hitlers Enkel – oder Kinder der Demokratie? Die 68er-Generation, die RAF und die Fischer-Debatte. Gießen (Psychosozial-Verlag).
Wirth, H.-J. (2002): Narzissmus und Macht. Zur Psychoanalyse seelischer Störungen in der Politik. Gießen (Psychosozial-Verlag).

Frühe Wurzeln der Gewalt – Psychohistorische Zusammenhänge von Kriegsinszenierungen und Kriegskindheit

Ludwig Janus

Einleitung

Kriege galten in der bisherigen Geschichte als legitime Mittel der Gewaltdurchsetzung. Rechtfertigungen hierfür waren nach Augustin und Thomas von Aquin das Konzept des gerechten Krieges (bellum iustum), das Recht auf Krieg (ius bellum) in der europäischen Politik und das Wort von Clausewitz, dass der Krieg die Fortsetzung der Politik mit anderen Mitteln sei. Eine Veränderung dieser Mentalität bahnte sich erst langsam mit den pazifistischen Bewegungen im 19. und 20. Jahrhundert an. Die Traumatisierung der eigenen Soldaten wurde erst nach dem Vietnamkrieg in den USA wirklich realisiert. In Deutschland und auch in Europa war dies nach dem Zweiten Weltkrieg kein öffentliches und wissenschaftliches Thema. An der Sensibilisierung der Öffentlichkeit für die seelischen Folgeschäden der Vietnamsoldaten zeigt sich eine Mentalitätsänderung und Zunahme der Empathie in unseren Gesellschaften. Ein weiterer Schritt in dieser Mentalitätsänderung scheint mir die Diskussion über die Folgeschäden der Kriegsbelastung bei den deutschen Kriegskindern des Zweiten Weltkrieges zu sein. Eine solche Diskussion wäre nach dem Ersten Weltkrieg noch undenkbar gewesen. Diese Mentalitätsänderung, die die inneren Folgeschäden der Kriegsbelastung für die Kinder und natürlich auch für die Eltern wahrzunehmen beginnt, eröffnet auch die Chance, die psychologischen Hintergründe von Krieg und Kriegsfolgen neu zu durchdenken, wodurch sich die frühere Legitimierung eines »bellum iustum« und »ius bellum« weiter relativiert. Solche Formulierungen waren nur möglich bei weitgehend fehlender Einfühlung in das reale Kriegsleid und aufgrund der völlig fehlenden Möglichkeit psychologischer Reflexion der Hintergründe von Kriegen.

Hierzu sollen einige Überlegungen gemacht werden, die wesentlich von den neuen Erkenntnissen der Psychohistorie (DeMause 2000) ausgehen. Die Psychohistorie fragt nach den Motivationen im historischen Prozess. Methodisch ist sie ein Versuch, psychologische und psychoanalytische Erkenntnisse auf das Verständnis von historischen Prozessen anzuwenden.

Aus dieser Sicht ergeben sich zu unserem Thema einige Hypothesen, die im Einzelnen ausgeführt werden sollen: Kriege sind aus psychohistorischer Sicht in wesentlicher Hinsicht Reinszenierungen von traumatischen Kindheitserfahrungen, insbesondere auch aus der allerfrühesten Zeit. Darum spielen für die Kriegsmotivation Gewalt- und Vernachlässigungserfahrungen in der eigenen Kindheit eine entscheidende Rolle, wofür die jeweilige Erziehungstradition den Hintergrund bildet.

Man kann Kriege aber auch als destruktive Individuationsprozesse verstehen. Im Gefolge von Kriegen kann es zu gesellschaftlichen Weiterentwicklungen kommen, wie zum Beispiel der Durchsetzung der Demokratie in Deutschland nach dem Ersten und dem Zweiten Weltkrieg. Dies geschah aber um den Preis von ungeheuren Vernichtungen und Zerstörungen. Trotzdem liegt in kriegerischen Prozessen und ihren Folgen eine Chance von Bewusstwerdung und Lernen. Die Diskussion um die Kriegskinder und deren Leid ist meines Erachtens eine Möglichkeit, diese Chance zu nutzen, durch das erlittene Leid zu lernen. Im Folgenden sollen nun die genannten Gesichtspunkte erläutert und dann in einem abschließenden Absatz zusammengeführt werden.

Kriege als Reinszenierungen von Kindheitstraumen

Die Entdeckung, dass wir als Erwachsene die unverstandenen Verletzungen unserer Kindheit in unseren Lebensinszenierungen wiederholen und erneut durchspielen, ist eine wesentliche Erkenntnis der Psychoanalyse und der Tiefenpsychologie im letzten Jahrhundert. Diese Beobachtung konnte in psychotherapeutischen Behandlungen immer wieder bestätigt werden und wurde in unzähligen Fallgeschichten dargestellt. Sie ist heute auch weitgehend akzeptiert. Auch in Filmen und Romanen finden sich regelmäßig die entsprechenden psychologischen Begründungen für das Verhalten der Helden in bestimmten Kindheitskonstellationen und -verletzungen. Merkwürdigerweise wurde diese Einsicht, die heute auch durch wissenschaftliche Verlaufsuntersuchungen gesichert ist (z.B. Werner 1992, Grossmann u. Grossmann 2005 u.a.), nicht auf das Verstehen von Gruppen angewendet. Bestimmte Erziehungspraktiken schaffen gleichartige Kindheitskonstellationen und -verletzungen in der betreffenden Gruppe, die dann die Inszenierungen der Erwachsenen und den Stil des gesellschaftlichen Lebens prägen. In systematischer Weise hat dies meines Erachtens erstmals Erikson (1966) bei Indianerkulturen untersucht und beschrieben.

Hier lässt sich sehr schön nachweisen, wie bestimmte Erziehungspraktiken mit Pubertätsriten und dem Lebensstil eines Indianerstammes in wechselseitiger

Beziehung stehen. So disponieren etwa bestimmte Erziehungspraktiken bei dem Stamm der Sioux, die die Säuglinge und Kinder wütend machen, zu einem späteren aggressiven Jägerleben, während andere entmutigende Erziehungspraktiken bei dem Stamm der Yeruda zu depressiven Lebenseinstellungen und einem passiven Lebensstil dieses Stammes führen.

Bei den unübersichtlicheren Verhältnissen in den europäischen Großgruppen ist die Anwendung dieses Gesichtspunktes nicht einfach, aber doch durchführbar, wie DeMause (2000) gezeigt hat. Die deprivierenden und entfremdenden Erziehungspraktiken im Mittelalter stehen in Wechselwirkung mit dem Gesellschaftsstil projektiver Inszenierung und höriger Abhängigkeit in der damaligen Zeit. Die zwanghaften und gewalttätigen Erziehungspraktiken der Barockzeit stehen in Wechselwirkung mit den absolutistischen Staatsformen und dem autoritären gesellschaftlichen Stil dieser Zeit. Die Ansätze zu einem unterstützenderen Erziehungsstil im 19. Jahrhundert ermöglichen Ansätze zu einem demokratischeren und bezogeneren Stil der Gesellschaft. Im 20. Jahrhundert steht die Zunahme der Achtung der kindlichen Entwicklungs- und Beziehungsbedürfnisse in Wechselwirkung mit der Ausbreitung eines demokratischen, auf die Menschenrechte gegründeten gesellschaftlichen Stils in den westlichen Demokratien.

Letzteres sind aber erst neueste Entwicklungen. In der ersten Hälfte des 20. Jahrhunderts dominierte in der deutschen Gesellschaft trotz der neuen allgemeinen Förderung der Kinder und Jugendlichen in Schule und Ausbildung in der Kindererziehung noch weitgehend ein gewalttätiger Stil: Kinder wurden zu Hause und in der Schule regelmäßig geschlagen, autoritär reglementiert und eingeschüchtert, Säuglinge wurden ohne jede Einfühlung von ihren Müttern nach der Geburt über unterschiedlich lange Zeiten getrennt, wie auch Kleinkinder und Kinder im Krankenhaus rigoros isoliert wurden. Aus heutiger Sicht machen wir uns oft zu wenig klar, dass die Beziehungs- und Bindungsbedürfnisse von Säuglingen erst in den 40er- und 50er-Jahren von Forschern wie René Spitz und John Bowlby auf der Ebene wissenschaftlicher Reflexion »entdeckt« wurden und erst ab den 70er-Jahren allgemeinere Anerkennung fanden, so dass sich auch der Umgang mit Neugeborenen und Säuglingen dramatisch veränderte und bezogener wurde (Janus 1995a).

Die offene Gewalttätigkeit in der deutschen Kindererziehung ist ein wesentlicher Hintergrund für die von Deutschland ausgehenden Gewaltinszenierungen des Zweiten Weltkrieges (DeMause 2001, Beisel 2005). Die unterschiedlichen Erziehungsstile und Erziehungspraktiken in den europäischen Nationen lassen sich in der Reinszenierung im jeweiligen Politikstil der 30er-Jahre überzeugend nachweisen: Der deutsche Politikstil ist offen aggressiv und gewalttätig, was dem offen gewalttätigen Erziehungsstil in

Deutschland entspricht, während der englische Politikstil der 30er-Jahre mit der Beschwichtigungspolitik die eigene Demütigung nicht nur in Kauf nahm, sondern auch inszenierte. Der Hintergrund hierfür waren die besonderen Erziehungspraktiken in England, bei denen Erniedrigung und Demütigung prägend waren. Für die Einzelheiten kann hier nur auf die luziden Ausführungen von Beisel (2005) hingewiesen werden. Aus diesen geht auch deutlich hervor, wie die englische Politik, indem sie die Gewalttätigkeit der deutschen Politik bis hin zur Kriegseröffnung indirekt förderte, eigene Gewalttätigkeitstendenzen als Resultat entsprechender Erziehungspraktiken projektiv inszenierte.

Dieser Themenbereich soll hier nur so weit angesprochen werden, dass deutlich wird, dass sich in den Kriegen wesentlich auch Kinderleid und Kinderunglück reinszenieren und gleichzeitig – das ist in unserem Zusammenhang der wichtige Gesichtspunkt – an die eigenen Kinder weitergegeben werden. In verkürzter Ausdrucksweise: Die Kriegskinder des Ersten Weltkrieges inszenierten in tragischer Weise die eigene erlittene Kriegsnot in der Not der Kriegskindheit ihrer Kinder. Dass dies so scheinbar schicksalhaft und unbewusst geschehen konnte, hängt auch damit zusammen, dass die Traumatisierungen der Soldaten, der Zivilbevölkerung und insbesondere der Kinder nach dem Ersten Weltkrieg in keiner Weise reflektiert, geschweige denn behandelt werden konnten. Wegen der günstigen gesellschaftlichen und wirtschaftlichen Rahmenbedingungen und der allgemeineren Anerkennung psychologischer Gesichtspunkte nach dem Zweiten Weltkrieg haben die ehemaligen Kriegskinder des Zweiten Weltkriegs heute die Chance, den Zyklus der Weitergabe von Gewalt in der Besinnung auf das eigene erlittene Leid zu durchbrechen. Dies ist notwendigerweise auch mit einer Reflexion der Erziehungseinflüsse verbunden.

Gewalt in der Erziehungstradition in Deutschland

Die Ächtung der offenen Gewalt in der Erziehung ist eine relativ neue Errungenschaft in unserer Gesellschaft. Ich selbst (Jahrgang 1939) habe noch erlebt, dass in der Volksschule regelmäßig geschlagen und geprügelt wurde und dies auch allgemein als notwendig anerkannt war, um das Böse in den Kindern zu bekämpfen und es aus ihnen herauszutreiben. Im Zuge der Demokratisierung und Humanisierung der deutschen Gesellschaft in den 60er- und 70er-Jahren trat hier ein grundsätzlicher Wandel in dem Sinne ein, dass das Schlagen in Schulen verboten wurde, während die »elterliche Gewalt« noch voll legitimiert war, das Schlagen aber deutlich zurückging.

Wegen der aus heutiger Sicht Unglaubhaftigkeit der Realität der früheren Erziehungspraktiken habe ich auf meine eigenen Erfahrungen zurückgegriffen und erwähne diese hier. Hierin wurde ich noch einmal wesentlich durch Gespräche mit Älteren, also mit Vertretern meiner Elterngeneration, bestätigt. Was mir hier als Erziehungsstil in den 30er- und 40er-Jahren von diesen Älteren geschildert wurde, schien schon mir kaum glaubhaft: Sie beschrieben regelmäßige Prügelorgien und Sadismen im Schulunterricht, die heute völlig undenkbar wären und zu sofortiger Dispensierung des betreffenden Lehrers oder der betreffenden Lehrerin führen würden. Deutlich war auch, dass die Eltern keinerlei Schutz oder Rückhalt boten.

Nur vielleicht durch den Rückgriff auf solche persönlichen Berichte und Eindrücke kann glaubhaft und nachvollziehbar gemacht werden, wie gewalttätig deutsche Erziehung Ende des 19. Jahrhunderts und in der ersten Hälfte des 20. Jahrhunderts noch war, wie dies DeMause (2001) paradigmatisch zusammengestellt hat (s. auch Janus 1995b). Literarisch geben etwa Musils *Törless*, Kafkas Erzählungen und Hesses *Unterm Rad* einen gewissen Einblick in die Innenansichten deutscher Kindheit, Jugend und junger Erwachsener um die Jahrhundertwende. Das Neue an diesen Büchern war, dass hier Entfremdung und Grauen aus der Kindheit im inneren Erleben erfassbar wurden, während es im breiteren öffentlichen Bewusstsein hierfür noch keinen Platz gab, so dass Kindheitsunglück und Kindheitsentfremdung in der grauenhaften und so unbewussten Weise der Kriegsinszenierung ausgelebt wurden.

Erst heute ist wohl auch eine luzidere Durchleuchtung der autoritären Entfremdung im Eltern-Kind-Verhältnis möglich, wie Ute Althaus und Uwe Langendorf sie in diesem Band geben (s.a. Kurth 2003) und wie sie auch in den Büchern von Tilmann Moser reflektiert wird. Beispielhaft für Mutter-Kind-Entfremdung in Deutschland und den entsprechenden Umgangsstil ist immer noch das Buch von Sigrid Chamberlain (1997, s.a. 2002) über die Erziehungspraktiken in den 30er- und 40er-Jahren, die aber damals nicht neu einsetzten, sondern Ausformungen weit zurückreichender Traditionen waren, die erst in der zweiten Hälfte des letzten Jahrhunderts überwunden werden sollten. Ursächlicher Hintergrund für diese Entfremdungen und Grausamkeiten im Umgang mit Kindern und Jugendlichen ist wohl die Kette von Leid und Unglück in den historischen Gesellschaften durch Krieg, Krankheit, Hunger, wirtschaftliche Not und Unwissenheit, die immer die frühen Elternbeziehungen am nachhaltigsten belastete und entfremdete (DeMause 1979, Janus 1995b, Frenken 2003).

Krieg als destruktive Gruppenindividuation

Der geschichtliche Prozess ist in viel ausgeprägterer Weise, als dies von den Geschichtswissenschaften thematisiert wird, von Mentalitätsänderungen (Dinzelbacher 1993) und Identitätsentwicklungen und -erweiterungen bestimmt. Diese Veränderungen und Erweiterungen der Mentalität und Identität verlaufen in Krisen, die sich nicht selten in Form von Kriegen vollziehen. Der Übergang von den autoritären Monarchien Mittel- und Osteuropas zu Ansätzen demokratischer Gesellschaftsordnungen und die entsprechende Mentalitätsveränderung vollzogen sich über die destruktive Krise des Ersten Weltkrieges, und der Übergang von den autoritären Nachfolgestrukturen dieser Monarchien in Form der mittel- und osteuropäischen Diktaturen vollzog sich in der Krise des Zweiten Weltkrieges, die den demokratischen Strukturen zu einem allmählichen unnachhaltigen Durchbruch in den Gesellschaften verhalf. Die Stirb- und Werde-Erfahrung individueller Individuation scheint auch ein wichtiger Aspekt von Kriegen zu sein, insofern sie neue Mentalitäten und Ich-Formationen ermöglicht. Ein Aspekt hiervon ist die Lern- und Bewusstwerdungsmöglichkeit in menschlichen Gesellschaften, die üblicherweise eher unterschätzt wird. Die heutige Diskussion um die Kriegskindheit ist das Ergebnis eines solchen geschichtlichen Bewusstwerdungs- und Lernprozesses.

Das Tragische ist jedoch, dass wegen des unbewussten destruktiven Charakters dieser Gruppenindividuationsprozesse in Form von Kriegen die destruktiven Auswirkungen so elementar und nachhaltig sind, dass hierdurch der historische Prozess auch eher wieder verzögert wird, wie man etwa am Beispiel des Dreißigjährigen Krieges, der den Übergang von der noch mittelalterlich geprägten Mentalität zu neuzeitlicher Mentalität darstellte, zeigen kann.

Um die Psychodynamik der Individuationsaspekte von Krieg verstehbarer zu machen, ist ein Exkurs zur anthropologischen Rahmenbedingung der »physiologischen Frühgeburtlichkeit« des Menschen erforderlich (s. hierzu auch mein Beitrag zum Fundamentalismus, Janus 2006).

Individuation und »physiologische Frühgeburtlichkeit«

Vieles spricht dafür, dass die psychologischen Konsequenzen der evolutionsbedingten Tatsache, dass wir neun bis zwölf Monate zu früh und damit in einem noch fötalen Körper auf die Welt kommen und unsere Eltern uns in unserer Versorgung als Babys eine Art Ersatzraum schaffen müssen, eine Art anthropologische Grundgegebenheit sind, die das spezifisch Menschliche in unserem Fühlen und Verhalten verständlicher machen können. In unseren gesellschaftlichen Institutionen und Räumen schaffen wir uns lebenslang Ersatzräume für den zu früh verlorenen ersten Lebensraum. Dies geschieht seelisch durch Kunst und Dichtung und real durch die Umschaffung der widrigen Welt durch Technik zu einer Lebenswelt. Diese kulturellen Ersatzräume befinden sich aber durch Veränderungen der Umwelt und durch Erfindungen in einem immer erneuten Wandel, der sich in intergenerationellen Entwicklungsprozessen und Auseinandersetzungen vollziehen kann, aber auch in krisenhaften Umwälzungen und Kriegen, wenn die psychosozialen Konfliktbewältigungsmöglichkeiten nicht ausreichen. Wenn dann die kulturellen Ersatzräume, die ja die primäre Sicherheit vor der Geburt repräsentieren und gewährleisten wollen und sollen (Janus 2004), durch Veränderungen bedroht und in Gefahr sind, dann können elementar gewalttätige Geburtsaffekte aktiviert werden, die letztendlich in der Kriegsinszenierung ausgetragen werden (DeMause 1991, 2000, 2005, Grof 1983, s.a. Brekhman, Fedor-Freybergh 2005). Dies erklärt auch die von DeMause und Grof beschriebene Fülle der Geburtsbilder und Geburtsfantasien im Zusammenhang mit Kriegen. Psychodynamisch folgt der Krieg der psychischen Dynamik des Geburtsprozesses: Am Anfang stehen wie in der Eröffnungsphase die vitale Bedrohung (z.B. der »Bolschewismus«, die »Massenvernichtungswaffen« u. Ä.) und die Einengung und Umschlingung (der »fehlende Lebensraum«), dann folgt der elementare Kampf wie in der Austreibungsphase und schließlich im Sieg das wandelnde Wiedergeburtserlebnis oder in der Niederlage die Verzweiflung der traumatischen Geburt. Dieses Grundmuster ist aber auch das Muster aller Wandlungs- und Initiationsprozesse, wie es sich auch im schöpferischen Prozess vollzieht (Janus 2000, S. 235 ff.). In diesem Sinne kann man Kriege als kollektive Individuationsprozesse verstehen, die die Geburtsdynamik in destruktiver und konkretistischer Weise reinszenieren (DeMause 1966). Darum sind sie auch nicht schicksalhaft, sondern die Folge des Versagens psychosozialer Konfliktlösungsstrategien.

Abschließende Bemerkungen

Das Bewusstwerden des eigenen erlittenen Kinderunglücks der Kriegskinder des Zweiten Weltkrieges ermöglicht ein bewussteres Fragen nach der transgenerationellen Weitergabe von Kindertraumatisierungen und den psychodynamischen Hintergründen von Kriegsinszenierungen überhaupt. Dabei erschließen sich die Zusammenhänge zwischen Kindheitstraumatisierungen und destruktiven Erwachseneninszenierungen. Damit wird aber auch ein Bedingungszusammenhang menschlicher Entwicklung in seiner Bedeutung zugänglich, nämlich die durch die »physiologische Frühgeburtlichkeit« bedingte lange Hilflosigkeit und große Verletzlichkeit menschlicher Babys und die hieraus resultierenden kompensatorischen Entwicklungen menschlicher Kreativität und Kultur zur Gestaltung von kulturellen Schutz-, Ersatz- und Sicherheitsräumen, die sich seit 200 Jahren in den uns bekannten Nationen formieren. Entwicklungsungleichgewichte und Transformationskrisen wurden und werden beim Versagen der psychosozialen Konfliktlösungsstrategien oft als Kriege ausgetragen. Wegen der heute möglichen tieferen Einsicht in die motivierenden Zusammenhänge und die größere psychologische und psychosoziale Reflektiertheit unserer demokratischen Gesellschaften besteht jedoch die berechtigte Aussicht, dass psychosoziale Krisen vermehrt in Verhandlungen und Konfliktlösungsstrategien ausgetragen werden können und weniger in Kriegen, wie wir es in Europa schon seit 60 Jahren erleben dürfen. Einen gewichtigen Beitrag zu dieser Mentalitätsentwicklung kann die Diskussion um das Leid der Kriegskinder leisten, indem sie dem Krieg die frühere Legitimität als Schutz der Gruppe und Verteidigungskrieg entzieht, insofern deutlich wird, dass durch einen Krieg die Mitglieder der eigenen Gesellschaft, die eigene Gesellschaft selbst und insbesondere die Kinder und natürlich auch die Mütter und Väter zutiefst und inhuman traumatisiert und geschädigt werden.

Literatur

Beisel, David (2005): The Suicidal Embrace. New York (Circumstantial Productions).

Brekhman, Grigory, Fedor-Freyberh, Peter (Eds.): Phenomenon of Violence – View from a Position of Prenatal Psychology and Medicine. Haifa (New Agalil).

Chamberlain, Sigrid (1997): Adolf Hitler. Die deutsche Mutter und ihr erstes Kind. Über zwei NS-Erziehungsbücher. Gießen (Psychosozial).

Chamberlain, Sigrid (2002): Zur frühen Sozialisation in Deutschland zwischen 1934 und 1945. In: Kurth, Winfried, Janus, Ludwig (Hg.): Psychohistorie und Persönlichkeitsstruktur. Heidelberg (Mattes).

DeMause, Lloyd (1979): Hört Ihr die Kinder weinen? Frankfurt (Suhrkamp).

DeMause, Lloyd (1996): Restaging Fetal Trauma in War and Social Violence. Int J of Prenatal and Perinatal Psychology and Medicine 8, S. 171–212.

DeMause, Lloyd (2000): Was ist Psychohistorie? Gießen (Psychosozial).

DeMause, Lloyd (2001): Die Ursachen des Zweiten Weltkriegs und des Holocaust. In: Kurth, Winfried, Rheinheimer, Martin (Hg.): Gruppenfantasien und Gewalt. Heidelberg (Mattes), S. 103–140.

DeMause, Lloyd (2003): Die Kindheitsurprünge des Terrorismus in der Kindheit. In: Kurth Winfried, Janus Ludwig (Hg.): Psychohistorie und Persönlichkeitsstruktur. Heidelberg (Mattes).

DeMause, Lloyd (2005): Das emotionale Leben der Nationen. Klagenfurt (Drava).
Dinzelbacher, Peter (Hg.) (1993): Europäische Mentalitätsgeschichte. München (Kröner).
Erikson, Erik (1966): Kindheit und Gesellschaft. Stuttgart (Klett-Cotta).
Frenken, Ralph (2003): »Da fing ich an zu erinnern ...«. Gießen (Psychosozial).
Grof, Stanislav (1983): Die perinatalen Ursprünge des Krieges, der Revolutionen und des Totalitarismus. Kindheit 5, S. 25–40.
Grossmann, Karin, Grossmann, Klaus (2005): Bindungen – das Gefüge psychischer Sicherheit. Stuttgart (Klett-Cotta).
Janus, Ludwig (1995a): Entwicklungen zu einer neuen Kultur im Umgang mit Schwangerschaft und Geburt. In: Schiefehövel, Wulf (Hg.): Gebären – Ethnomedizinische Perspektiven und neue Wege. Berlin (VWB), S. 391–400.
Janus, Ludwig (1995b): Psychohistorie und Geschichte der Kindheit. Tagungsband 1995. Heidelberg, Textstudio Gross.
Janus, Ludwig (1997): Psychobiologische Wurzeln der Geschichte der Kindheit. In: Nyssen, Friedhelm, Janus, Ludwig (Hg.): Psychogenetische Geschichte der Kindheit. Gießen (Psychosozial), S. 17–40.
Janus, Ludwig (2000): Die Psychoanalyse der vorgeburtlichen Lebenszeit und der Geburt. Gießen (Psychosozial).
Janus, Ludwig (2004): Überlegungen zu Grundlinien der Psychohistorie. In: Janus, Ludwig, Kurth, Winfried (Hg.): Psychohistorie und Politik. Heidelberg (Mattes), S. 103–116.
Janus, Ludwig (2006): Psychobiologische Wurzeln des Fundamentalismus. In: Galler, Florian, Janus, Ludwig, Kurth, Winfried (Hg.): Fundamentalismus und menschliche Destruktivität. Heidelberg (Mattes).
Kurth, Winfried (2003): Schule und politische Sozialisation: Der heimliche Lehrplan. In: Ottmüller, Uta, Kurth, Winfried (Hg.): Trauma, gesellschaftliche Unbewusstheit und Friedenskompetenz. Heidelberg (Mattes), S. 183–114.
Ottmüller, Uta (2003): Licht am Ende des Tunnels? Die psychohistorische Entwicklung der Konfliktkompetenz. In: Ottmüller Uta, Kurth, Winfried (Hg.): Trauma, gesellschaftliche Unbewusstheit und Friedenskompetenz. Heidelberg (Mattes), S. 13–32.
Portmann, Adolf (1969): Biologische Fragmente zu einer Lehre vom Menschen. Basel (Schwabe).
Werner, Emmy (1992): Overcoming the Odds. Ithaka (Cornell Univ. Press).

Die Autoren

Ute Althaus, geb. 1943, studierte Mathematik und Physik. Nach zehn Jahren Lehrtätigkeit am Gymnasium absolvierte sie ein Zweitstudium in Psychologie sowie eine Ausbildung in psychoanalytischer Psychotherapie und Körperpsychotherapie. Heute arbeitet die verheiratete Mutter dreier erwachsener Kinder als Psychotherapeutin in eigener Praxis. Ihr besonderes Interesse gilt der Traumatologie sowie der Weitergabe von Traumata von einer Generation an die nächste.
Veröffentlichung: NS-Offizier war ich nicht. Die Tochter forscht nach. Haland & Wirth im Psychosozial-Verlag.
Ute Althaus, lic. phil. I, II, St. Alban Tal 42, CH–4052 Basel, Schweiz, utealthaus@gmx.ch

Herta Betzendahl, geb. 1922, Nervenärztin, Psychotherapeutin, Psychoanalytikerin, Supervisorin, alte Zeitzeugin des Zweiten Weltkrieges. Eigene psychotherapeutische Praxis seit 1968. Ca. 30 Veröffentlichungen und Vorträge. Besonderer Schwerpunkt: Frühstörungen und Kriegsfolgen.
Buchveröffentlichungen: Die Wüste als Symbol in der Psychotherapie heute, BOD, Norderstedt 2003; zusammen mit Sigrid Baschek: Wo sind meine Schuhe, Ellert-Richter-Verlag, Hamburg 2005.
Herta Betzendahl, Dr. med., Yorkstr. 5, 24105 Kiel, kriegskinder@web.de

Sophie Brandes, Grafikdesignerin und Illustratorin von mehr als 40 Bilder- und Jugendbüchern. Ab 1985 auch schriftstellerische Tätigkeit, insbesondere Jugendbücher. Hierfür bekam sie verschiedene Preise, unter anderem 1995 den Österreichischen Staatspreis für Jugendliteratur. Ab 1987 Objektkunst und Radierungen und seit 2000 Skulpturen; hierzu zahlreiche Ausstellungen, zuletzt in der Villa Meixner, Brühl/Baden.
Sophie Brandes, Am Blumenstrich 27, 69151 Neckargemünd

Rose Drescher Schwarz, Dr. med., Spezialärztin Psychiatrie und Psychotherapie FMH für Kinder, Jugendliche und Erwachsene. Aufgewachsen in Trier und Mannheim, nach dem Abitur Studium in Heidelberg, Paris und Freiburg. Verheiratet, zwei erwachsene Kinder, im Zuge der 68er-Bewegung engagiert in Kinderläden. Auf der Basis einer psychoanalytischen Ausbildung vielfältige Fortbildungen: Gestalttherapie (Hildegund Heinl), Körpertherapie (George Downing), Bewegungstherapie (Cary Rick), Tanztherapie (Andrea Juhan Rosenberg), Pesso-Gruppentherapie (Albert Pesso, Diane

Boyden Pesso), Imaginative Regressionstherapie (Alice Hulscher, Guus Oesterreichen) und zuletzt Prä- und Perinatale Psychotherapie (Ray Castellino, Marjorie Rand [IBP], William Emerson und Karlton Terry). Seit 1990 damit in eigener Praxis.
Rose Drescher Schwarz, Dr. med., Waldeckweg 42, CH–4102 Binningen, Schweiz, info@rosedrescher.com

Michael Ermann, Prof. Dr. med., geb. 1943, lehrt Psychosomatische Medizin und Psychotherapie an der Universität München und leitet dort eine psychosomatische Abteilung. Er ist Psychoanalytiker (IPV, DPG). 2003 gründete er das Projekt Kriegskindheit an der Universität München (www.Kriegskindheit.de).
Michael Ermann, Prof. Dr. med., Nußbaumstr. 7, 80336 München, Michael.Ermann@med.uni-muenchen.de

Insa Fooken, Prof. Dr. phil., geb. 1947, Psychologiestudium an der Universität Bonn; Therapieausbildung in Gesprächspsychotherapie; Promotion über das Thema »Frauen im Alter«; Professorin für Psychologie mit dem Schwerpunkt Entwicklungspsychologie an der Universität Siegen.
Arbeitsschwerpunkte und Publikationen u. a. zu: männliches und weibliches Älterwerden; Eros und Sexualität im Erwachsenenalter; Scheidungen nach langjährigen Ehen; familienstärkende Prävention.
Insa Fooken, Prof. Dr., Uni Siegen, FB 2/Psychologie, Adolf-Reichwein-Str. 2, 57068 Siegen, fooken@psychologie.uni-siegen.de

Matthias Franz, Dr. med., geb. 1955, Universitätsprofessor für Psychosomatische Medizin und Psychotherapie an der Heinrich-Heine-Universität Düsseldorf, stellvertretender Direktor des Klinischen Instituts für Psychosomatische Medizin und Psychotherapie am Universitätsklinikum Düsseldorf. Facharzt für Psychotherapeutische Medizin, Facharzt für Neurologie und Psychiatrie. Lehranalytiker (DPG, DGPT, DAGG). Arbeitsfelder: Emotionsforschung, Alexithymie, psychophysiologische Affektforschung, Entwicklung und Evaluation bindungsbasierter Elterntrainings für Alleinerziehende (PALME), Epidemiologie und Prävention psychischer/psychosomatischer Erkrankungen (Kriegsfolgen, Vaterlosigkeit, Alleinerziehende).
Matthias Franz, Prof. Dr. med., Moorenstr. 5, 40225 Düsseldorf, matthias.franz@uni-duesseldorf.de

Walter Gontermann, Dr. phil., geb. 1942, Schauspieler und Regisseur; Schauspielausbildung in Bochum und Köln, Studium der Literaturwissen-

schaft in München und Köln; diverse Theaterengagements; freiberuflich seit 1975; langjährige Rundfunktätigkeit; Mitwirkung in zahlreichen Filmen und Fernsehspielen.
Walter Gontermann, Dr. phil., Alteburgerstr. 11, 50978 Köln

Ute Heimes-Gnoerich, geb. 1941, Diplom-Heilpädagogin. Festhaltetherapeutin seit 1990. Langjährige Zusammenarbeit mit Frau Dr. Jirina Prekop. Langjährige Mitwirkung als Therapeutin bei familientherapeutischen Workshops am Psychotherapeutischen Institut in Limburg (Dan-Casriel-Institut). Entwicklung der Rückführungstherapie, basierend auf dem Konzept der Festhaltetherapie nach Dr. Jirina Prekop. Veröffentlichung der Rückführungstherapie in der Fachzeitschrift der ISPPM (Internationalen Gesellschaft für Pränatale und Perinatale Psychologie und Medizin). Weiterbildung Bindungsanalyse (Dr. Raffai, Dr. Janus, ISPPM). Seit 1982 eigene Praxis für Eltern-Kind-Therapie.
Ute Heimes, Diplom-Heilpädagogin, Am Kornstück 9, 57462 Olpe, ute.heimes@t-online.de

Peter Heinl, Dr. med., MRC Psych., Arzt für Psychiatrie/Psychotherapie, Familientherapeut. Physiologische Forschungstätigkeit bei Prof. J. C. Rüegg und Nobelpreisträger Sir Andrew Huxley (FRS). Psychiatrische, psycho- und familientherapeutische Ausbildung am Maudsley Hospital und der Tavistock Clinic, London. Dozent der Lindauer, Lübecker und Wildungener Psychotherapietage, Leiter und Lehrtherapeut (ÖÄK) des Ausbildungscurriculums Psychosomatik für Ärzte, Zentrum für Wissenschaft und Weiterbildung, Schloss Hofen, Bodensee.
Zahlreiche wissenschaftliche Publikationen. Autor und Co-Autor von insgesamt drei Büchern. Rege Vortrags- und Seminartätigkeit in Deutschland, Österreich und England. Schwerpunkt: Die Kunst der intuitiven Wahrnehmung und die Entwicklung einer Intuitiven Diagnostik (www.thinkclinic.com).
Peter Heinl, Dr. med., 32 Muschamp Road, GB, London SE15 4EF, drpheinl@btinternet.com

Irmgard Hierdeis, geboren in Böhmisch Kamnitz, aufgewachsen in Passau und Augsburg, arbeitete nach ihrem Studium lange Zeit als Gymnasiallehrerin und Redakteurin. Seit 1983 veröffentlicht sie wissenschaftliche Beiträge, Gedichtbände, Erzählungen und Romane. Für ihren ersten Roman *Columbus* wurde sie 1990 mit dem Literaturpreis des Stadt Innsbruck ausgezeichnet. 1995 erhielt sie das Literaturstipendium des Landes Tirol und 1999 den Würth-Literaturpreis des Poetik-Lehrstuhls der Universität Tübingen.

Gegenwärtig lebt sie als Schriftstellerin, Übersetzerin und Modistin am oberbayerischen Ammersee.
Irmgard Hierdeis, Dr. phil., Graf-Bertholdstr. 4, 86911 Dießen, tamaratasco@hotmail.com

Ludwig Janus, Dr. med., geb. 1939, aufgewachsen in Essen. Seit 1975 Psychoanalytischer Psychotherapeut in eigener Praxis in Heidelberg. Dozent und Lehranalytiker am Psychoanalytischen Weiterbildungsinstitut in Heidelberg. Past-Präsident der Internationalen Studiengemeinschaft für Pränatale und Perinatale Psychologie und Medizin (ISPPM, www.isppm.de), Past-Präsident der Deutschen Gesellschaft für Psychohistorische Forschung (www.psychohistorie.de). Zahlreiche Publikationen zur Pränatalen und Perinatalen Psychologie und zur Psychohistorie (www.isppm.de), Seminare (www.Ludwig-Janus.de).
Ludwig Janus, Dr. med., Köpfelweg 52, 69118 Heidelberg, Lujanus@AOL.com

Christa Müller, Dipl.-Psych., wissenschaftliche Mitarbeiterin in der Abt. Psychotherapie und Psychosomatik, Psychiatrische Klinik der LMU.
Christa Müller, Nußbaumstr. 7, 80336 München

Uwe Langendorf, geb. 1941, Medizinstudium in Freiburg und Hamburg. Seit 1968 in Berlin. Facharzt für Psychiatrie und Neurologie. Psychoanalytische Ausbildung am Institut für Psychotherapie Berlin, Fachrichtung Analytische Psychologie. Arbeit in eigener psychotherapeutischer Praxis. Dozent am Institut für Psychotherapie Berlin seit 1987. Interessengebiete: Psychohistorie, Ethnologie, Probleme der Migration und Zeitgeschichte.
Uwe Langendorf, Dr. med., Hohenzollerndamm 111, 14199 Berlin, uldf@gmx.de

Hildegard F. L. Parekh, Dr. sc. hum., geb. 1945 in Swinemünde/Pommern, Diplom-Psychologin, Psychoanalytikerin in eigener Praxis, Lehranalytikerin (DGPT) am IPP Heidelberg-Mannheim, Bildende Künstlerin (BBK, Künstlergruppe 79 Heidelberg). Studium der Ev. Theologie und Philosophie (Fakultätsexamen HD), Redakteurin bei Tageszeitungen, wissenschaftliche Forschungsarbeit am ZISG Mannheim und dort Promotion zum Dr. sc. hum. zum Thema »Träume der Gesunden«, Inhaltsanalyse von Träumen einer Großstadtpopulation, Veröffentlichungen zur Epidemiologie psychogener Erkrankungen, Ausstellungstätigkeit als Malerin.

Hildegard Parekh, Dr. sc. hum., Dipl.-Psych., Im Neulich 4, 69121 Heidelberg, hildegard.parekh@t-online.de

Dorette Poland, geb. Jendretzki, Dr. med., geb. 1946, Fachärztin für Psychiatrie und Psychotherapie, Fachärztin für Psychotherapeutische Medizin, Sexual- und Paartherapeutin. Leiterin von Balint- und IFA-Gruppen, Supervisorin und Dozentin an der Akademie für Sexualmedizin, der Bayerischen Landesärztekammer u. a. Instituten. Seminare, Vorträge, Interviews über u. a. Agoraphobie und Angsterkrankungen, sexuelle Störungen, Geschlechtsidentitätsstörungen. Artikel und Buchbeiträge über u. a. Psychiatriemissbrauch in der DDR, über transsexuelle und transvestitische Paarbeziehungen. Sie arbeitet in freier Praxis in München.
Dorette Poland, Dr. med., Laimerstr. 41a, 80639 München

Gerhard Rudnitzki, Dr. med., Psychiater und Neurologe, Psychoanalytiker, Gruppenanalytiker, Organisationsberater in freier Praxis. Tätigkeitsschwerpunkte in gruppenanalytischer und psychoanalytischer sowie tiefenpsychologischer Aus-, Weiter- und Fortbildung an den entsprechenden Heidelberger Instituten. Forschungsakzent: Gruppenprozesse. Seit 1975 Publikationen u. a. zu gesundheitspolitischen, sozialpsychiatrischen, ethnopsychiatrischen und rehabilitationspsychiatrischen Projekten sowie zu Themen der angewandten Gruppenanalyse. Aktuelles Projekt (im Rahmen des Instituts für Gruppenanalyse Heidelberg): Möglichkeiten der Anwendung der Gruppenanalyse in der Kinder- und Jugendlichenpsychotherapie.
Gerhard Rudnitzki, Dr. med., Kirschgartenstr. 41a, 69126 Heidelberg, gerhard_rudnitzki@freenet.de

Sepp Schindler, Dr. phil., geb. 1922 in Wien, Universitätsprofessor i. R., Psychologe. Ab 1949 Praxis als klinischer Psychologe in Institutionen und Beratungsstellen. 1957 bis 1973 Aufbau der Bewährungshilfe in Österreich, danach Universitätsprofessor an der Universität Salzburg. 1976 bis 1984 Präsident der Internationalen Studiengemeinschaft für Pränatale Psychologie (ISPP). Ca. 200 Publikationen zu Jugendkriminalität, Supervision, Psychoanalyse und Psychologie der Pränatalzeit.
Sepp Schindler, Prof. Dr. phil., Nonntaler Hauptstr. 37 D, A-5020 Salzburg, Österreich

Dietmar Schmeiser, Dr. rer. nat., geb. 1937, Psychoanalytiker und Diplom-Psychologe, Studium der Pädagogik mit Hauptfach Bildende Kunst an der Pädagogischen Hochschule zu Karlsruhe, Studium der Psychologie, Psy-

chopathologie und Anthropologie an der Universität Mainz, Ordinariatsrat, Dozent u.a. am Priesterseminar Speyer und am Institut für Psychoanalyse und Psychotherapie Heidelberg, seit 1978 eigene Praxis in Neustadt-Hambach, 1998 Verleihung des Bundesverdienstkreuzes, Lehranalytiker, Supervisor.
Dietmar Schmeiser, Dr., Dipl.-Psych., Triftbrunnenweg 59, 67434 Neustadt, dr.schmeiser@t-online.de

Charlotte Schönfeldt, geb. 1936, Diplom-Pädagogin, Kinder- und Jugendlichenpsychotherapeutin, Kunst- und Gestaltungstherapeutin. Spätes Studium der Fächer Psychologie/Pädagogik/Theologie/Soziologie. Diplomarbeit über die theoretischen Grundlagen der Gestaltungstherapie. Therapeutische Tätigkeit mit Erwachsenen, dann auch mit Jugendlichen; daneben zwölf Jahre Lehrauftrag zu Symboldidaktik. Zurzeit zwei Themenschwerpunkte: Kriegskinder und Folgen; Arbeit mit werdenden Müttern, Eltern.
Charlotte Schönfeldt, Dipl.-Päd., Lohmeyerstr. 21, 10587 Berlin, ch.schoenfeldt@gmx.de

Helga Spranger, Dr. med., geb. 1934, Fachärztin für Neurologie und Psychiatrie, Psychotherapie, Fachärztin für Psychotherapeutische Medizin, Weiterbildungsermächtigung für Psychotherapie, Vorsitzende des Vereins kriegskind.de. e. V. (www. kriegskind.de),Gründungsmitglied der Projektgruppe SBPM (Standards zur Begutachtung psychotraumatisierter Menschen), Mitglied bei INTERFEW (International Federation of Evacuees and War-children) und Kriegskinder für den Frieden e. V.
Alleinerziehend mit zwei Kindern. Nach langer psychiatrischer und psychotherapeutischer Kliniktätigkeit jetzt Tätigkeit in eigener Praxis, Arbeitsschwerpunkte: Gruppendynamik, Persönlichkeitsstörungen, Behandlung länger zurückliegender Kriegstraumatisierungen, themengebundene Tagungen, Vorträge, Interviews, Originalarbeiten, Buchbeiträge.
Helga Spranger, Dr. med., Fritz-Reuter-Weg 17, 24229 Strande, kriegskinder@web.de

Hans-Jürgen Wirth, Prof. Dr., geb. 1951, Diplom-Psychologe, Psychoanalytiker, Psychologischer Psychotherapeut, arbeitet in eigener Praxis in Gießen. Er lehrt an der Universität Bremen und ist Gründer und Verleger des Psychosozial-Verlages. Veröffentlichungen im Psychosozial-Verlag u.a.: Narzissmus und Macht. Zur Psychoanalyse seelischer Störungen in der Politik (2002), Das Rätsel der Sphinx. Sigmund Freuds Einfluss auf die Kultur (2006).
Hans-Jürgen Wirth, Prof. Dr., Goethestr. 29, 35390 Gießen, hjw@psychosozial-verlag.de

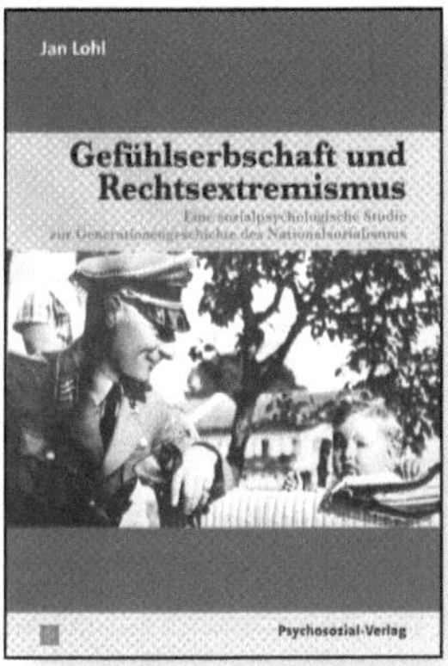
Jan Lohl
Gefühlserbschaft und Rechtsextremismus
Psychosozial-Verlag

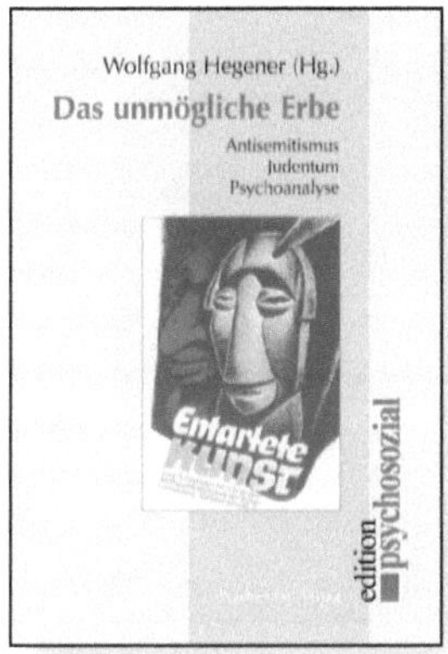
Wolfgang Hegener (Hg.)
Das unmögliche Erbe
Antisemitismus
Judentum
Psychoanalyse
Entartete Kunst
edition psychosozial

Psychosozial-Verlag

Lu Seegers, Jürgen Reulecke (Hg.)

Die »Generation der Kriegskinder«

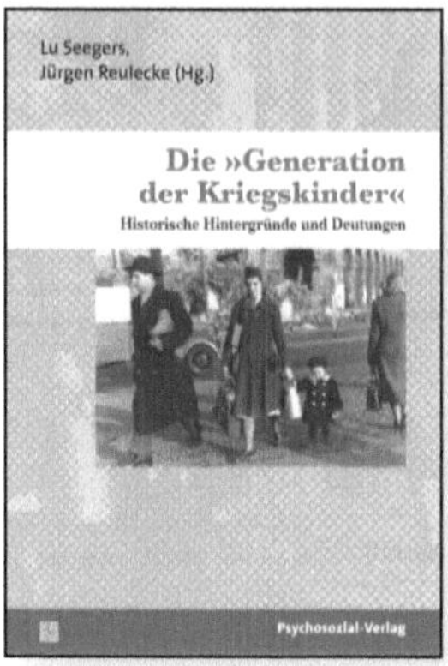

2009 · 184 Seiten · Broschur
ISBN 978-3-89806-855-0

Die »Kriegskindergeneration« steht in Deutschland seit Ende der 1990er Jahre und besonders seit dem 60. Jahrestag des Kriegsendes 2005 im Fokus der Öffentlichkeit. Die beiden Bücher der Journalistinnen Hilke Lorenz und Sabine Bode, die 2003 und 2004 erschienen, trugen dazu bei, eine neue Generation mediengerecht auszurufen.

Dieser Band beschäftigt sich mit den Hintergründen und den Mechanismen des »generation building« der »Kriegskindergeneration« und versucht aus der historischen Perspektive den ganz verschiedenen Erfahrungen, Sinnstiftungen und Deutungen sogenannter »Kriegskinder« nachzugehen.

H. Shmuel Erlich, Mira Erlich-Ginor, Hermann Beland

Gestillt mit Tränen – Vergiftet mit Milch

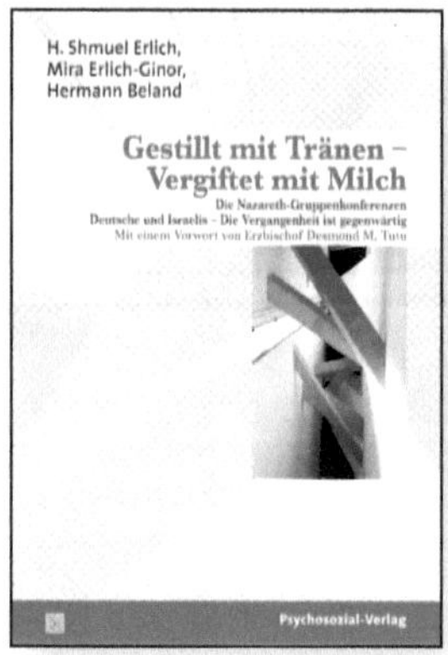

2009 · 212 Seiten · Broschur
ISBN 978-3-89806-765-2

Die Nazarethkonferenzen demonstrieren eine realistische Möglichkeit für die Zusammenarbeit von Deutschen und Israelis, bei der Erkenntnisse von unbewussten kollektiven Überzeugungen zugleich mit individuellen Identitätsveränderungen gewonnen werden können. Sie verfolgen nicht primär die Absicht der Schuldentlastung oder der Wiederannäherung der Völker, sondern konzentrieren alles Forschungsinteresse auf die beiden nationalen Gruppen, vertreten durch deutsche und israelische Psychoanalytiker und Psychotherapeuten. Als wirksamstes Mittel zur Erforschung kollektiver Verwicklungen des Einzelnen wurde die Gruppenbeziehungsmethode nach dem Tavistock-Leicester-Modell verwendet und bestätigt gefunden.

Walltorstr. 10 · 35390 Gießen · Tel. 0641-969978-18 · Fax 0641-969978-19
bestellung@psychosozial-verlag.de · www.psychosozial-verlag.de

www.ingramcontent.com/pod-product-compliance
Ingram Content Group UK Ltd.
Pitfield, Milton Keynes, MK11 3LW, UK
UKHW042058021026
15589UKWH00001B/55

9 783898 065672